抗特应性皮炎
中药药理研究

伍冠一　唐宗湘　编著

西南交通大学出版社
·成　都·

图书在版编目（CIP）数据

抗特应性皮炎中药药理研究 / 伍冠一，唐宗湘编著.
成都：西南交通大学出版社，2025. 2. -- ISBN 978-7-
5774-0141-6

Ⅰ. R275.982.9

中国国家版本馆 CIP 数据核字第 2024ZX3116 号

Kang Teyingxing Piyan Zhongyao Yaoli Yanjiu

抗特应性皮炎中药药理研究

伍冠一　唐宗湘　**编著**

策 划 编 辑	郭发仔
责 任 编 辑	孟　媛
助 理 编 辑	姜远平
封 面 设 计	原谋书装
出 版 发 行	西南交通大学出版社
	（四川省成都市金牛区二环路北一段 111 号
	西南交通大学创新大厦 21 楼）
营销部电话	028-87600564　028-87600533
邮 政 编 码	610031
网　　　址	https://www.xnjdcbs.com
印　　　刷	成都市新都华兴印务有限公司
成 品 尺 寸	185 mm × 260 mm
印　　　张	15.75
字　　　数	326 千
版　　　次	2025 年 2 月第 1 版
印　　　次	2025 年 2 月第 1 次
书　　　号	ISBN 978-7-5774-0141-6
定　　　价	85.00 元

特应性皮炎（Atopic Dermatitis，AD）是一种慢性、反复发作的炎症性皮肤疾病，它的主要特征表现为慢性湿疹样病变、皮肤干燥和强烈的瘙痒。目前，全球的特应性皮炎的患者数量呈增长的趋势，2022年流行病学调查显示，全球成年人特应性皮炎发病率在 7%~10%，但是，儿童特应性皮炎的发病率达到 15%~20%。特应性皮炎由于发病时间长、反复发作，容易造成慢性瘙痒，并且会触发抓挠的恶性循环，导致睡眠障碍、生活质量下降、焦虑、抑郁，且有增加患者自杀行为的风险。

特应性皮炎发病的病理生理学机制复杂，目前尚不完全清楚。特应性皮炎的病理生理机制主要涉及表皮屏障功能失调、皮肤微生物群落异常、细胞介导的 2 型免疫失调、IgE介导的超敏反应和环境因素等，并且各个因素之间存在复杂的相互作用。例如，聚丝蛋白缺乏导致的皮肤屏障碍可促进炎症、表面微生物群的多样性减少、金黄色葡萄球菌的定殖或感染会破坏皮肤屏障。被破坏的表皮屏障和环境触发刺激角质形成细胞释放相关细胞因子与趋化因子，如白介素-1、白介素-33、胸腺活化调节趋化因子，从而激活树突状细胞和朗格汉斯细胞。活化的树突状细胞刺激 2 型辅助T细胞产生 2 型细胞因子，如白介素-4、白介素-13、白介素-31 等，最终导致屏障功能障碍、角质形成细胞受损和瘙痒症。

特应性皮炎的治疗方法多种多样，常用治疗方法包括皮肤保湿护理，应用抗组胺药物、糖皮质激素、钙调神经磷酸酶抑制剂、磷酸二酯酶-4 抑制剂、免疫抑制剂、生物制剂，湿包疗法、光疗法以及替代医学疗法等。中医中药治疗特应性皮炎颇具特色，但是，中药治疗特应性皮炎的基础研究相对较少。本书整理归纳目前已有中药治疗特应性皮炎实验研究，按照中药介绍、中药来源、抗特应性皮炎作用与机制等内容编写，尽量为从事特应性皮炎研究的科研工作者、学生提供帮助。本书共收录 119 种治疗特应性皮炎中药，含有植物药 114 种、动物药 3 种、真菌类药 2 种。抗特应性皮炎中药主要通过缓解特应性皮炎症状、抑制瘙痒、降低炎症因子与趋化因子浓度、减少经皮失水、恢复皮肤屏障等途径达到治疗特应性皮炎的目的。

本书在编写过程中，得到国家自然科学基金（NSFC82060768）、广西自然科学基金（2020GXNSFAA297244）、广西中医药大学桂派杏林拔尖人才项目（2022C001）、"岐黄工程"高层次人才团队培育项目（202402）的资助。同时，感谢家人无微不至的关怀、支持与帮助，也感谢西南交通大学出版社的大力支持。

由于编者水平有限，书中错漏在所难免，恳请读者批评指正。

伍冠一

2024 年 4 月 3 日

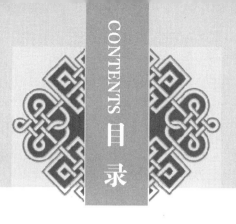

CONTENTS 目 录

J

K

L

M

Q

R

S

Z

阿拉伯婆婆纳

阿拉伯婆婆纳，也叫肾子草，能祛风除湿，但也具有治疗特应性皮炎的作用。有研究报道，阿拉伯婆婆纳醇提液通过抑制炎症因子白介素-6（IL-6）、白介素-13（IL-13）以及激活Nrf2/HO-1通路抗特应性皮炎。

一、中药肾子草

1. 中文名：肾子草（Shèn Zǐ Cǎo）。
2. 别名：阿拉伯婆婆纳、波斯婆婆纳、灯笼草。
3. 性味归经：味、苦、咸，性平。
4. 功能主治：祛风除湿，壮腰，截疟，解热毒。外治疥癣、特应性皮炎。
5. 医家论述：《中药大辞典》："治疗疮：灯笼草煎水洗。"
6. 药用部位：玄参科植物阿拉伯婆婆纳*Veronica persica* poir.的全草。
7. 主要化学成分：桃叶珊瑚苷、梓醇、婆婆纳苷、毛子草苷、梓果苷等。

二、中药来源：植物阿拉伯婆婆纳

铺散多分枝草本，高 10～50 cm。茎密生两列多细胞柔毛。叶 2～4 对（腋内生花的称苞片），具短柄，卵形或圆形，长 6～20 mm，宽 5～18 mm，基部浅心形，平截或浑圆，边缘具钝齿，两面疏生柔毛。总状花序很长；苞片互生，与叶同形且几乎等大；花梗比苞片长，有的超过 1 倍；花萼花期长仅 3～5 mm，果期增大达 8 mm，裂片卵状披针形，有睫毛，三出脉；花冠蓝色、紫色或蓝紫色，长 4～6 mm，裂片卵形至圆形，喉部疏被毛；雄蕊短于花冠。蒴果肾形，长约 5 mm，宽约 7 mm，被腺毛，成熟后几乎无毛，网脉明显，凹口角度超过90°，裂片钝，宿存的花柱长约2.5 mm，超出凹口。种子背面具深的横纹，长约 1.6 mm。花期 3～5 月。

三、阿拉伯婆婆纳抗特应性皮炎药理作用与机制[①]

1. 阿拉伯婆婆纳缓解特应性皮炎症状

Ki-Shuk Shim利用二硝基氯苯（DNCB）建立特应性皮炎模型。用乙醇提取阿拉伯婆婆纳获得冻干粉，用水溶解，按照 200 mg/kg的给药方式给予特应性皮炎模型小鼠。阿拉伯婆婆纳提取物治疗4周后，皮炎的症状得到缓解，临床皮肤评分降低。组胺和IgE是特应性皮炎的重要指标，特应性皮炎模型小鼠血清中IgE达到了 350 ng/mL，组胺 50 ng/mL。阿拉伯婆婆纳提取物治疗后，IgE降低至 300 ng/mL，组胺降低至 40 ng/mL，减少 43%。

2. 阿拉伯婆婆纳改善特应性皮炎病理变化

Ki-Shuk Shim利用HE和甲苯胺蓝染色，观察了切片的炎症状况，特应性皮炎模型组的皮肤切片的炎症评分升高，肥大细胞浸润。阿拉伯婆婆纳提取物可降低炎症评分，抑制肥大细胞的浸润。

3. 阿拉伯婆婆纳减少免疫细胞

Ki-Shuk Shim收集血液、皮肤以及腋下淋巴结单核细胞。发现特应性皮炎模型小鼠的Gr-1+CD11b+、CD3+、CD19+、CD23+B220+、Gr-1+CD11b+、SiglecF+CD11b+细胞都显著升高，但是CD4+、CD8+都明显下降。阿拉伯婆婆纳提取物则可以逆转这种变化，Gr-1+CD11b+、CD3+、CD19+、CD23+B220+、Gr-1+CD11b+、SiglecF+CD11b+细胞减少。

4. 阿拉伯婆婆纳抑制炎症细胞因子

Th2 以及Th1 细胞因子与特应性皮炎密切相关，尤其是Th2 细胞因子。Ki-ShukShim检测脾细胞的Th2 以及Th1 细胞因子，以及皮肤中这些细胞因子的基因表达情况。结果发现，特应性皮炎小鼠的IL-4、IL-5、IL-13 以及INF-γ都会显著升高，阿拉伯婆婆纳提取物治疗后降低IL-4、IL-5、IL-13 以及INF-γ的浓度，降低IL-6、IL-13、IL-31 受体和CCR3、TNFα基因的表达。Ki-Shuk Shim通过角质形成细胞特应性皮炎模型，发现阿拉伯婆婆纳提取物降低IL-6、IL-13、CXCL10 的基因表达。

5. 阿拉伯婆婆纳激活 Nrf2/HO-1 通路

氧化应激导致皮肤细胞损伤并诱导炎症，Nrf2/HO-1 通路是氧化应激的重要通路之一。激活这条通路可以抑制炎症细胞的产生，Ki-Shuk Shim发现建立角质形成细胞特应

---

① Shim K S，Park M，Yang W K, et al. Veronica persica ethanol extract ameliorates dinitrochlorobenzene-induced atopic dermatitis-like skin inflammation in mice, likely by inducing Nrf2/HO-1 signaling[J].Antioxidants, 2023, 12(6): 1267. DOI: 10.3390/ANTIOX12061267

性皮炎模型后，Nrf2 蛋白表达减少，阿拉伯婆婆纳提取物逆转这种减少的状况，剂量依赖地上调角质形成细胞Nrf2 蛋白。通过分子对接的方式，研究分析对阿拉伯婆婆纳提取物五种成分，包括梓果苷、婆婆纳苷、picroside Ⅱ、桃叶珊瑚苷和loganic acid，发现梓果苷、婆婆纳苷、picroside Ⅱ与Nrf2 蛋白可相互作用，表明梓果苷、婆婆纳苷、picroside Ⅱ可能激活Nrf2/HO-1 通路。

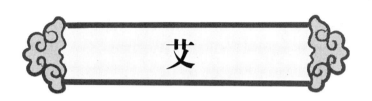

艾

艾是一种常见的中草药，也称为艾叶，含有挥发油、苦味素、萜类化合物等成分，具有温经散寒、活血通络、止痛消肿等功效。其可以用于治疗痛经、月经不调、产后恶露不止、风湿痛、关节炎等疾病，还可以用于驱虫、祛湿、消肿等。有研究表明，艾叶提取物可抑制特应性皮炎。

一、中药艾叶

1. 中文名：艾叶（àiYè）。

2. 别名：艾、艾蒿、家艾。

3. 性味归经：味辛、苦，性温；归肝、脾、肾经。

4. 功能主治：温经止血，散寒止痛，祛湿止痒。主治吐血、衄血、便血、崩漏、妊娠下血、月经不调、痛经、胎动不安、心腹冷痛、泄泻久痢、霍乱转筋、带下、湿疹、疥癣、痔疮、痈疡。

5. 医家论述：（1）《名医别录》："主灸百病。可作煎，止下痢，吐血，下部匿疮，妇人漏血。利阴气，生肌肉，辟风寒，使人有子。"（2）《本草备药》："治吐衄崩带（治带要药），腹痛冷痢，霍乱转筋（皆理气血、逐寒湿之效），杀蛇治癣（醋煎，外科有用干艾作汤，投白矾二三钱，洗疮，然后敷药者。）"（3）《本草再新》："调经开郁，理气行血。治产后惊风，小儿脐疮。"

6. 药用部位：菊科植物艾Artemisia argyi Levl. et Vant. 的干燥叶。

7. 主要化学成分：8-桉叶精、α-侧柏酮、α-水芹烯、β-丁香烯、莰烯、樟脑、藏茴香酮、反式苇醇、Ⅰ-α-松油醇。

二、中药来源：植物艾

多年生草本或略成半灌木状，植株有浓烈香气。主根明显，略粗长，直径达 1.5 cm，侧根多；常有横卧地下根状茎及营养枝。茎单生或少数，高 80~150（250）cm，有明显纵棱，褐色或灰黄褐色，基部稍木质化，上部草质，并有少数短的分枝，枝长 3~5 cm；茎、枝均被灰色蛛丝状柔毛。叶厚纸质，上面被灰白色短柔毛，并有白色腺点与小凹点，背面密被灰白色蛛丝状密绒毛。基生叶具长柄，花期萎谢；茎下部叶近圆形或宽卵形，羽状深裂，每侧具裂片 2~3 枚，裂片椭圆形或倒卵状长椭圆形，每裂片有 2~3 枚小裂齿，干后背面主、侧脉多为深褐色或锈色，叶柄长 0.5~0.8 cm。中部叶卵形、三角状卵形或近菱形，长 5~8 cm，宽 4~7 cm，一（至二）回羽状深裂至半裂，每侧裂片 2~3 枚，裂片卵形、卵状披针形或披针形，长 2.5~5 cm，宽 1.5~2 cm，不再分裂或每侧有 1~2 枚缺齿，叶基部宽楔形渐狭成短柄，叶脉明显，在背面凸起。干时锈色，叶柄长 0.2~0.5 cm，基部通常无假托叶或极小的假托叶；上部叶与苞片叶羽状半裂、浅裂或 3 深裂或 3 浅裂，或不分裂，而为椭圆形、长椭圆状披针形、披针形或线状披针形。头状花序椭圆形，直径 2.5~3（3.5）mm，无梗或近无梗，每数枚至 10 余枚在分枝上排成小型的穗状花序或复穗状花序，并在茎上通常再组成狭窄、尖塔形的圆锥花序，花后头状花序下倾。总苞片 3~4 层，覆瓦状排列，外层总苞片小，草质，卵形或狭卵形，背面密被灰白色蛛丝状绵毛，边缘膜质，中层总苞片较外层长，长卵形，背面被蛛丝状绵毛，内层总苞片质薄，背面近无毛；花序托小；雌花 6~10 朵，花冠狭管状，檐部具 2 裂齿，紫色，花柱细长，伸出花冠外甚长，先端 2 叉；两性花 8~12 朵，花冠管状或高脚杯状，外面有腺点，檐部紫色，花药狭线形，先端附属物尖，长三角形，基部有不明显的小尖头，花柱与花冠近等长或略长于花冠，先端 2 叉，花后向外弯曲，叉端截形，并有睫毛。瘦果长卵形或长圆形。花果期 7~10 月。

三、艾叶抗特应性皮炎药理作用与机制[①②]

1. 艾叶对特应性皮炎的作用

Kyung-Hwa Kang利用DNCB建立特应性皮炎动物模型，观察艾叶提取物对皮炎的情况。结果发现DNCB引起小鼠皮肤增厚，血清中的组胺以及IgE的浓度升高，用艾叶提取物治疗后，这些病理改变明显改善，组胺以及IgE浓度下降，提示艾叶提取物可缓解特应性皮炎症状。另外，Chanyong Yun等用CD小鼠研究了艾叶提取物的抗炎作用。他们通过 1-氟-2,4-二硝基苯（DNFB）诱导CD小鼠建立特应性皮炎动物模型，发现DNFB引起小鼠耳肿胀增加、表皮增生和免疫细胞浸润，而艾叶提取物可明显改善耳肿胀增

① Han H M, Kim S J, Kim J S, et al. Ameliorative effects of Artemisia argyi Folium extract on 2, 4-dinitrochlorobenzene-induced atopic dermatitis-like lesions in BALB/c mice[J]. Molecular Medicine Reports, 2016, 14(4): 3206-3214. DOI: 10.3892/mmr.2016.5657.

② Yun C, Jung Y , Chun W , et al.Anti-Inflammatory Effects of Artemisia Leaf Extract in Mice with Contact Dermatitis In Vitro and In Vivo[J]. Mediators of Inflammation, 2016, 2016: 8027537.DOI: 10. 1155/2016/8027537.

加与表皮增生，免疫细胞浸润症状也得到缓解。

2. 艾叶抑制瘙痒

苗明三等[①]通过建立右旋糖酐模型以及豚鼠磨砂破皮滴加组胺舔足急性模型，给予艾叶水煎液治疗，发现可抑制瘙痒。

3. 艾叶调节细胞因子

Th1/Th2细胞因子是特应性皮炎的关键因子。Kyung-Hwa Kang等检测了小鼠血清和皮肤引流淋巴结中的IL-1β、IL-4、IL-6 和IFN-γ的浓度水平，结果显示DNCB组IL-1β、IL-4、IL-6和IFN-γ浓度显著升高。用艾叶提取物治疗后，IL-1β、IL-4、IL-6和IFN-γ水平受到抑制，浓度降低。YunC等检测了艾叶提取物对炎症组织中细胞因子的影响。研究结果显示特应性皮炎模型组小鼠组织中的TNF-α、IFN-γ和IL-6 水平升高，局部应用艾叶提取物治疗可显著阻止这些炎症细胞因子的增加。

4. 艾叶抑制 Lyn、Syk、MAPKs、PI3K/Akt 和 IκBα 信号通路

Lyn、Syk、MAPKs、PI3K/Akt和IκBα/NF-κB信号通路参与过敏性炎症性皮肤病的发病机制，而促炎因子能激活这些信号通路。Kyung-HwaKang等检测了皮肤引流淋巴结中Lyn、Syk、ERK、JNK、p38、PI3K、Akt、IκBα等蛋白的磷酸化表达，发现特应性皮炎模型组中Lyn、Syk、MAPKs、PI3K/Akt、IκBα的蛋白磷酸化水平升高，而在艾叶提取物组中，Lyn、Syk、MAPKs、PI3K/Akt、IκBα等蛋白磷酸化水平呈剂量依赖性降低。

---

① 苗晋鑫，郭晓芳，苗明三. 艾叶水煎液外用对瘙痒及皮炎模型的影响[J]. 中药药理与临床，2012, 28(05): 117-119.DOI: 10. 13412/j.cnki.zyyl.2012.05.077.

B

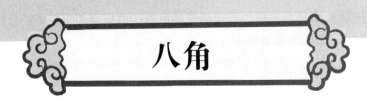

八角

八角，又名大茴香，是一种具有辛、温、香性味的中药材。八角主要产自中国南方地区，也是一种常用的烹饪调料，但也被广泛应用于中医药领域。它具有温中散寒、理气化湿、止痛的功效，可用于治疗胃寒腹痛、呕吐泄泻、风湿关节痛等症状。此外，八角还具有驱虫、促进消化、提神醒脑的作用。现有研究报道八角具有抗特应性皮炎作用。

一、中药八角

1. 中文名：八角（Bā Jiǎo）。

2. 别名：舶上茴香、大茴香、舶茴香、八角珠、八角香、八角大茴、原油茴、八月珠、大料、五香八角。

3. 性味归经：味辛，性温；归肝、肾、脾、胃经。

4. 功能主治：温阳散寒，理气止痛。用于寒疝腹痛、肾虚腰痛、胃寒呕吐、脘腹冷痛。

5. 医家论述：（1）《品汇精要》："主一切冷气及诸疝痛。"（2）《脚气治法总要》："治风毒湿气，攻疰成疮，皮肉紫破脓坏，行步无力，皮肉燉热：舶上茴香（炒）、地龙（去土，炒）、川乌头（炮，去皮尖）、乌药（锉）、牵牛（炒）各一两。研杵匀细，酒煮糊为丸，如梧桐子大。每服空心盐汤下十五丸，日二。"

6. 药用部位：木兰科植物八角茴香*Illicium verum* Hook. f. 的干燥成熟果实。

7. 主要化学成分：茴香醚、槲皮素、山奈酚。

二、中药来源：植物八角

乔木，高 10~15 m；树冠塔形，椭圆形或圆锥形；树皮深灰色，枝密集。叶不整齐互生，在顶端 3~6 片近轮生或松散簇生，革质，厚革质，倒卵状椭圆形，倒披针形或椭圆形，长 5~15 cm，宽 2~5 cm，先端骤尖或短渐尖，基部渐狭或楔形；在阳光下可见密布透明油点；中脉在叶上面稍凹下，在下面隆起；叶柄长 8~20 mm。花粉红至深红色，单生叶腋或近顶生，花梗长 15 ~ 40 mm；花被片 7 ~ 12 片，常 10 ~ 11 片，常具不明显的半透明腺点。最大的花被片宽椭圆形到宽卵圆形，长 9 ~ 12 mm，宽 8 ~ 12 mm；雄蕊 11 ~ 20 枚，多为 13、14 枚，长 1.8 ~ 3.5 mm，花丝长 0.5 ~ 1.6 mm。药隔截形，药室稍为突起，长 1 ~ 1.5 mm。心皮通常 8，有时 7 或 9，很少 11，在花期长 2.5 ~ 4.5 mm，子房长 1.2 ~ 2 mm，花柱钻形，长度比子房长。果梗长 20 ~ 56 mm，聚合果，直径 3.5 ~ 4 cm，饱满平直。蓇葖多为 8，呈八角形，长 14 ~ 20 mm，宽 7 ~ 12 mm，厚 3 ~ 6 mm，先端钝或钝尖。种子长 7 ~ 10 mm，宽 4 ~ 6 mm，厚 2.5 ~ 3 mm。正糙果 3 ~ 5 月开花，9 ~ 10 月果熟，春糙果 8 ~ 10 月开花，翌年 3 ~ 4 月果熟。

三、八角抗特应性皮炎药理作用与机制[①]

1. 八角改善特应性皮炎症状

Yoon-Young Sung等用尘螨提取物诱导建立特应性皮炎模型，特应性皮炎模型组小鼠出现明显的特应性皮炎症状：皮肤干燥、红斑、出血、水肿、瘢痕和擦伤。应用八角提取物治疗 7 天后，特应性皮炎情况得到显著改善，皮肤炎症程度评分显著下降，耳朵的肿胀程度也显著减轻，提示八角提取物对特应性皮炎有抑制作用。

2. 八角减轻特应性皮炎病理表现

Yoon-Young Sung等特应性皮炎皮肤病理进行了探究。HE和TB染色显示，特应性皮炎模型小鼠表皮增厚、炎症细胞浸润。用八角提取物治疗后，表皮厚度和炎症细胞浸润情况得到改善，肥大细胞的数量也显著减少。

3. 八角抑制炎症相关因子

Yoon-Young Sung等检测了血清中IgE以及相关炎症因子。结果显示特应性皮炎模型小鼠的总IgE升高约 20 倍，而用八角提取物治疗后，总IgE水平下降40%。另外，特应性皮炎模型小鼠的血清以及皮肤TNF-α、IL-6 和组胺的浓度显著升高，用八角提取物治疗则可以降低这些炎症相关因子的浓度。这表明八角可以通过抑制炎症因子改善特应性皮炎。Yoon-Young Sung等还检测了小鼠耳部组织中细胞因子、趋化因子和黏附因子mRNA的表达。结果显示尘螨提取物处理后，IL-4、IL-6、TNF-α以及IFN-γ的mRNA水平显著升高。用八角提取物治疗后，IL-4、IL-6、TNF-α的mRNA水平降低，IFN-γ的mRNA无影响。研究还发现用八角提取物治疗能降低趋化因子（TARC和RANTES）和黏附分子（ICAM-1 和VCAM-1）的mRNA水平。提示八角提取物通过下调炎症细胞因子、趋化因子和黏附因子的表达来减轻炎症细胞浸润的皮肤炎症。

[①] Sung Y Y, Yang W K, Lee A Y, et al. Topical application of an ethanol extract prepared from Illicium verum suppresses atopic dermatitis in NC/Nga mice[J]. Journal of Ethnopharmacology, 2012, 144(1): 151- 159.DOI: 10. 1016/j.jep.2012.08.042.

白屈菜

　　白屈菜,又名白蘞、白菜、白蘞菜,为桔梗科植物白屈菜的全草。白屈菜在中国南方广泛分布,是一种常见的野生草本植物。白屈菜具有清热解毒、消肿止痛的功效,常用于治疗感冒、咽喉炎、痈肿疮疡等疾病。在中医药中,白屈菜是一种药食同源的药材,不仅可以治疗疾病,还可以作为食材,具有一定的营养价值。研究报道,白屈菜具有抗肿瘤、细胞毒、抗炎、抗微生物等多种药理活性。此外,白屈菜能改善特应性皮炎。

一、中药白屈菜

　　1. 中文名:白屈菜(bái qū cài)。

　　2. 别名:山黄连、地黄连、牛金花。

　　3. 性味归经:味苦,性凉,有小毒;归肺、心、肾经。

　　4. 功能主治:镇痛,止咳,利尿,解毒。主治胃痛、腹痛、肠炎、痢疾、慢性支气管炎、百日咳、咳嗽、黄疸、水肿、腹水、疥癣疮肿、蛇虫咬伤。

　　5. 医家论述:(1)《中国药植志》:"治胃肠疼痛及溃疡。外用为疥癣药及消肿药,以生汁涂布之。"(2)《山西中药志》:"下心火,退烧解热,消炎杀菌,镇痛镇静。"(3)《辽宁常用中草药手册》:"治疮肿。"(4)《东北常用中草药手册》:"治稻田皮炎,毒虫咬伤,疥癣。"

　　6. 药用部位:罂粟科白屈菜属植物白屈菜*Chelidonium majus* L. 全草。

　　7. 主要化学成分:白屈菜碱、原阿片碱、人血草碱、别隐品碱、小檗碱、白屈菜红碱、血根碱、鹰爪豆碱、氧化白屈菜碱、甲氧基白屈菜碱、隐品碱、白屈菜黄碱、白屈菜胺、氧化血根碱、白屈菜酸、苹果酸、柠檬酸、琥珀酸、甲胺、组胺、皂苷、黄酮醇、白屈菜醇、强心苷。

二、中药来源:植物白屈菜

　　多年生草本,株高达60 cm,蓝灰色,具黄色汁液。根茎褐色,茎分枝,被短柔毛。基生叶倒卵状长圆形或宽倒卵形,长8~20 cm,羽状全裂,裂片2~4对,倒卵状长圆形,具不规则深裂或浅裂,裂片具圆齿,上面无毛,下面被白粉,疏被短柔毛,叶柄长2~5 cm。茎生叶互生,长2~8 cm,具短柄。花多数,伞形花序腋生,长2~8 cm。具苞片,花瓣4,倒卵形,黄色。雄蕊多数,花丝丝状,子房1室,2心皮,无毛,胚珠多数,花柱明显,柱头2裂。蒴果窄圆柱形,近念珠状,长2~5 cm,无毛,具柄,自基部向顶端 2 瓣裂，柱头宿存。种子多数，长约 1 mm，具蜂窝状小网格及鸡冠状种阜。花期 5~7 月，果期 6~8 月。

三、白屈菜抗特应性皮炎药理作用与机制[①]

1. 白屈菜改善特应性皮炎症状

Gabsik Yang等利用DNCB刺激NC/Nga小鼠建立特应性皮炎模型，特应性皮炎小鼠耳背部出现红斑和出血，背部皮肤干燥、浅表糜烂、水肿，出现鳞屑。在用白屈菜提取物治疗后，这些皮肤症状得到改善。其中皮肤炎症程度评分在第 14 天时明显下降，在第 42 天时最低已降至平均大约 4.1 分。此外，瘙痒行为也明显减少，特应性皮炎模型组瘙痒次数从 65.9 次/30 min减少至 41.2 次/30 min。

2. 白屈菜改善特应性皮炎小鼠耳部皮肤的病理表现

Gabsik Yang等收取小鼠耳部标本进行HE染色，结果发现特应性皮炎模型组表皮增生、角化不全、角化过度和真皮水肿，相比之下，白屈菜提取物组表皮增生明显减少，真皮层细胞浸润减轻。这表明白屈菜提取物可抑制DNCB引起的特应性皮炎皮肤病理表现。

3. 白屈菜抑制炎症因子

Gabsik Yang等检测了小鼠血清IgE、TNF-α和IL-4 浓度，结果显示特应性皮炎模型组在第 42 天的血清总IgE水平明显升高，达到 120.2 ng/mL，而用白屈菜提取物治疗后IgE水平则降低至 86.4 ng/mL。同样，TNF-α和IL-4 在特应性皮炎模型组浓度分别达到了 68.2 pg/mL 和 6.1 pg/mL，而经白屈菜提取物治疗后，浓度最低分别降至 5.0 pg/mL 和 2.3 pg/mL。这表明白屈菜通过降低IgE、TNF-α和IL-4 的浓度，可改善NC/Nga小鼠的特应性皮炎症状。

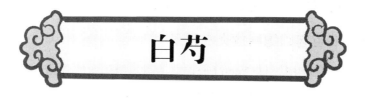

白芍

白芍是一味养血中药，也具有抗特应性皮炎的功效。有研究指出，白芍通过抑制炎症细胞因子的产生、诱导Foxp3 的表达、增加肠道屏障的完整性和改变肠道微生物群的组成来改善特应性皮炎的症状。

---

① Yang G, Lee K, Lee M H, et al. Inhibitory effects of Chelidonium majus extract on atopic dermatitis-like skin lesions in NC/Nga mice[J]. Journal of ethnopharmacology, 2011, 138(2): 398-403. DOI: 10. 1016/j.jep.2011.09.028.

一、中药芍药

1. 中文名：白芍（Bái Sháo，见图1）。

2. 别名：野芍药、土白芍、芍药花、山芍药、山赤芍、金芍药、将离、红芍药、含巴高、殿春、川白药、川白芍、赤药、赤芍药、赤芍、草芍药、白药、白苕、白芍药、白芍、毛果芍药。

3. 性味归经：味苦、酸，性微寒；归肝、脾经。

4. 功能主治：养血和营，缓急止痛，敛阴平肝。主治月经不调、经行腹痛、特应性皮炎。

5. 医家论述：《神农本草经》："主邪气腹痛，除血痹，破坚积，治寒热疝瘕，止痛，利小便，益气。"

6. 药用部位：毛茛科植物芍药 *Paeonia lactiflora* Pall. 的干燥根。

7. 主要化学成分：芍药苷、牡丹酚、芍药花苷、芍药内酯。

二、中药来源：植物芍药

多年生草本。根粗壮，分枝黑褐色。茎高 40～70 cm，无毛。下部茎生叶为二回三出复叶，上部茎生叶为三出复叶；小叶狭卵形，椭圆形或披针形，顶端渐尖，基部楔形或偏斜，边缘具白色骨质细齿，两面无毛，背面沿叶脉疏生短柔毛。花数朵，生茎顶和叶腋，有时仅顶端一朵开放，而近顶端叶腋处有发育不好的花芽，直径 8～11.5 cm；苞片 4～5，披针形，大小不等；萼片 4，宽卵形或近圆形，长 1～1.5 cm，宽 1～1.7 cm；花瓣 9～13，倒卵形，长 3.5～6 cm，宽 1.5～4.5 cm，白色，有时基部具深紫色斑块；花丝长 0.7～1.2 cm，黄色；花盘浅杯状，包裹心皮基部，顶端裂片钝圆；心皮 4～5（2），无毛。蓇葖长 2.5～3 cm，直径 1.2～1.5 cm，顶端具喙。花期 5～6 月，果期 8 月。

三、白芍抗特应性皮炎药理作用与机制[①]

1. 白芍抑制巨噬细胞释放炎症因子

白芍具有抗炎症作用，Seo Yeon Lee 评估了脂多糖刺激的骨源性巨噬细胞释放炎症细胞因子TNF-α、IL-12、IL-6 和 IL-10 的情况。结果显示，白芍处理后，降低了LPS激活巨噬细胞后TNF-α、IL-12、IL-6 和 IL-10 产生的上调，且呈剂量依赖性。研究也检测了白芍对诱导型一氧化氮合酶（iNOS）、环氧化酶-2（COX-2）以及NO的作用，发现白芍可抑制NO的合成。

---

① Lee S Y, Hong S H, Kim H I, et al. Paeonia lactiflora Pallas extract alleviates antibiotics and DNCB-induced atopic dermatitis symptoms by suppressing inflammation and changing the gut microbiota composition in mice[J]. Biomedicine & Pharmacotherapy, 2022, 154: 113574. DOI: 10.1016/J.BIOPHA.2022.113574.

2. 白芍改善特应性皮炎皮肤症状与病理表现

白芍对特应性皮炎皮肤症状具有改善作用。DNCB特应性皮炎模型组和微生物处理（ABX）模型组的临床评分明显升高，皮肤厚度也显著增加，出现肥大细胞浸润。但是，用白芍治疗后，皮肤的皮损严重程度下降，皮肤厚度减少，肥大细胞浸润明显减少。

3. 白芍抑制特应性皮炎免疫细胞与细胞因子

Seo Yeon Lee利用抗生素混合物以及DNCB建立特应性皮炎。抗生素不会影响血液的淋巴细胞、中性细胞、单核细胞的数量，而DNCB却能促进淋巴细胞、中性细胞、单核细胞增加。用白芍治疗则能减少血清中的淋巴细胞、中性细胞、单核细胞的数量，同时下调血清中IgE、IL-6、TNF-α、IL-12等炎症因子浓度。研究还探索白芍对皮肤中与炎症相关的细胞因子TSLP、IL-6、IL-12、IL-17A的作用，发现特应性皮炎模型组皮肤的TSLP、IL-6、IL-12、IL-17A基因上调，与增殖相关的KI67蛋白也增加，而白芍对TSLP、IL-6、IL-12、IL-17A、KI67则具有抑制的作用。

4. 白芍改善肠道状况

研究认为，长期用抗生素治疗会导致肠道炎症以及大便潜血。给予抗生素会导致腹泻、隐匿便血、绒毛结构和黏液膜受损、免疫细胞富集。白芍可改善抗生素造成的肠道炎症与损伤。Seo Yeon Lee检测了两个关键指标：IL-17A以及Foxp3（调节性T细胞treg的关键调节因子），白芍降低IL-17A以及增加Foxp3，表明白芍通过抑制IL-17A的产生和诱导Treg细胞增加来改善肠道健康状况。Seo Yeon Lee还观察了白芍对肠道屏障功能的影响，并评估了紧密连接蛋白ZO-1和Occludin的表达水平。特应性皮炎模型组以及抗生素模型组紧密连接蛋白ZO-1和Occludin表达显著下降，用白芍治疗后，ZO-1和Occludin蛋白的表达恢复，16S rRNA是原核生物的核糖体中30S亚基的组成部分，具有高度的保守性和特异性。Seo Yeon Lee对每一组粪便中的16S核糖体RNA进行了测序，发现没有抗生素处理的小鼠组别的肠道拟杆菌门和厚壁菌比较多；给予抗生素处理后，变形菌的数量比较多。用白芍治疗后则影响上述肠道菌群的数量。

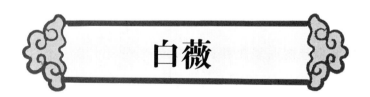

白薇

白薇是一味清热凉血中药，具有抗炎、镇痛、退热和抗肿瘤等效果。有研究报道，白薇水提取物能够有效降低炎症因子和介质浓度水平，抑制DNCB诱导特应性皮炎小鼠皮肤瘙痒和炎症进展。

一、中药白薇

1. 中文名：白薇（Bái Wēi，见图2）。
2. 别名：白花牛皮消、薇草、白马尾、老君须。
3. 性味归经：味苦、咸，性寒；归胃、肝、肾经。
4. 功能主治：清热凉血，利尿通淋，解毒疗疮。
5. 医家论述：（1）《名医别录》："疗伤中淋露。下水气，利阴气，益精，久服利人。"（2）《本草纲目》："治风温灼热多眠，及热淋，遗尿，金疮出血。"
6. 药用部位：萝摩科植物直立白薇或蔓生白薇*Cynanchum atratum.* 晒干的根或根茎。
7. 主要化学成分：C21甾体皂苷、白薇素、强心苷。

二、中药来源：植物白薇

植物形态分为直立白薇和蔓生白薇两种类型。直立白薇，多年生草本，高 40～70 cm。植物体具白色乳汁。根茎短，簇生多数细长的条状根，根长达 20 cm以上，直径 2～3 mm，外皮土黄色。茎直立，绿色，圆柱形，通常不分枝，密被灰白色短柔毛。叶对生，具短柄，叶片卵形，或卵状长圆形，长 5～10 cm，宽 3～7 cm，先端短渐尖，基部圆形，全缘，两面均被白色绒毛，尤以叶背及脉上为密。侧脉 6～7 对。花多数，种子多数，卵圆形，有狭翼，长约 4 mm；种毛白色，长约 3 cm。花期 5～7 月，果期 8～10 月。蔓生白薇与直立白薇相似，区别在于植物体不具白色乳汁，茎上部缠绕下部直立，叶质地较薄。花小，初黄绿色，后渐变为紫色，花冠裂片内面被柔毛。

三、白薇抗特应性皮炎药理作用与机制[①]

1. 白薇降低特应性皮炎小鼠血清 IgE 水平

血清IgE浓度水平明显升高是特应性皮炎患者特征性指标之一，反映体内炎症和过敏程度。You Yeon Choi检测了不同处理方式下小鼠血清IgE浓度，发现DNCB刺激后，小鼠血清IgE浓度水平明显更高，白薇水提物治疗则降低小鼠血清IgE水平，且呈剂量依赖性，提示白薇能降低特应性皮炎血清IgE。

2. 白薇降低小鼠皮肤表皮和真皮厚度

You Yeon Choi用地塞米松溶液、1 mg/kg和100 mg/kg白薇水提物预先涂抹在BALB/c小鼠背部，4 小时后，使用 0.5%的DNCB溶液进行持续刺激，建立特应性皮炎模型，模型组小鼠背部表皮和真皮层明显增厚，而经白薇水提物提前干预的小鼠背部表皮和真

---

① Choi Y Y, Kim M H, Lee H, et al. Cynanchum atratum inhibits the development of atopic dermatitis in 2, 4-dinitrochlorobenzene-induced mice[J]. Biomedicine & Pharmacotherapy, 2017, 90: 321-327.DOI: 10. 1016/j.biopha.2017.03.065.

皮层厚度均呈剂量依赖减小。特应性皮炎模型组小鼠真皮层肥大细胞数量增多，形成炎症浸润，加重特应性皮炎的症状。研究发现，白薇水提物有效减少了特应性皮炎小鼠模型真皮层肥大细胞数量，浓度越高肥大细胞数量越少，表明白薇水提物降低了皮肤的炎症浸润程度。

3. 白薇减少小鼠瘙痒行为

慢性瘙痒是特应性皮炎重要的指征，Choi YY在建立特应性皮炎模型第18天时检测了小鼠瘙痒行为，发现小鼠瘙痒次数是正常组的5.3倍。提前使用白薇水提物干预后，瘙痒行为下降了59.3%，比地塞米松下降32.6%的效果更好。这说明白薇水提物具有较好的止痒作用。

4. 白薇抑制小鼠背部皮肤和肥大细胞的促炎因子

研究发现特应性皮炎模型组小鼠IL-4、IL-6、IL-1β和TNF-α浓度水平升高，白薇水提物降低了小鼠背部造模皮肤以及肥大细胞活化释放的IL-4、IL-6、IL-1β和TNF-α浓度水平，表明白薇水提物可抑制皮肤和细胞的炎症因子产生和释放，减轻皮肤炎症。

5. 白薇抑制小鼠背部皮肤 NF-κB 和 MAPKs 信号通路

特应性皮炎模型的NF-κB通路易位入核增多以及MAPKs通路蛋白磷酸化表达增强，并且对皮肤过敏反应炎症因子释放起促进作用。You Yeon Choi检测了白薇水提物对小鼠背部皮肤这两条信号蛋白磷酸化表达的情况。结果显示白薇水提物减少了细胞核中NF-κB的激活以及降低细胞质中IκBα磷酸化表达。此外，白薇水提物降低了MAPKs信号通路中ERK1/2、P38和JNK磷酸化蛋白的表达。这表明白薇水提物通过调控NF-κB和MAPKs两条信号通路，减少了皮肤炎症因子释放。

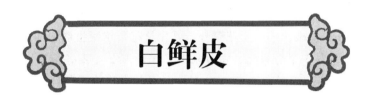

白鲜皮

白鲜皮又称白皮，是一种清热燥湿的中药。其具有祛风散寒、祛湿止痛、活血化瘀的功效。主要用于治疗风寒感冒、风湿关节痛、痛经、瘀血疼痛等症状。其常见的用法是煎汤、泡酒或炖煮，也可以作为外用药材用于治疗皮肤疾病。有研究报道，白鲜皮可用于治疗特应性皮炎，通过Lyn、Syk和PLCγ1/2 通路抑制肥大细胞脱颗粒，通过MAPKs和NF-κB通路抑制炎症因子释放，从而抑制特应性皮炎。

一、中药白鲜皮

1. 中文名：白鲜皮（Bái Xiān Pí，见图 3 ）。

2. 别名：臭骨头、大茴香、臭哄哄、千斤拔、金雀儿椒、好汉拔、地羊鲜、羊蹄草、白藓皮、白羊鲜、白膻、山牡丹、八股牛。

3. 性味归经：味苦，性寒；归脾、胃、膀胱、肺、小肠经。

4. 功能主治：清热燥湿，祛风止痒，解毒。主治风热湿毒所致的风疹、湿疹、疥癣、黄疸、皮炎。

5. 医家论述：（1）《本草纲目》："白鲜皮，气寒善行，味苦性燥，为诸黄风痹要药，世医止施之疮科，浅矣。"（2）《本草原始》："白鲜皮，入肺经，故能去风，入小肠经，故能去湿，夫风湿既除，则血气自活而热亦去。治一切疥癞、恶风、疥癣、杨梅、诸疮热毒。"（3）《神农本草经》："主头风，黄疸，咳逆，淋沥，女子阴中肿痛，湿痹死肌，不可屈伸、起止、行步。"（4）《药性论》："治一切热毒风，恶风，风疮、疥癣赤烂，眉发脱脆，皮肌急，壮热恶寒；主解热黄、酒黄、急黄、谷黄、劳黄等。"

6. 药用部位：芸香科植物白鲜 *Dictamnus dasycarpus* Turcz. 的干燥根皮。

7. 主要化学成分：白鲜碱、白鲜内酯、谷甾醇、黄柏酮酸、秦皮酮、黄柏酮、柠檬苦素、柠檬苦素地奥酚及白鲜二醇。

二、中药来源：植物白鲜

茎基部为木质化的多年生宿根草本，高 40～100 cm。根斜生，肉质粗长，淡黄白色。茎直立，幼嫩部分密被长毛及水泡状凸起的油点。叶有小叶 9～13 片，对生，无柄，位于顶端的一片则具长柄，椭圆至长圆形，长 3～12 cm，宽 1～5 cm，生于叶轴上部的较大，叶缘有细锯齿，叶脉不甚明显，中脉被毛，成长叶的毛逐渐脱落，叶轴有甚狭窄的翼叶。总状花序长可达 30 cm；花梗长 1～1.5 cm，苞片狭披针形，萼片长 6～8 mm，宽 2～3 mm。花瓣白带淡紫红色或粉红带深紫红色脉纹，倒披针形，长 2～2.5 cm，宽 5～8 mm。雄蕊伸出于花瓣外，萼片及花瓣均密生透明油点。成熟的果（蓇葖）沿腹缝线开裂为 5 个分果瓣，每分果瓣又深裂为 2 小瓣，瓣的顶角短尖，内果皮蜡黄色，有光泽，每分果瓣有种子 2～3 粒；种子阔卵形或近圆球形，长 3～4 mm，厚约 3 mm，光滑。花期 5 月，果期 8～9 月。

三、白鲜皮抗特应性皮炎药理作用与机制[①]

1. 白鲜皮改善特应性皮炎症状

Yunlong Chen等首先用DNP-IgE抗原刺激RBL-2H3肥大细胞建立过敏细胞模型，用

---

① Chen Y, Xian Y F, Loo S, et al. Anti-atopic dermatitis effects of dictamni cortex: Studies on in vitro and in vivo experimental models[J]. Phytomedicine, 2021, 82: 153453.DOI: 10. 1016/j.phymed.2020.153453.

白鲜皮治疗，发现能明显抑制过敏细胞模型中β-氨基己糖苷酶的释放、胞内Ca²⁺升高以及细胞因子和趋化因子的产生。这证明白鲜皮能抑制肥大细胞脱颗粒及炎症因子释放。随后，他们利用DNCB诱导小鼠建立模型，观察小鼠皮肤的皮损程度、表皮厚度和肥大细胞浸润情况。结果发现白鲜皮能明显改善DNCB诱导耳朵和背部皮肤的皮损程度，减轻表皮厚度和肥大细胞数目。这表明白鲜皮能改善特应性皮炎症状。

2. 白鲜皮抑制炎症因子与趋化因子

IgE、组胺、IL-4、TNF-α、TSLP是与过敏反应和炎症相关的生物标志物，这些物质在免疫系统中起重要作用。Yunlong Chen等检测了血清和皮肤中IgE、组胺、IL-4、TNF-α、TSLP的表达。结果显示，DNCB诱导的小鼠血清和皮肤中IgE、组胺、IL-4、TNF-α、TSLP表达上调，而白鲜皮能显著抑制炎症因子与趋化因子水平上调。

3. 白鲜皮抑制 Syk、Lyn 和 PLCγ1/2 信号通路

Syk、Lyn和PLCγ1/2是信号转导途径中的关键蛋白。Syk是一种酪氨酸激酶，主要参与B细胞和肥大细胞的信号传导。Lyn是Src家族蛋白激酶之一，参与多种免疫细胞的信号传导。PLCγ1和PLCγ2是磷脂酶C家族的成员，参与细胞内Ca²⁺信号通路的调控。这些蛋白质在免疫细胞的激活和信号传导过程中扮演重要角色。Yunlong Chen等通过Western blot方法检测了Syk、Lyn及其下游的PLCγ1/2 的磷酸化水平，发现白鲜皮抑制Lyn、Syk和PLCγ1/2的表达，这表明白鲜皮可能通过抑制Lyn、Syk和PLCγ1/2 通路抑制肥大细胞脱颗粒，缓解过敏性反应。

4. 白鲜皮抑制 NF-κB 和 MAPK 信号通路

NF-κB和MAPK信号通路在炎症、免疫应答、细胞增殖和凋亡等生理过程中密切相互作用，共同调控细胞的功能。Yunlong Chen等认为白鲜皮通过抑制NF-κB和MAPK信号通路调节炎症因子和趋化因子。他们通过Western blot方法检测了NF-κB和MAPK的相关蛋白及皮肤中的丝聚蛋白，发现白鲜皮能增强丝聚蛋白的表达水平，抑制NF-κB和MAPK通路相关蛋白的表达，说明白鲜皮通过抑制NF-κB和MAPK信号通路，减少炎症因子和趋化因子产生和释放，缓解特应性皮炎症状。

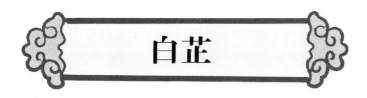

白芷

白芷是一种常见的中药材，主要来源于多年生草本植物白芷的根茎部分。白芷具

有散风寒、解表散寒、祛风湿、止痛等功效，被广泛用于治疗感冒、咳嗽、头痛、风湿痛等疾病。白芷还具有抗菌、抗炎、抗氧化等作用。有研究表明，白芷具有抗特应性皮炎作用。

一、中药白芷

1. 中文名：白芷（bái zhǐ，见图4）。
2. 别名：兴安白芷、河北独活、大活、香大活、走马芹、走马芹筒子、狼山芹。
3. 性味归经：味辛，性温；归胃、大肠、肺经。
4. 功能主治：祛风，燥湿，消肿，止痛。治头痛、眉棱骨痛、齿痛，鼻渊、寒湿腹痛、肠风痔漏、赤白带下、痈疽疮疡、皮肤燥痒、疥癣。
5. 医家论述：《名医别录》："疗风邪久渴（久渴或疑作'久泻'），呕吐，两胁满，风痛头眩，目痒。"
6. 药用部位：伞形科植物白芷 *Angelica dahurica*（Fisch.ex Hoffm.）Benth. et Hook.f. 的干燥根。
7. 主要化学成分：异欧前胡素、欧前胡素、佛手柑内酯、珊瑚菜素、氧化前胡素。

二、中药来源：植物白芷

多年生本草，植株高达2.5 m；根圆柱形，有分枝，径3~5 cm，黄褐色，有浓香，茎中空，带紫色。基生叶一回羽裂，有长柄，叶鞘管状，边缘膜质。茎上部叶二至三回羽裂，叶柄长达15 cm，叶鞘囊状，紫色。叶宽卵状三角形，小裂片卵状长圆形，无柄，长2.5~7 cm，有不规则白色软骨质重锯齿，小叶基部下延，叶轴成翅状。复伞形花序径10~30 cm，花序梗、伞辐、花梗均有糙毛。伞辐18~40（70）；总苞片常缺或1~2片，卵形鞘状。小总苞片5~10，线状披针形，膜质，萼无齿，花瓣倒卵形，白色。花柱基短圆锥形，果长圆形，长4~7 mm，无毛，背棱钝状突起，侧棱宽翅状，较果窄。棱槽油管1，合生面油管2。花期7~8月，果期8~9月。

三、白芷抗特应性皮炎药理作用与机制[1][2]

1. 白芷抑制特应性皮炎症状

Jin Mo Ku等采用DNCB诱导BALB/c小鼠建立特应性皮炎动物模型，Hoyoung Lee 等则通过尘螨提取物刺激NC/Nga小鼠建立特应性皮炎动物模型，特应性皮炎小鼠出现

[1] Ku J M, Hong S H, Kim H I, et al. Effects of Angelicae dahuricae Radix on 2, 4-dinitrochlorobenzene-induced atopic dermatitis-like skin lesions in mice model[J]. BMC complementary and alternative medicine, 2017, 17: 1-8. DOI: 10. 1186/s12906-017-1584-8.

[2] Lee H, Lee J K, Ha H, et al. Angelicae dahuricae radix inhibits dust mite extract-induced atopic dermatitis-like skin lesions in NC/Nga mice[J]. Evidence-based Complementary and Alternative Medicine, 2012. DOI: 10. 1155/2012/743075.

红斑/出血、水肿、皮肤脱落/增生、损伤/干燥等特应性皮炎症状。研究分别用白芷粉末和白芷提取物进行治疗，发现白芷能减轻特应性皮炎症状，降低炎症严重程度评分。在病理观察中，表皮厚度降低，肥大细胞和炎症细胞数量减少。白芷还能减轻模型小鼠因皮炎引起的脾脏肿大，降低脾脏指数，这表明白芷具有抑制特应性皮炎症状的作用。

2. 白芷抑制 IgE、组胺

特应性皮炎炎症可导致IgE升高，组胺也是炎症的重要指标。JinMoKu等检测了血清中IgE与组胺，研究显示，正常组血浆中IgE分泌量为（56.67±14.91）ng/mL，而特应性皮炎模型组的IgE增加了约 4.7 倍[（266.54±14.92）ng/mL]。用白芷治疗后，IgE水平降低至约69%[（184.46±19.70）ng/mL]。正常组组胺浓度仅为（0.91±0.16）μmol/L，特应性皮炎模型组组胺水平显著升高至（1.27±0.15）μmol/L，用白芷给予治疗后，显著降低组胺水平，浓度只有（0.82±0.0.08）μmol/L。

3. 白芷抑制炎性细胞及细胞因子

Jin Mo Ku等还检测了白芷对嗜中性粒细胞、嗜碱性粒细胞、嗜酸性粒细胞、单核细胞和淋巴细胞等炎性细胞的作用，发现特应性皮炎模型组的嗜中性粒细胞、嗜碱性粒细胞、嗜酸性粒细胞、单核细胞和淋巴细胞显著升高，而白芷可减少这些细胞的数量。此外，Th2 和Th1 细胞因子是特应性皮炎发生和发展的重要原因。Jin Mo Ku等探究了白芷对Th2 和Th1 细胞因子IL-4、IL-6、IL-10、IL-12 以及TNF-α的作用，白芷可抑制这些炎症因子的释放以及基因的上调。

Hoyoung Lee等则利用细胞模型对炎症相关细胞和基因展开研究。在细胞上利用脂多糖诱导RA W 264.7 释放一氧化氮，给予白芷治疗，对一氧化氮的抑制率达到51%。胸腺激活调节趋化因子（TARC/CCL17）和巨噬细胞来源的趋化因子（MDC/CCL22）参与特应性皮炎的作用。Hoyoung Lee等发现白芷对趋化因子TARC和MDC的基因表达具有抑制作用。

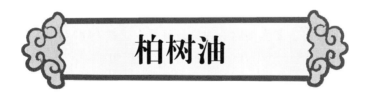

柏树油

柏树油是柏树分泌的树脂，通常包含柏木、扁柏或侧柏等柏科植物分泌的树脂，可药用。扁柏油提取物能够改善特应性皮炎症状，改善病理表现，降低表皮/真皮层厚度，以及减少真皮炎症细胞，抑制血清中炎症因子IFN-γ、IL-2 和 IL-5mRNA的表达。

一、中药柏树油

1. 中文名：柏树油（Bǎi Shù Yóu）。

2. 别名：柏油、寸柏香。

3. 性味归经：味甘、微涩，性平。

4. 功能主治：祛风，除湿，解毒，生肌。主治风热头痛、白带、淋浊、痈疽疮疡、赘疣、刀伤出血。

5. 医家论述：（1）《草木便方》："除风毒，生肌。治痈疽疮疡，刀斧损伤。"（2）《纲目拾遗》："治诸般癣，患处，后用年老枯桑柴火熏烤，待好即止；如一次倘不瘥，再熏。"（3）《经验广集》："治癣：真柏油，调轻粉涂上，起泡，泡消即愈。"

6. 药用部位：为柏科植物柏木*Cupressus funebris* Endl. 树干渗出的树脂。

7. 主要化学成分：沙宾烯、柠檬烯、乙酸龙脑酯、冰片醇、a-松烯醇。

二、中药来源：植物扁柏

高达 40 m，树冠尖塔形，树皮红褐色，光滑，裂成薄片脱落；生鳞叶的小枝条扁平，排成一平面。鳞叶肥厚，先端钝，小枝上面中央之叶露出部分近方形，长 1～1.5 mm，绿色，背部具纵脊，通常无腺点，侧面之叶对折呈倒卵状菱形，长约 3 mm，小枝下面之叶微被白粉。雄球花椭圆形，长约 3 mm，雄蕊 6 对，花药黄色。球果圆球形，径 8～10 mm，熟时红褐色。种鳞 4 对，顶部五角形，平或中央稍凹，有小尖头；种子近圆形，长 2.6～3 mm，两侧有窄翅。花期 4 月，球果 10～11 月成熟。

三、扁柏抗特应性皮炎药理作用与机制[①]

1. 扁柏减轻特应性皮炎皮肤病理表现

Seong Soo Joo等用DNCB诱导NC/Nga小鼠建立特应性皮炎后，模型组小鼠出现明显的皮肤干燥、红肿等特应性皮炎症状，HE染色和TB染色显示，特应性皮炎模型组小鼠皮肤表皮肥大、角化过度、细胞内水肿、炎症细胞浸润。用扁柏油治疗后，表皮症状和炎症情况得到缓解，肥大细胞的数量显著减少。这表明扁柏油对特应性皮炎具有抑制作用。

2. 扁柏对炎症因子的影响

扁柏通过抑制炎症因子改善特应性皮炎。Seong Soo Joo探索了扁柏提取物对血清

---

① Joo S S, Yoo Y M, Ko S H, et al. Effects of essential oil from Chamaecypris obtusa on the development of atopic dermatitis-like skin lesions and the suppression of Th cytokines[J]. Journal of dermatological science, 2010, 60(2): 122-125. DOI: 10. 1016/j.jdermsci. 2010.08.008.

的IgE以及相关炎症因子的作用。特应性皮炎模型组小鼠血清的IgE浓度显著升高，而用扁柏治疗后，IgE浓度下降明显。特应性皮炎模型组的血清以及皮肤的细胞因子IFN-γ、IL-2 和IL-5mRNA的表达也显著升高，用扁柏提取物治疗后，IFN-γ、IL-2 和IL-5mRNA的表达减少，表明扁柏抑制了炎症因子的表达。

3. 扁柏油的毒性作用

扁柏油具有较好的收敛作用，可能与它的毒性有关。检测不同浓度的扁柏油与脾细胞的作用，Seong Soo Joo发现扁柏油在浓度小时对脾细胞没有毒性或不明显，但是在较高情况下具有毒性作用，并且随着浓度的升高，毒性作用越明显。

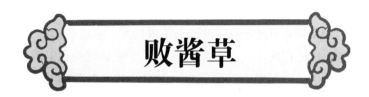

败酱草是常见野草，也是清热药，常用来排脓破瘀。在临床上，败酱胶囊可用来治疗失眠。有研究表明，它的提取物具有抗炎作用，对抗特应性皮炎也有作用。

一、中药败酱草

1. 中文名：败酱草（Bài Jiàng Cǎo，见图 5 ）。

2. 别名：苦苣菜、野芹、野黄花、将军草、麻鸡婆、山芝麻、苦菜、黄花苦菜、黄花龙牙、女郎花、苦益。

3. 性味归经：味辛、苦，性微寒；归肝、胃、大肠经。

4. 功能主治：清热解毒，活血排脓。主治肠痈、肺痈、痈肿、痢疾、特应性皮炎。

5. 医家论述：（1）《闽东本草》："治痈疽肿毒，无论已溃未溃：鲜败酱草四两，地瓜酒四两。开水适量冲炖服。将渣捣烂，冬蜜调敷患处。"（2）《神农本草经》："主暴热火疮、赤气，疥瘙疽痔，马鞍热气。"

6. 药用部位：败酱科植物黄花败酱 *Patrinia scabiosifolia* Fisch. ex Trevir. 的全草。

7. 主要化学成分：齐墩果酸、常春藤皂苷元、黄花败酱皂苷。

二、中药来源：植物黄花败酱

多年生草本，高达 1（2）m，茎下部常被脱落性倒生白色粗毛或几无毛，上部常近无毛或被倒生稍弯糙毛，或疏被 2 列纵向短糙毛。基生叶丛生，花时枯落，卵形、椭圆形或椭圆状披针形，长（1.8）3～10.5 cm，不裂或羽状分裂或全裂，具粗锯齿，两面被糙伏毛或几无毛，叶柄长 3～12 cm。茎生叶对生，宽卵形或披针形，长 5～15 cm，常羽状深裂或全裂，具 2～3（5）对侧裂片，顶裂片先端渐尖，具粗锯齿，两面被白色糙毛，或几无毛，叶柄长 1～2 cm，上部叶渐窄小，无柄。聚伞花序组成伞房花序，具 5～6（7）级分枝；花序梗上方一侧被开展白色粗糙毛。总苞片线形，瘦果长圆形，长 3～4 室米，具 3 棱，2 不育子室中央稍隆起成棒槌状，能育子室稍扁平，向两侧延展成窄边状，种子 1，椭圆形、扁平，花期 7～9 月。

三、败酱草抗特应性皮炎药理作用与机制[①]

1. 败酱草缓解特应性皮炎小鼠的炎症

Kyung-Jae Cha利用DNCB建立特应性皮炎小鼠模型，通过临床评分评估小鼠皮肤，发现败酱草提取物处理后皮肤的评分下降，特应性皮炎动物的表皮萎缩、肥大、角化过度减轻。研究者对皮肤病理也进行了观察，发现败酱草提取物可减少皮肤的厚度以及炎性细胞浸润皮肤组织等病理表现，降低IgG水平。

2. 败酱草抑制炎症因子与趋化因子

Kyung-Jae Cha采集了特应性皮炎小鼠的脾脏细胞，给予刀豆蛋白刺激诱导释放IL-5、IL-4、IL-13，给予败酱草提取物治疗，结果显示显著降低了细胞因子IL-4、IL-13的浓度。Kyung-Jae Cha还利用TNF-α和IFN-γ诱导人角质形成细胞系构建细胞模型，导致角质形成细胞释放IL-6、IL-8以及TARC、MCP-1增多，IL-6的浓度达到 2500 pg/mL，用败酱草提取物治疗后，IL-6、IL-8 以及TARC浓度都显著降低，IL-6 的浓度降低到 2000 pg/mL以下。然而，败酱草提取物并不能抑制MCP-1的释放。

3. 败酱草恢复角质形成细胞的屏障蛋白

皮肤屏障的破坏是特应性皮炎的另一个重要特征及发病原因。皮肤屏障破坏导致丝聚蛋白的减少。Kyung-Jae Cha发现特应性皮炎动物模型丝聚蛋白表达下降，TNF-α和IFN-γ诱导角质形成细胞聚丝蛋白减少，败酱草提取物可提高丝聚蛋白的表达。Kyung-Jae Cha通过NF-κB以及MAPK信号通路相关蛋白JNK阻断剂SP600125、NF-κB阻断剂BAY11-7085、ERK阻断剂PD098059、P38 蛋白阻断剂Sb20219 证实，激活JNK以及NF-κB导致丝聚蛋白减少，而阻断剂可逆转恢复聚丝蛋白的减少，表明败酱草通过抑制JNK和NF-κB的活化恢复角质形成细胞的丝聚蛋白含量。

---

① Cha K J, Kashif A, Hong M H, et al. Poncirus trifoliata (L.) raf. extract inhibits the development of atopic dermatitis-like lesions in human keratinocytes and NC/Nga mice[J]. International Journal of Medical Sciences, 2019, 16(8): 1116. DOI: 10.7150/ijms.34323.

板蓝根

板蓝根又名大蓝根、大青根等，是一种主产于中国南方地区的常见中药材，具有清热解毒、消肿利咽、散结排脓等功效，常用于治疗感冒、咽喉炎、扁桃体炎等疾病。板蓝根含有多种有效成分，主要成分为板蓝根素，具有抗菌、抗病毒、抗炎等作用。此外，板蓝根还可以治疗疮疹。板蓝根水提物可抑制特应性性皮炎，通过调节MAPK/NF-κB信号通路抑制炎症趋化因子达到改善特应性皮炎的目的。

二、中药板蓝根

1. 中文名：板蓝根（Bǎn Lán Gēn，见图6）。

2. 别名：大蓝根、大青根、靛青根、蓝靛根、靛根。

3. 性味归经：味苦，性寒；归心、肝、胃经。

4. 功能主治：清热解毒，凉血利咽。主治温毒发斑、舌绛紫暗、疥腮、喉痹、烂喉丹痧、大头瘟疫、丹毒、痈肿、皮炎。

5. 医家论述：（1）《本草便读》："板蓝根即靛青根，其功用性味与靛青叶同，能入肝胃血分，不过清热、解毒、辟疫、杀虫四者而已。但叶主散，根主降，此又同中之异耳。"（2）《本草便读》："清热解毒，辟疫，杀虫。"（3）《广西中草药》："治乙脑，流感，流脑，咽喉炎，口腔炎，扁桃体炎。"

6. 药用部位：十字花科植物菘蓝 *Isatis indigotica* Fort. 的干燥根。

7. 主要化学成分：表告依春、靛蓝、靛玉红、β-谷甾醇、γ-谷甾醇、腺苷以及多种氨基酸：精氨酸、谷氨酸、酪氨酸、脯氨酸、缬氨酸、γ-氨基丁酸。

二、中药来源：植物菘蓝

二年生草本，株高达 1 m，茎上部分枝，多少被白粉和毛。基生叶莲座状，椭圆形或倒披针形，长 5 ~ 15 cm，全缘、啮蚀状或有齿，先端钝，基部渐窄，叶柄长 0.5 ~ 5.5 cm。茎中部叶无柄，椭圆形或披针形，稀线状椭圆形，长 3 ~ 7 cm，全缘，先端尖，基部箭形或耳状。花梗顶端棒状，长 0.5 ~ 1 cm；萼片椭圆形，长 1.5 ~ 2.8 mm，无毛。花瓣黄色，倒披针形，长 2.5 ~ 4 mm，先端钝，基部渐窄。花丝长 1 ~ 2.5 mm，花药椭圆形，短角果椭圆状倒披针形、长圆状倒卵形或有时椭圆形，长 1 ~ 2 cm，中上部常较宽，无毛或有毛，边缘有翅，有时稍缢缩，基部楔形，顶端钝圆或微凹。果瓣长 3 ~ 6 mm，中上部最宽，中脉明显，侧脉不显，顶端的翅宽 3.5～5（7）mm，黑或深褐色。种子窄椭圆形，长 2.5～3.5 mm，浅褐色，种子长圆形，长 3～3.5 mm，淡褐色。花期 4～6月，果期 6～7月。

三、板蓝根抗特应性皮炎药理作用与机制[1][2]

1. 板蓝根改善特应性皮炎症状

板蓝根水提物具有抗特应性皮炎的作用。Ga-Yul Min等利用DNCB建立小鼠特应性皮炎模型，给予 100～200 mg/mL的板蓝根水提物治疗，发现板蓝根水提物可改善特应性皮炎动物皮肤症状，皮损处的红斑、水肿、糜烂和干燥都能得到缓解。同时还考察了慢性炎症的重要指标——脾脏的重量和大小。结果显示，板蓝根提取物可减轻脾脏的重量和肿大。TobiasLotts等也在特应性皮炎小鼠模型中发现板蓝根提取物可显著降低耳肿胀、水肿和炎症细胞密度。

2. 板蓝根减轻特应性皮炎皮肤病理表现

Ga-Yul Min等利用HE染色观察了皮肤的真皮和表皮的厚度，以及嗜酸性粒细胞以及肥大细胞浸润的情况。特应性皮炎模型组小鼠皮肤出现真皮和表皮的厚度增厚、嗜酸性粒细胞以及肥大细胞浸润的状况。用板蓝根水提物治疗后，皮肤的厚度降低，高浓度的板蓝根水提物使得表皮厚度从 60 μm降低至 40 μm。此外，板蓝根水提物可减轻肥大细胞和嗜碱性粒细胞浸润，表明板蓝根水提物可减轻特应性皮炎皮肤病理变化。

3. 板蓝根抑制 IgE 和促炎症因子

IgE以及促炎症因子是特应性皮炎的重要指标。Ga-Yul Min等证实板蓝根水提物减少血清中IgE、TNF-α的浓度，抑制TNF-α、IL-6以及IL-13的基因表达。这说明板蓝根水提物通过下调IgE以及促炎症因子的浓度改善特应性皮炎症状。另外，Tobias Lotts等在小鼠皮肤和培养的人角质形成细胞研究中发现，板蓝根提取物可抑制促炎细胞因子IL-6和IL-33的表达。

4. 板蓝根抑制角质形成细胞释放趋化因子

Tobias LOTTS等利用TNF-α/IFN-γ诱导角质形成相比建立细胞模型，刺激后角质形成细胞相关趋化因子RANTES、TARC、MDC、MCP-1、MIP-3α的基因表达上调。

---

[1] Min G Y, Kim T I, Kim J H, et al. Inhibitory effect of Isatis tinctoria L. water extract on DNCB-induced atopic dermatitis in BALB/c mice and HaCaT cells[J]. Chinese Medicine, 2022, 17(1): 66. DOI: 10. 1186/s13020-022-00624-5.

[2] Lotts T, Kabrodt K, Hummel J, et al. Isatis tinctoria L.-derived petroleum ether extract mediates anti-inflammatory effects via inhibition of interleukin-6, interleukin-33 and mast cell degranulation[J]. Acta Dermato-Venereologica, 2020, 100(10). DOI: 10.2340/00015555-3476.

给予板蓝根水提物可抑制角质形成细胞相关趋化因子RANTES、TARC、MDC、MCP-1、MIP-3α的基因表达的上调。

5. 板蓝根物抑制 MAPK/NF-κB 信号通路

MAPK/NF-κB信号通路是参与炎症的关键通路之一。研究发现TNF-α/IFN-γ刺激角质形成细胞后，MAPK/NF-κB信号通路相关蛋白磷酸化水平升高，板蓝根提取物则抑制MAPK/NF-κB信号通路p-ERK、p-P38、p-P65蛋白的表达，这表明板蓝根提取物可通过抑制MAPK/NF-κB信号通路缓解特应性皮炎。

6. 板蓝根抗特应性皮炎的成分

Ga-Yul Min等对板蓝根水提物进行了分析，获得关键成分Epigoitrin和Adenosine。他们发现这两种成分具有水提物相似的功能，可以抑制炎症相关趋化因子的基因上调。这表明表告依春和腺苷是板蓝根水提物中抗特应性皮炎的成分。

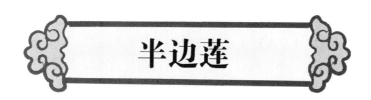

半边莲是一种具有清热解毒、凉血止血、消肿散结功效的中药材，常用于治疗热病、出血、痢疾、痈肿等症状。研究发现，半边莲通过调节SPINK5/LEKTI来治疗特应性皮炎。

一、中药半边莲

1. 中文名：半边莲（Bàn Biān Lián）。

2. 别名：急解索、蛇利草、细米草、蛇舌草、鱼尾花、半边菊、半边旗。

3. 性味归经：味甘，性平；归心、肺、小肠经。

4. 功能主治：清热解毒；利水消肿。主治黄疸、水肿、泄泻、痢疾、蛇伤、疔疮、肿毒、湿疹、癣疾。

5. 医家论述：（1）《陆川本草》："解毒消炎，利尿，止血生肌。治腹水，小儿惊风，双单乳蛾，漆疮，外伤出血，皮肤疥癣，蛇蜂蝎伤。"（2）《南宁市药物志》："消肿解毒。治疳积和疔疮初起。"

6. 药用部位：桔梗科植物半边莲*Lobelia chinensis* Lour. 的带根全草。

7. 主要化学成分：山梗菜碱、山梗菜酮碱、山梗菜醇碱、异山梗菜酮碱。

二、中药来源：植物半边莲

多年生草本，茎、叶、花梗、小苞片、花萼均无毛，茎匍匐，节上生根，分枝直立。株高达 15 cm，叶互生，无柄或近无柄，椭圆状披针形或线形，长 0.8～2.5 cm，先端急尖，基部圆或宽楔形，全缘或顶部有明显的锯齿。花通常 1 朵，生分枝的上部叶腋。花梗长 1.2～2.5（3.5）cm，基部有长约 1 mm 的小苞片 2 枚、1 枚或没有。花萼筒倒长锥状，基部渐细而与花梗无明显区分，长 3～5 mm，裂片披针形，约与萼筒等长，全缘或下部有 1 对小齿。花冠粉红或白色，长 1～1.5 cm，裂至基部，喉部以下生白色柔毛，裂片全部平展于下方，呈一个平面，2 侧裂片披针形，较长，中间 3 枚裂片椭圆状披针形，较短。雄蕊长约 8 mm，蒴果倒锥状，长约 6 mm。种子椭圆状，稍扁压，近肉色。花果期 5～10 月。

三、半边莲抗特应性皮炎药理作用与机制[①]

1. 半边莲改善皮肤屏障功能

皮肤屏障对于保护皮肤是非常重要的，可以保护水分、皮肤蛋白质等免于流失。皮肤屏障被破坏是特应性皮炎产生和加重的一个很重要原因。No-June Park等用DNCB建立特应性皮炎模型后，小鼠出现红斑、干燥、角化过度等症状。给予半边莲治疗可改善这些症状。皮肤屏障功能是通过水分的流失和保持以及皮肤表面pH值之间的平衡来维持的。No-June Park等的研究也发现特应性皮炎模型组经皮失水比较高，而给予半边莲治疗后，经皮失水减少，失水减少比特应性皮炎模型组少 21%。另外，半边莲还升高了皮肤含水量。研究还显示，特应性皮炎模型组的pH值升高到了 7.1，给予半边莲治疗后下降至 6.7。

2. 半边莲抑制炎症因子

No-June Park等检测了血清中的IgE、IL-4 及TSLP浓度，结果发现特应性皮炎模型组中IgE、IL-4 及TSLP因子浓度升高。而给予半边莲治疗后，这些炎症因子的浓度降低，表明半边莲抑制了炎症因子，缓解了特应性皮炎。

3. 半边莲减轻特应性皮炎皮肤病理损伤

由角质形成细胞组成的角质层是保护皮肤屏障的关键。角质形成细胞的分化和脱落之间的稳态是维持角质层正常功能的核心。桥粒是稳固角质形成细胞很重要的因素，丝氨酸蛋白水解酶（KLK）可以影响桥粒的分解，从而导致皮肤脱落。No-June Park等

---

① Park N J, Jo B G, Bong S K, et al. Lobelia chinensis Extract and Its Active Compound, Diosmetin, Improve Atopic Dermatitis by Reinforcing Skin Barrier Function through SPINK5/LEKTI Regulation[J]. International journal of molecular sciences, 2022, 23(15): 8687. DOI: 10.3390/ijms23158687.

对特应性皮炎模型小鼠的皮肤病理进行观察，研究HE染色显示，特应性皮炎模型组比正常组出现更多的角化过度情况（SC层角质形成细胞过度增殖），甲苯胺蓝染色显示特应性皮炎模型组的肥大细胞数量增加，而半边莲可以改善这些皮肤的病理改变。他们还检测了皮肤的屏障功能主要蛋白LEKTI、KLK5、DSC1，结果显示特应性皮炎模型组会导致SPINK5（LEKT1）、DSC1 以及FLG蛋白表达下降。SPINK5 表达减少会造成过度激活KLK5。半边莲可以升高SPINK5、DSC1 以及FLG的蛋白表达，抑制KLK5 激活，在细胞水平上也得到同样的结果。

4. 半边莲中的香叶木素改善皮肤屏障功能

No-June Park等筛选了半边莲抗特应性皮炎成分，研究发现香叶木素对SPNIK5 具有作用。在重复了特应性皮炎模型后，证实香叶木素与半边莲结果相似，表明半边莲中的香叶木素能改善皮肤屏障功能，缓解特应性皮炎。香叶木素是半边莲治疗特应性皮炎的成分之一。

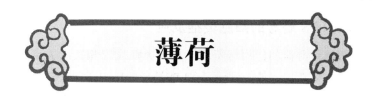

薄荷

薄荷是常用抗炎止痒的中药材。薄荷可治疗风疹和荨麻疹，对炎症和瘙痒也有良好的治疗效果。从薄荷中提取出来的精油，可以抑制炎症细胞模型中炎症因子的释放和改善小鼠特应性皮炎的症状。

一、中药薄荷

1. 中文名：薄荷（bò he，见图7）。

2. 别名：野薄荷、夜息香、鱼香草。

3. 性味归经：味辛，性凉；归肺、肝经。

4. 功能主治：疏散风热，清利头目，利咽透疹，疏肝行气。主治外感风热、头痛、咽喉肿痛、食滞气胀、口疮、牙痛、疮疥、瘾疹、温病初起、风疹瘙痒、肝郁气滞、胸闷肋痛。

5. 医家论述：（1）《本草纲目》："薄荷，辛能发散，凉能清利，专于消风散热。故头痛、头风、眼目、咽喉、口齿诸病、小儿惊热、及瘰疬、疮疥为要药。"（2）《药品化义》："薄荷，味辛能散，性凉而清，通利六阳之会首，祛除诸热之风邪。"

6. 药用部位：唇形科植物薄荷 *Mentha canadensis* L. 的全草或叶。

7. 主要化学成分：挥发油类、黄酮类、萜类、酚酸类、醌类、苯丙素类。

二、中药来源：植物薄荷

多年生草本；高达 1（2）m，茎下部常被脱落性倒生白色粗毛或几无毛，上部常近无毛或被倒生稍弯糙毛，或疏被 2 列纵向短糙毛。基生叶丛生，花时枯落，卵形、椭圆形或椭圆状披针形，多年生草本，高达 60 cm。茎多分枝，上部被微柔毛，下部沿棱被微柔毛。叶卵状披针形或长圆形，长 3~5（7）cm，先端尖，基部楔形或圆，基部以上疏生粗牙齿状锯齿，两面被微柔毛。叶柄长 0.2~1 cm。轮伞花序腋生，球形，径约 1.8 cm，花梗长不及 3 mm。花梗细，长 2.5 mm。花萼管状钟形，长约 2.5 mm，被微柔毛及腺点，10 脉不明显，萼齿窄三角状钻形。花冠淡紫或白色，长约 4 mm，稍被微柔毛，上裂片 2 裂，余 3 裂片近等大，长圆形，先端钝。雄蕊长约 5 mm，小坚果黄褐色，被洼点。花期 7~9 月，果期 10 月。

三、薄荷抗特应性皮炎药理作用与机制[1][2][3]

1. 薄荷抑制 LPS 诱导的细胞炎症反应

Kim SY等注意到薄荷的作用与特应性皮炎炎症反应相关的关键因子，包括NO、PGE2、IL-6 和IL-1β等有关。他们发现，在LPS诱导的RAW264.7 炎症细胞模型中，薄荷能够降低NO、PGE2、IL-1β和IL-6 的浓度，减少iNOS与COX-2 的蛋白表达，下调iNOS、COX-2、IL-1β与IL-6 的mRNA水平，从而抑制炎症反应。在LPS诱导的HaCaT炎症细胞模型中，薄荷同样能够降低NO、PGE2、IL-1β和IL-6 的浓度，并减少iNOS与COX-2 的蛋白表达。

2. 薄荷抑制 ERK/NF-κB 信号通路

在LPS诱导的巨噬细胞中，MAPK/NF-κB信号通路与炎症的转录调控密切相关。为了确定薄荷是否会影响MAPK/NF-κB通路的活性，研究者首先检测了NF-κB的主要亚基p65 的磷酸化水平，结果发现p-p65 在薄荷的处理下呈剂量依赖性降低，而p65 的总量始终保持不变，又由于NF-κB的活性受到MAPKs的调控，研究者又检测了ERK、JNK

① Kim S Y, Han S D, Kim M, et al. Mentha arvensis essential oil exerts anti-inflammatory in LPS-stimulated inflammatory responses via inhibition of ERK/NF-κB signaling pathway and anti-atopic dermatitis-like effects in 2, 4-dinitrochlorobezene-induced BALB/c mice[J]. Antioxidants, 2021, 10(12): 1941.DOI: 10.3390/antiox10121941.

② Shi Q, Cao J, Fang L, et al. Geniposide suppresses LPS-induced nitric oxide, PGE2 and inflammatory cytokine by downregulating NF-κB, MAPK and AP-1 signaling pathways in macrophages[J]. International immunopharmacology, 2014, 20(2): 298-306. DOI: 10.1016/j.intimp.2014.04.004.

③ Zhao W, Ma L, Cai C, et al. Caffeine inhibits NLRP3 inflammasome activation by suppressing MAPK/NF-κB and A2aR signaling in LPS-Induced THP-1 macrophages[J]. International journal of biological sciences, 2019, 15(8): 1571.DOI: 10.7150/ijbs.34211.

和P38及其磷酸化蛋白的活性，发现经薄荷处理后只有p-ERK蛋白表达量显著降低，这说明薄荷的抗炎活性是通过抑制ERK/NF-κB信号通路发挥的。

3. 薄荷抑制特应性皮炎小鼠的炎症症状

探讨了薄荷的抗炎机制后，研究者在动物层面验证了薄荷抗特应性皮炎的具体疗效。他们发现给予1%薄荷14天后，小鼠背部皮肤的皮损明显改善，皮肤炎症评分则从第七天开始逐渐下降。这说明薄荷可以改善特应性皮炎症状。

4. 薄荷改善特应性皮炎小鼠皮肤组织病理学表现

最后，研究者们测量了小鼠的耳厚度，并使用H&E和TB染色观测了薄荷提取物对特应性皮炎小鼠背部皮肤组织表皮厚度与肥大细胞浸润的影响。他们发现在DNCB诱导的特应性皮炎模型小鼠中，平均表皮厚度和肥大细胞数量显著增加；而0.3%和1%薄荷提取物则降低了特应性皮炎小鼠的皮肤厚度和耳厚度；1%的薄荷提取物还明显减少了肥大细胞的数量，甚至达到了接近空白组的水平。这表明薄荷可以改善表皮厚度、减少炎症细胞浸润。

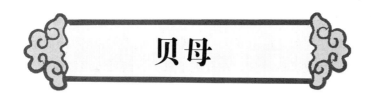

贝母

贝母有清肺止咳的功效。贝母因产地不同，分为不同的贝母，如川贝母、浙贝母等。浙贝母不仅有止咳作用，还具有抗特应性皮炎的作用。有研究报道，浙贝母氯仿提取部位可抑制特应性皮炎症状，降低瘙痒行为，减少肥大细胞浸润。它通过抑制角质形成细胞释放炎症因子以及肥大细胞脱颗粒抗特应性皮炎。

一、中药贝母

1. 中文名：浙贝母（Zhè Bèi Mǔ，见图34）。

2. 别名：浙贝、大贝、象贝、元宝贝、珠贝。

3. 性味归经：味苦，性寒；归心、肺经。

4. 功能主治：清热化痰，降气止咳，散结消肿。主治风热或痰热咳嗽、肺痈吐脓、瘰疬瘿瘤、疮痈肿毒。

5. 医家论述：《山东中草药手册》："治痈毒肿痛：浙贝母、连翘各三钱，金银花六钱，蒲公英八钱，水煎服。"

6. 药用部位：为百合科植物浙贝母*Fritillaria thunbergii* Miq. 的鳞茎。

7. 主要化学成分：浙贝母碱、去氢浙贝母碱。

二、中药来源：植物浙贝母

多年生草本，高 50～80 cm，鳞茎扁球形，直径 1.5～4 cm，由 2 枚白色肥厚的鳞叶对合组成。叶在茎最下面的对生或散生，渐向上常兼有散生、对生和轮生的，叶片近条形至披针形，长 7～11 cm，宽 1～2.5 cm，先端不卷曲或稍弯曲。花 1～6 朵，淡黄色，有时稍带淡紫色，顶端的花具 3～4 枚叶状苞片，其余具 2～4 cm，宽 1～1.5 cm，内外轮相似，内面具紫色方格斑纹，基部上方具蜜腺。雄蕊 6，长约为花被片的 2/5。花药近基着生，花丝无小乳突，柱头裂片长 1.5～2 mm。蒴果卵圆形，6 棱，长 2～2.2 cm，宽约 2.5 cm，棱上有宽 6～8 mm 的翅。花期 3～4 月，果期 5 月。

三、浙贝母抗特应性皮炎药理作用与机制[①]

1. 浙贝母抑制特应性皮炎

Eun-Young Kim利用DNCB建立小鼠特应性皮炎模型，给予药物五周后观察症状。5 周后，模型组的皮肤厚度会显著增加，浙贝母则降低了皮肤的厚度。此外，特应性皮炎模型组的小鼠瘙痒次数超过 100 次，而浙贝母则把瘙痒次数降低至 50 次以下。浙贝母还明显降低特应性皮炎的评分。在肝脏重量上，浙贝母组和模型组没有差别，表明浙贝母对肝脏的毒性小。脾脏是反映炎症重要的脏器，但是，浙贝母没有改善脾脏的增重。

2. 浙贝母改善特应性皮炎病理变化

Eun-Young Kim采用HE以及甲苯胺蓝染色法，发现特应性皮炎模型组的表皮和真皮的厚度显著升高，浙贝母则降低了表皮的厚度，但不能改善真皮的增厚。此外，浙贝母减少了肥大细胞的浸润，却不影响嗜酸性粒细胞的变化。CD4+、CD8+T细胞在过敏免疫反应中的作用非常重要，浙贝母减少了特应性皮炎模型组CD4+、CD8+T细胞的增加。

3. 浙贝母恢复特应性皮炎皮肤屏障

特应性皮炎模型组的丝聚蛋白，兜甲蛋白表达显著下降，而浙贝母则逆转这种作用。但是浙贝母对外披蛋白则没有作用。浙贝母能改善表达皮肤屏障蛋白，给予角质形成

---

① Kim E Y, Hong S, Kim J H, et al. Effects of chloroform fraction of Fritillariae Thunbergii Bulbus on atopic symptoms in a DNCB-induced atopic dermatitis-like skin lesion model and in vitro models[J]. Journal of Ethnopharmacology, 2021, 281: 114453. DOI: 10. 1016/j.jep.2021.114453

细胞浙贝母后，丝聚蛋白、兜甲蛋白、外披蛋白以及水通道-3蛋白等的基因都显著上调。

4. 浙贝母抑制角质形成细胞释放炎症介质

研究发现，浙贝母氯仿部位抑制诱导剂刺激角质形成细胞造成的TARC、MDC、IL-4升高。此外，浙贝母可抑制肥大细胞释放IL-4。β-氨基己糖苷酶是肥大细胞脱颗粒的标志物，研究发现浙贝母可降低肥大细胞的β-氨基己糖苷酶，表明浙贝母可以抑制肥大细胞脱颗粒。Eun-Young Kim还发现浙贝母显著抑制肥大细胞MAPK通路ERK、JNK和p38蛋白的磷酸化，表明浙贝母可抑制与炎症相关的MAPK通路。

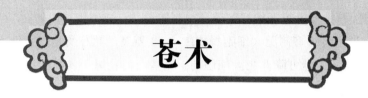

苍术是一味常见中药，具有燥湿祛风的功效。苍术对特应性皮炎具有治疗作用，可以减轻特应性皮炎症状，抑制肥大细胞脱颗粒释放白三烯。

一、中药苍术

1. 中义名：苍术（Cāng Shù，见图 8）。

2. 别名：赤术、术、茅术、南苍术、仙术、和白术、关苍术。

3. 性味归经：味辛、苦，性温；归脾、胃、肝经。

4. 功能主治：燥湿健脾，祛风散寒，明目。主治脘腹胀满、泄泻、水肿、脚气痿躄、风湿痹痛、风寒感冒、夜盲、皮炎。

5. 医家论述：（1）《本草正义》："苍术，其性温散，故治冷痢冷泄滑泻，肠风，寒湿诸疮。"（2）《中药学》："治下部湿浊带下、湿疮、湿疹等，与龙胆、黄芩、栀子清热燥湿药同用。"

6. 药用部位：菊科苍术属植物茅苍术 *Atractylodes lancea*（Thunb.）DC. 或北苍术 *Atractylodes chinensis*（DC.）Koidz. 的干燥根茎。

7. 主要化学成分：苍术醇、苍术酮。

二、中药来源：植物苍术

多年生草本，根状茎横走，结节状。茎多纵棱，高 30 ~ 100 cm，不分枝或上部稍分枝。叶互生，革质，叶片卵状披针形至椭圆形，长 3 ~ 8 cm，宽 1 ~ 3 cm，先端渐尖，基部渐狭，中央裂片较大，卵形，边缘有刺状锯齿或重刺齿，上面深绿色，有光泽，下面淡绿色，叶脉隆起，无柄，不裂，或下部叶常 3 裂，裂片先端尖，先端裂片极大，卵形，两侧的较小，基部楔形，无柄或有柄。头状花序生于茎枝先端，叶状苞片 1 列，羽状深裂，裂片刺状；总苞圆柱形，总苞片 5 ~ 8 层，卵形至披针形，有纤毛。花多数，两性花或单性花多异株。花冠筒状，白色或稍带红色，长约 1 cm，上部略膨大，先端 5 裂，裂片条形。两性花有多数羽状分裂的冠毛。单性花一般为雌花，具 5 枚线状退化雄蕊，先端略卷曲。瘦果倒卵圆形，被稠密的黄白色柔毛。花期 8 ~ 10 月，果期 9 ~ 12 月。

三、苍术抗特应性皮炎药理作用与机制[①]

1. 苍术提取物减轻特应性皮炎症状

Hyun Lim利用半抗原三硝基氯苯（TNCB）给予NC/Nga小鼠5周，建立特应性皮炎研究模型。研究分为四组：空白组、模型组、苍术醇提组、阳性对照组。5周后，模型组出现特应性皮炎症状，临床评分平均分达到4.8分。每天给予200 mg/kg苍术醇提物治疗后，评分降低到3分以下，降低了47.9%。苍术提取物抑制瘙痒。空白组小鼠的搔抓次数为3.6±1.8，但是模型组搔抓次数达到14.5±2.6。给予200 mg/kg苍术醇提物治疗后，瘙痒次数降低到10以下，降低了45.9%。苍术提取物不能显著抑制IgE。建立模型后，模型组IgE与空白组存在显著差异，接近20 μg/mL。给予200 mg/kg苍术醇提物治疗后，IgE浓度轻微下降，仅仅降低了16.6%，没有显著性差异，表明苍术提取物对IgE作用不明显。

2. 苍术抑制肥大细胞释放白三烯

Hyun Lim考查了苍术提取物对肥大细胞释放白三烯的抑制作用。研究利用A23187激活RBL-1细胞的5-LOX，诱导合成白三烯，A23187刺激后，细胞上清液中白三烯可以达到（1609.0±129.8）pg/mL。苍术水提物和醇提物都能抑制白三烯的合成，但是苍术醇提物抑制白三烯效果更好。Hyun Lim继续探索苍术的三个化学成分白术内酯Ⅰ、白术内酯Ⅲ、芹烷二烯酮，发现这些化学成分也能抑制白三烯的合成，但是白术内酯Ⅰ的效果更好，而白术内酯Ⅲ抑制效果欠佳，仅有10%左右。为了进一步观察苍术抑制肥大细胞脱颗粒的作用，Hyun Lim培养了RB-2H3细胞，通过诱导剂诱导释放β-氨基己糖苷酶。200 μg/mL的苍术醇提物对β-氨基己糖苷酶的释放具有抑制作用，抑制率接近50%。上述结果表明，苍术提取物可抑制肥大细胞脱颗粒以及白三烯合成，这可能是苍术改善特应性皮炎的作用机制之一。

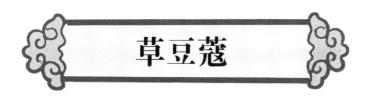

草豆蔻也叫草果，是一味特殊香气的燥湿健脾、温胃止呕中药。草豆蔻也具有抗特应性皮炎的作用。草豆蔻的醇提物通过抑制一氧化氮和前列腺素E2、调节趋化因子

---

① Lim H, Lee J H, Kim J, et al. Effects of the rhizomes of Atractylodes japonica and atractylenolide I on allergic response and experimental atopic dermatitis[J]. Archives of Pharmacal Research, 2012, 35: 2007-2012. DOI: 10. 1007/s12272-012-1118-3.

（TARC/CCL17）生成、组胺的浓度改善特应性皮炎。

一、中药草豆蔻

1. 中文名：草豆蔻（Cǎo Dòu Kòu）。

2. 别名：豆蔻、草蔻、草蔻仁、草果。

3. 性味归经：味辛，性温；归胃、脾经。

4. 功能主治：燥湿健脾，温胃止呕。主治寒湿阻滞脾胃之脘腹冷痛、痞满作胀、呕吐、泄泻、食谷不化、痰饮、脚气、痳疝、口臭、特应性皮炎。

5. 医家论述：（1）《本草纲目》："治瘴疠寒疟，伤暑吐下泄痢，噎膈反胃，痞满吐酸，痰饮积聚，妇人恶阻带下，除寒燥湿，开郁破气，杀鱼肉毒。"（2）《名医别录》："主温中，心腹痛，呕吐，去口臭气。"

6. 药用部位：本品为姜科植物草豆蔻*Alpinia katsumdai* Hayata. 的成熟种子。

7. 主要化学成分：豆蔻素、乔松素、小豆蔻查耳酮、山姜素。

二、中药来源：植物草豆蔻

株高达 3 m，叶片线状披针形，长 50～65 cm，宽 6～9 cm，顶端渐尖，并有一短尖头，基部渐狭，两边不对称，边缘被毛，两面均无毛或稀可于叶背被极疏的粗毛。叶柄长 1.5～2 cm，叶舌长 5～8 mm，外被粗毛。总状花序顶生，直立，长达 20 cm，花序轴淡绿色，被粗毛，小花梗长约 3 mm。小苞片乳白色，阔椭圆形，长约 3.5 cm，基部被粗毛，向上逐渐减少至无毛。花萼钟状，长 2～2.5 cm，顶端不规则齿裂，复又一侧开裂，具缘毛或无，外被毛。花冠管长约 8 mm，花冠裂片边缘稍内卷，具缘毛。无侧生退化雄蕊，唇瓣三角状卵形，长 3.5～4 cm，顶端微 2 裂，具自中央向边缘放射的彩色条纹。子房被毛，直径约 5 mm。腺体长 1.5 mm，花药室长 1.2～1.5 cm。果球形，直径约 3 cm，熟时金黄色。花期 4～6 月；果期 5～8 月。

三、草豆蔻抗特应性皮炎药理作用与机制[①]

1. 草豆蔻减轻特应性皮炎症状

Hye-Sun Lim采用尘螨提取物建立特应性皮炎小鼠模型，以他克莫司作为阳性对照，观察口服灌胃 10 mg草豆蔻对特应性皮炎模型小鼠的效果。特应性皮炎模型组鼠皮肤红肿溃烂，给予草豆蔻提取物治疗后，特应性皮炎小鼠症状得到改善，评分从平均 8 分降低至 6 分。草豆蔻也可以改善特应性皮炎皮肤病理。皮肤组织学染色后可以观察到，草豆蔻可以减轻皮肤的厚度，减少炎症细胞的浸润。不仅如此，对于与特应性皮

---

① Lim H S, Seo C S, Ha H, et al. Effect of Alpinia katsumadai Hayata on house dust mite-induced atopic dermatitis in NC/Nga mice[J]. Evidence-Based Complementary and Alternative Medicine, 2012, 2012. DOI: 10. 1155/2012/705167

炎密切相关的IgE以及组胺，在模型组小鼠的血清中都会明显升高，草豆蔻提取物则可降低特应性皮炎小鼠血清IgE以及组胺的浓度。

2. 草豆蔻抑制炎症介质

炎症反应由多种促炎因子介导，如NO、PGE2和TARC等。Hye-SunLim利用巨噬细胞和角质形成细胞以及肥大细胞在细胞水平进行了观察，发现药物刺激细胞诱导NO、PGE2、TARC以及组胺释放明显增加。草豆蔻提取物则明显抑制了它们的升高。用50 μg的草豆蔻提取物处理后，模型组细胞显著升高的NO降低至正常组水平。这表明草豆蔻提取物通过抑制促炎症因子抗炎。

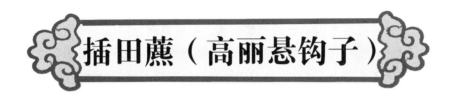

插田藨（高丽悬钩子）

高丽悬钩子果实可食用，还具有抗炎、抗疲劳、抗胃病、抗风湿和抗氧化等药理作用。高丽悬钩子提取物也用于抗特应性皮炎，其主要是通过降低组胺、IgE、促炎症因子和趋化因子的水平，抑制NF-κB信号通路的激活来发挥作用。

一、中药高丽悬钩子

1. 中文名：高丽悬钩子（Gāo Lì Xuán Gōu Zi）。

2. 别名：插田泡、覆盆子、大乌泡。

3. 性味归经：果：味甘、酸，性温；根：味苦，性凉。

4. 功能主治：果：补肾益精，用于阳痿，遗精，遗尿，白带；根：调经活血，止血止痛，用于跌打损伤、骨折、月经不调，外用治外伤出血。

5. 药用部位：蔷薇科高丽悬钩子*Rubus coreanus* Miq. 的根或者果实。

二、中药来源：植物悬钩子

灌木，高1～3米；枝粗壮，红褐色，被白粉，具近直立或钩状扁平皮刺。小叶通常5枚，稀3枚，卵形、菱状卵形或宽卵形，长（2）3～8 cm，宽2～5 cm，顶端急尖，基部楔形至近圆形，上面无毛或仅沿叶脉有短柔毛，下面被稀疏柔毛或仅沿叶脉被短柔毛，边缘有不整齐粗锯齿或缺刻状粗锯齿，顶生小叶顶端有时3浅裂。叶柄长2～5 cm，顶生小叶柄长1～2 cm，侧生小叶近无柄，与叶轴均被短柔毛和疏生钩状小皮刺。托叶线状披针形，有柔毛。伞房花序生于侧枝顶端，具花数朵至30几朵，总花梗和花梗均被灰白色短柔毛。花梗长 5～10 mm，苞片线形，有短柔毛，花直径 7～10 mm。花萼外面被灰白色短柔毛，萼片长卵形至卵状披针形，长 4～6 mm，顶端渐尖，边缘具绒毛，花时开展，果时反折。花瓣倒卵形，淡红色至深红色，与萼片近等长或稍短。雄蕊比花瓣短或近等长，花丝带粉红色。雌蕊多数，花柱无毛，子房被稀疏短柔毛。果实近球形，直径 5～8mm，深红色至紫黑色，无毛或近无毛；核具皱纹。花期 4～6 月，果期 6～8 月。

三、高丽悬钩子抗特应性皮炎药理作用与机制[①]

1. 高丽悬钩子减轻特应性皮炎样症状

Jong-Hwa Kim及其团队采用DNCB建立小鼠特应性皮炎模型，发现高丽悬钩子醇提取物可显著改善特应性皮炎小鼠的皮肤症状，如皮炎评分明显下降、皮肤和耳组织厚度减轻等。IgE的产生与过敏和AD密切相关。而IgE的产生由IL-4、IL-5 和IL-13 等Th2因子诱导。特别是IL-4 参与T淋巴细胞的生长和Th0 淋巴细胞的分化。此外，TARC也诱导IgE的产生，胸腺和活化调节趋化因子（TARC）在增强Th2 介导的过敏性炎症中发挥作用。Jong-Hwa Kim测定了血清中总IgE以及白细胞介素 (IL)-4、IL-5、IL-12、干扰素 (IFN)-γ、肿瘤坏死因子 (TNF)-α、TARC的水平，结果发现与DNCB组相比，高丽悬钩子根提取物能显著抑制总IgE、IL-4、IL-5、IL-12、IFNγ、TNF-α和TARC的增加。综上所述，高丽悬钩子根提取物在动物模型中表现出明显的抗炎作用。

2. 高丽悬钩子的毒性作用

两组研究者用不同浓度的悬钩子根和悬钩子果实乙醇提取物处理角质形成细胞和肥大细胞 24 小时，用MTT法评估细胞毒性，细胞活力没有降低。这表明醇提取物对角质形成细胞没有毒性。

3. 高丽悬钩子抑制组胺以及其他炎症因子的释放

研究结果显示，高丽悬钩子根和果实提取物抑制了β-己糖氨基苷酶和组胺的释放，减少了肥大细胞的脱颗粒反应。同时，高丽悬钩子水提取物还降低了角质形成细胞模型中的活性氧水平，增加了抗氧化酶的浓度，并显著抑制了多种炎症因子和趋化因子的产生。

4. 高丽悬钩子恢复皮肤屏障

研究者考察了高丽悬钩子对皮肤屏障恢复的功能。他们选取两个相关蛋白丝聚蛋白（Filaggrin）和内披蛋白（Involucrin），建立细胞炎症模型后，这两种蛋白表达量都

---

① Kim J H, Kim W. Alleviation effects of Rubus coreanus Miquel root extract on skin symptoms and inflammation in chronic atopic dermatitis[J]. Food & Function, 2022, 13(5): 2823-2831.

下调，但是给予高丽悬钩子提取物后都上调了表达，这表明高丽悬钩子对皮肤屏障有恢复的功能。

5. 高丽悬钩子提取物作用的信号通路

NF-κB信号通路参与多种炎症因子调节。研究检测了NF-κB信号两个关键蛋白的基因——NF-κB和IκBα。建立细胞炎症模型后，NF-κB基因上调，而IκBα则下调。但是，给予高丽悬钩子治疗后，可以逆转这两个蛋白的表达。这表明高丽悬钩子通过抑制NF-κB信号通路参与对特应性皮炎的调节。

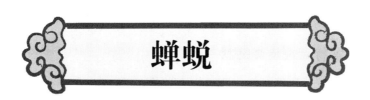

蝉蜕又称蜕皮，是蝉完全蜕变后蜕下来的外壳，也是一味中药。蝉蜕常用于治疗热病、咳嗽、咽喉肿痛、痈肿疮疡等症状。此外，蝉蜕还可以制成外用药膏、药水等制剂，对于皮肤疾病、烧伤、疮疡等都有一定的疗效。蝉蜕通过调节NLRP3炎症小体，可抑制特应性皮炎。

一、中药蝉蜕

1. 中文名：蝉蜕（Chán Tuì，见图9）。

2. 别名：蝉退、蝉衣、虫蜕、蝉壳、蚱蟟皮、知了皮、金牛儿、蜩甲。

3. 性味归经：味甘，性寒；归肺、肝经。

4. 功能主治：散风除热，利咽，透疹，退翳，解痉。主治风热感冒、咽痛、音哑、麻疹不透、风疹瘙痒、目赤翳障、惊风抽搐、破伤风。

5. 医家论述：（1）《名医别录》："主小儿痫；灰服之主久痢。"（2）《本草衍义》："治目昏翳。又水煎壳汁，治小儿出疮疹不快。"（3）《本草纲目》："治头风眩运，皮肤风热，痘疹作痒，破伤风及疔肿毒疮，大人失音，小儿噤风天吊，惊哭夜啼，阴肿。"

6. 药用部位：蝉科昆虫黑蚱 *Cryptotympana pustulata* Fabricius. 的幼虫羽化时脱落的皮壳。

7. 主要化学成分：甲壳质、蝶啶类色素、异黄质蝶呤、赤蝶呤。

二、中药来源：动物黑蚱蝉

体大型、漆黑色，密被金黄色短毛。头冠稍宽于中胸背板基部，前翅比体长，腹部约与头胸部等长。头部宽短，复眼深褐色且大而突出，单眼浅红色。后唇基发达，中央有短的纵沟，两侧有黑褐色横纹，后唇基中沟顶端、复眼与触角间的斑纹黄褐色。下颚叶与舌侧片间的缝及后唇基的下周缘黄色。喙管黑褐色、粗短，达中足基节间。前胸背板黑色、无斑纹，中央有"I"形隆起，其上有细刻纹，侧缘波状。中胸背板前缘中部有"W"形刻纹，外侧的刻纹特别明显，X隆起两侧的金黄色毛密而长。前后翅透明，但基部 1/4～1/3 黑褐色，离身体越近颜色越深，不透明，且被有短的黄色绒毛。基室黑色，其翅基部的黑褐色斑纹变化很大，特别是前翅更明显。前翅基半部脉纹红褐色，端半部及后翅脉纹黑褐色。

三、蝉蜕抗特应性皮炎药理作用与机制[①]

1. 蝉蜕缓解特应性皮炎症状

特应性皮炎会导致皮肤红斑/出血、水肿、抓痕/糜烂、鳞屑/干燥。Gunhyuk Park 等用尘螨建立特应性皮炎模型，外用蝉蜕治疗，观察其对特应性皮炎的作用，结果显示蝉蜕可以降低评分和抑制瘙痒行为，并保持皮肤的水分。皮肤病理的结果也显示，蝉蜕可以减轻皮肤的厚度，抑制肥大细胞的脱颗粒。同时，蝉蜕还可降低小鼠的血清中的IgE、组胺以及皮肤的水通道蛋白表达，这些结果表明蝉蜕可缓解特应性皮炎症状。

2. 蝉蜕抑制炎症因子

胸腺基质淋巴造血素（Thymic Stromal Lymphopoietin，TSLP）是一种细胞因子蛋白，对调节免疫应答和炎症起重要作用。它由皮肤、肺部和肠道上皮细胞产生，参与过敏性疾病如哮喘和特应性皮炎的发展。Gunhyuk Park 等认为，蝉蜕通过抑制TSL释放缓解特应性皮炎。他们通过检测，证实蝉蜕抑制TSLP释放。另外，蝉蜕可抑制炎症因子释放。Gunhyuk Park 等检测Th1 和Th2 因子，结果显示蝉蜕下调IL-1β、IL-4、IL-6、IL-8、IL-13、TNF-α、IFN-γ的基因表达。

3. 蝉蜕抑制特应性皮炎炎症小体的产生

炎症小体与炎症密切相关，Gunhyuk Park 等认为蝉蜕可抑制炎症小体的激活。他们检测了特应性皮炎小鼠NLRP3 的活化以及相关蛋白ASC cleaved caspase-1 以及IL-1β的蛋白表达，发现蝉蜕可抑制这些蛋白的表达。另外，Gunhyuk Park 等还利用角质形成细胞和人工皮肤，激活炎症小体NLRP3，观察蝉蜕对其影响，并利用阻断剂进行药理学分析，结果显示蝉蜕可抑制细胞的炎症小体NLRP3 的活化，与阻断剂联合用药效果比单一要好，证明蝉蜕通过抑制NLRP3调节特应性皮炎。

---

① Park G, Moon B C, Ryu S M, et al. Cicadidae Periostracum attenuates atopic dermatitis symptoms and pathology via the regulation of NLRP3 inflammasome activation[J]. Oxidative Medicine and Cellular Longevity, 2021, 2021. DOI: 10. 1155/2021/8878153.

橙子核

香橙是中国常见水果，一般食用其果肉，丢弃其果皮和果核。其实，橙子核是一味中药，有理气的功效。橙子核油可以减轻特应性皮炎，降低耳肿胀度，降低IgE的浓度。

一、中药橙子核

1. 中文名：橙子核（Chéng Zi Hé）。
2. 别名：香橙仁。
3. 性味归经：味苦，性微温；归膀胱；肾经。
4. 功能主治：理气止痛。主治疝气、闪挫腰痛、皮炎。
5. 医家论述：（1）《本草纲目》："面黯粉刺，湿研，夜上涂之。"（2）《本草求原》："治疝气，诸淋，血淋。"
6. 药用部位：为芸香种植物香橙*Citrus junos* Siebold ex Tanaka. 的种子。
7. 主要化学成分：黄柏内酯、闹米林。

二、中药来源：植物香橙

常绿小乔木，高可达 6 m。枝细而短，有棘刺。叶互生，单身复叶；叶柄长 1～2.5 cm，有阔翼。叶片长卵形或椭圆形，长 3～6 cm，宽 1.5～3.5 cm，无端渐尖微凹，基部圆形或圆楔形，全缘或有波状齿，表面绿色，背面黄绿色，侧脉密。花白色，单生或簇生于叶腋；萼片 5，裂片三角形；花瓣 5，倒卵状长椭圆形；雄蕊 14～22，基部连合；花柱短于雄蕊，柱头长圆形。果实扁圆形，横径 5～6 cm，果皮多皱，油胞凹入，瓤囊 9～11 瓣，排列不整齐，味极酸。种子 20～25 颗，长约 1.4 cm，浅棕色，多胚，子叶白色。花期 5 月，果熟期 10 月下旬。

三、橙子核抗特应性皮炎药理作用与机制[①]

1. 橙子核抑制特应性皮炎

Kimito Asano等人利用屋尘螨提取物刺激NC/Nga小鼠建立特应性皮炎模型，橙子核油（没有加热过）或者橙子核油（纯化过）灌胃 28 天进行治疗。屋尘螨刺激 2 两周

---

① Asano K, Watanabe Y, Miyamoto M, et al. Oral Ingestion of Yuzu Seed Oil Suppresses the Development of Atopic Dermatitis-like Skin Lesions in NC/Nga Mice[J]. International Journal of Molecular Sciences, 2024, 25(5): 2689. DOI: 10.3390/ijms25052689.

后皮肤和耳朵出现红斑、出血、红肿等特应性皮炎症状，橙子核油能够缓解这些症状。特应性皮炎模型组的临床皮肤严重程度评分达到 4.0±0.71 分；未加热橙子油组评分显著下降，仅有 0.4±0.89 分。

2. 橙子核降低耳朵肿胀

橙子核油也能抑制耳朵肿胀，给予未加热的橙子核油治疗后，特应性皮炎模型组耳朵厚度从 0.41±0.073 mm 降低至 0.28±0.017 mm。纯化的橙子核油的效果一般。

3. 橙子核抑制 IgE

特应性皮炎模型组血清中组胺浓度显著升高，橙子核油能轻微降低组胺的浓度，但是没有显著性差异，表明橙子核油不通过影响组胺来改善特应性皮炎。但是，橙子核油能够显著降低屋尘螨提取物增加的 IgE 浓度，表明橙子核油可能通过降低 IgE 来调节特应性皮炎。

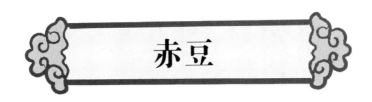

赤豆是常见食物。除食用外，入药还可治疗泻痢、痈肿。浸水后捣烂外敷，则可用治肿毒，也可以用于治疗特应性皮炎。研究表明，赤豆可降低炎症因子表达，抑制 MAPK、STAT1 和 NF-κB 等三条炎症信号通路的激活。

二、中药赤豆

1. 中文名：赤豆（chì dòu）。

2. 别名：红小豆、红豆、小豆、日本赤豆。

3. 性味归经：味甘、酸，性平；归心、小肠经。

4. 功能主治：利水消肿，解毒排脓。主治水肿胀满、黄疸尿赤、风湿热痹、痈肿疮毒、肠痈腹痛。

5. 医家论述：（1）《名医别录》："疗寒热热中消渴，止泄痢，利小便，下腹胀满，吐逆卒。"（2）《本草纲目》："消热毒，散恶血，除烦满，通气，健脾胃，令人美食。"

6. 药用部位：豆科植物赤豆 *Vigna angutaris*（Willd.）Ohwi et Ohashi. 或赤小豆 *Vigna umbeuata*（Thunb.）Ohwi et Ohashi. 的干燥成熟种子。

7. 主要化学成分：儿茶素、表儿茶素、3-羟甲基呋喃葡萄糖苷、杨梅素-3-*O*-β-D-

葡萄糖苷、槲皮素 7-O-β-D-葡萄糖苷、儿茶素-5-O-β-D-葡萄糖苷、儿茶素 5-O-β-D葡萄糖苷、槲皮素-3'-O-α-L-鼠李糖苷、二氢槲皮素、槲皮素、没食子酸乙酯、丙二醇、半皮桉苷。

二、中药来源：植物赤豆

一年生、直立或缠绕草本，高 30～90 cm，植株被疏长毛。羽状复叶具 3 小叶，托叶盾状着生，箭头形，长 0.9～1.7 cm。小叶卵形至菱状卵形，长 5～10 cm，先端宽三角形或近圆，侧生的偏斜，全缘或浅 3 裂，两面均稍被疏长毛。花黄色，约 5 或 6 朵生于短的总花梗顶端，花梗极短。小荀片披针形，长 6～8 mm。花萼钟状，长 3～4 mm。花冠长约 9 mm，旗瓣扁圆形或近肾形，常稍歪斜，先端凹，翼瓣比龙骨瓣宽，具短瓣柄及耳，龙骨瓣先端弯曲近半圆，其中一片的中下部有一角状凸起，基部有瓣柄。子房线形，花柱弯曲，近先端有毛。荚果圆柱状，长 5～8 cm，宽 5～6 mm，平展或下弯，无毛。种子长圆形，长 5～6 mm，两端平截或近圆，通常暗红色或其他颜色，种脐不凹陷。花期夏季，果期 9～10 月。

三、赤豆抗特应性皮炎药理作用与机制[1][2]

1. 赤豆改善小鼠皮肤损伤及病理表现

Collantes TM团队发现，赤豆提取物对小鼠特应性皮炎模型具有抑制作用，减轻了皮损并改善了皮肤病理。同样，Bak SG的团队也证实了赤豆提取物对特应性皮炎的治疗效果，减轻了小鼠皮肤损伤并降低了皮肤厚度。

2. 赤豆抑制炎症因子的表达

赤豆提取物缓解特应性皮炎症状的机制涉及多个方面。Collantes TM团队的研究表明，赤豆提取物能够剂量依赖地降低小鼠血清中的IgE浓度，并下调IL-4、IFN-γ、TNF-α等基因的表达。这表明赤豆提取物可以通过减少Th2 型细胞因子IL-4 和TNF-α的分泌，抑制B细胞从IgM向IgE的转换，减少IgE的生成。另外，Bak SG团队的研究发现，赤豆提取物能够剂量依赖地降低血清IgE浓度，并下调炎症因子IL-1β、IL-6、IL-8 以及趋化因子CCL17、CCL22 的基因表达。在细胞实验中，给予赤豆提取物或半皮桉苷治疗后，上述炎症因子的表达也得到了下调。此外，Bak SG团队的研究还发现，半皮桉苷能够

[1] Collantes T M, Rho M C, Kwon H J, et al. Azuki bean (Vigna angularis) extract inhibits the development of experimentally induced atopic dermatitis-like skin lesions in NC/Nga mice[J]. Food chemistry, 2012, 132(3): 1269-1275. DOI: 10. 1016/j.foodchem.2011. 11.100.

[2] Bak S G, Lim H J, Park E J, et al. Effects of Vigna angularis extract and its active compound hemiphloin against atopic dermatitis-like skin inflammation[J]. Heliyon, 2023, 9(2). DOI: 10. 1016/j.heliyon.2023.e12994.

剂量依赖地抑制J774细胞中NO、TNF-α、IL-1β、IL-6的表达以及iNOS和COX-2的蛋白表达量。这些结果表明，赤豆提取物通过抑制炎症因子的生成，调节免疫反应，缓解特应性皮炎症状。

赤杨又名白杨、白杨树，是一种清热的中药材。赤杨为杨柳科植物赤杨的树皮，具有清热解毒、消肿止痛的功效，可用于治疗痈肿疔疮、疮疡肿毒、痔疮出血、湿疹瘙痒等症状。赤杨还可以用于治疗热淋、痢疾、水肿等症状。赤杨还具有抗特应性皮炎的作用。

一、中药赤杨

1. 中文名：赤杨（chì yáng）。

2. 别名：木拨树、木瓜树、水冬果、水柯子、赏树。

3. 性味：味苦、涩，性凉。

4. 功能主治：清热降火，止血。主治鼻衄、外伤出血、水泻、特应性皮炎。

5. 医家论述：《云南思茅中草药选》："清热解毒，舒筋络，祛风湿。治细菌性痢疾，腹泻，风湿骨痛，跌打骨折。"

6. 药用部位：桦木科赤杨*Alnus japonica*（Thunb.）Steud. 的嫩枝叶或树皮。

7. 主要化学成分：羽扇烯酮、α-香树脂醇、β-香树脂醇、粘霉烯醇、蒲公英赛醇、白桦脂酸。

二、中药来源：植物赤杨

落叶乔木，高达 20 m。树皮暗灰褐色或灰褐色，无毛，小枝褐色，无毛或有黄色短柔行，有时密生腺点。芽有短柄，无毛，有 2 枚芽鳞。单叶互生。叶柄长 1～3 cm；叶片倒卵形或长倒卵形，长 4～6 cm，宽 2.5～3 cm，先端锐尖或渐尖，基部楔形，稀圆形，边缘具疏细齿，上面无毛，下面幼对疏生短柔毛，脉腋间簇生髯毛，有时具腺点。侧脉 7～11 对。花单性，雌雄同株，先叶开放。雄花为葇荑花序，雌花为穗状花序。果穗宽卵形，深棕色，长约 2 cm；小坚果卵形或倒卵形，长 3～4 mm，宽 2～2.5 mm果翅厚纸质。花期早春，果熟期 7 月。

三、赤杨抗特应性皮炎药理作用与机制①

1. 赤杨改善特应性皮炎症状

Sun Eun Choi等采用屋尘螨诱导构建了NC/Nga小鼠特应性皮炎模型，特应性皮炎小鼠皮肤出现明显红斑、出血、水肿、脱屑、干燥和糜烂等症状。给予赤杨树皮或树叶提取物进行治疗后，红斑、出血、水肿、脱屑、干燥和糜烂症状均得到显著改善，且皮损评分明显下降。

2. 赤杨降低血清嗜酸性粒细胞数量计数和细胞因子浓度

血清嗜酸性粒细胞计数和IgE浓度是特应性皮炎的重要组织病理学指标。Sun Eun Choi等在应用赤杨提取物治疗4周后，检测了小鼠血清中的嗜酸性粒细胞数量与IgE浓度，结果显示，特应性皮炎小鼠嗜酸性粒细胞数量与IgE浓度明显下降。此外，由于特应性皮炎通常由Th2免疫反应失衡引起，Sun Eun Choi等则检测了Th2相关的细胞因子，结果发现赤杨提取物治疗后，小鼠血清IL-4、IL-5和IL-13的浓度显著降低。

3. 赤杨下调 iNOS 和 COX-2 的表达

特应性皮炎是一种炎症性皮肤病，Sun Eun Choi等检测了iNOS和COX-2两种炎症相关因子的水平。结果显示，给予赤杨提取物局部治疗4周后，小鼠皮损处皮肤iNOS和COX-2的蛋白质及mRNA表达相比较特应性皮炎模型组显著降低，这说明赤杨提取物通过下调iNOS和COX-2减轻了特应性皮炎。

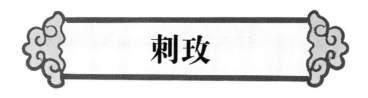

刺玫

刺玫的果实营养丰富，既可生食，亦可加工制作成保健饮料、果汁、果酒和果酱等食品。种子可榨玫瑰精油。花可提取芳香油，花瓣可做糖果、糕点、蜜饯的香型原料，也可酿制玫瑰酒、熏烤玫瑰茶、调制山刺玫玫瑰酱等。但刺玫也可药用，刺玫叶提取物通过调节MAPK以及NF-kB通路可减轻特应性皮炎症状，减少瘙痒行为，抑制血清的炎症因子。

---

① Choi S E, Park K H, Jeong M S, et al. Effect of Alnus japonica extract on a model of atopic dermatitis in NC/Nga mice[J]. Journal of ethnopharmacology, 2011, 136(3): 406-413. DOI: 10. 1016/j.jep.2010. 12.024.

一、中药刺玫

1. 中文名：刺玫（Cì Méi）。

2. 别名：刺玫果、红根。

3. 性味归经：花：味甘、微苦，性温；归肝经。果：味酸，性温。根：味苦、涩，性平；归肝、脾经。

4. 功能主治：止血，和血，解郁调经。主治吐血、血崩、肋间神经痛、痛经、月经不调。果：健脾胃，助消化；用于消化不良，食欲不振，胃腹胀满，小儿食积。根：止咳祛痰，止痢，止血；用于慢性支气管炎，肠炎，细菌性痢疾，功能性子宫出血，跌打损伤。

5. 医家论述：（1）《黑龙江中药》："助消化。治小儿食积。"（2）《东北常用中草药手册》："健脾理气，养血调经。治消化不良，气滞腹泻，胃痛，月经不调。"

6. 药用部位：蔷薇科蔷薇属植物山刺玫 *Rosa davurica* Pall.，以花、果和根入药。

7. 主要化学成分：山刺玫的果实含有花白素、花色素、儿茶精、仙鹤草素、金樱子鞣质、刺玫果素及齐墩果酸等。

二、中药来源：植物刺玫

直立灌木，高约 1.5 m；小枝圆柱形，无毛，紫褐色或灰褐色，有带黄色的皮刺，皮刺基部膨大，稍弯曲，常成对而生于小枝或叶柄的基部。羽状复叶互生，小叶 7～9，连叶柄长 4～10 cm；小叶片长圆形或阔披针形，长 1.5～3.5 cm，宽 5～15 mm，先端急尖或圆钝，基部圆形或宽楔形，边缘有单锯齿和重锯齿，上面深绿色，无毛，中脉和侧脉下陷，下面灰绿色，中脉和侧脉突起，有腺点和稀疏柔毛；叶柄和叶轴有柔毛，腺毛和稀疏皮刺。花单生于叶腋，或 2～3 朵簇生。花梗长 5～8 mm，无毛或有腺毛。花直径 3～4 cm。萼筒近圆形，光滑无毛，萼片 5，披针形，先端扩展成叶状。边缘有不整齐锯齿和腺毛，下面有稀疏柔毛和腺毛，上面被柔毛，边缘较密。花瓣 5，粉红色，倒卵形，先端不平整。花柱离生，被毛，比雄蕊短很多。果近球形或卵球形，直径 1～1.5 cm，红色，光滑，萼片宿存，直立。花期 6～7 月，果期 8～9 月。

三、刺玫抗特应性皮炎药理作用与机制[①]

1. 刺玫减轻特应性皮炎症状

Du Hyeon Hwang 等用 DNCB 诱导建立特应性皮炎小鼠模型，小鼠出现明显的特应

---

① Hwang D H, Koh P O, Kang C, et al. Rosa davurica Pall. improves DNCB-induced atopic dermatitis in mice and regulated TNF-Alpa/IFN-gamma-induced skin inflammatory responses in HaCaT cells[J]. Phytomedicine, 2021, 91: 153708. DOI: 10. 1016/j.phymed. 2021.153708.

性皮炎症状，如红斑和皮肤及耳朵厚度增加等。给予刺玫提取物治疗后，皮损的情况慢慢恢复，皮损评分也显著下降，特应性皮炎症状减轻。

2. 刺玫减轻特应性皮炎病理表现

HE染色显示，DNCB处理组的小鼠皮肤明显增厚，表皮和真皮比正常组增加，并且经过刺玫提取物后，特应性皮炎症状显著减轻。此外，刺玫提取物也可以减少肥大细胞数量。

3. 刺玫减轻特应性皮炎炎症反应

炎症发生时，脾脏和淋巴会出现肿大。经过DNCB处理的特应性皮炎小鼠的淋巴结和脾脏较正常组肿大，而用刺玫提取物治疗后，小鼠的淋巴结和脾脏重量、大小呈剂量依赖性降低，说明刺玫提取物可以预防DNCB诱导的特应性皮炎小鼠脾脏结构的异常变化。白细胞数量的增加意味着炎症反应的发生。研究者统计了全血细胞的中单核细胞、嗜碱性粒细胞、嗜中性粒细胞、嗜酸性粒细胞和淋巴细胞的数量，发现这些细胞的数量在模型组中增加明显，特别是白细胞（WBC）的数量增加了 3 倍多。而给予刺玫提取物后，显著抑制了上述细胞的增长，表明刺玫提取物可抑制小鼠的炎症反应。使用DNCB诱导的特应性皮炎小鼠会出现明显肝脏和肾脏功能的损伤。检测特应性皮炎小鼠血清，发现肝损和肾损标志物ALT、AST、肌酸酐和BUN的水平急剧升高，而给予刺玫提取物后则可以剂量依赖性降低上述标志物的水平。这说明刺玫提取物可减轻DNCB诱导的特应性皮炎小鼠肝和肾损伤。

4. 刺玫抑制炎症介质的释放

免疫反应通过释放促炎介质对引发炎症性皮肤疾病具有关键作用。研究者探讨了刺玫提取物对特应性皮炎的治疗潜力，也评估了对HaCaT细胞（角质形成细胞）中炎症反应的保护作用。在经过细胞毒性检验后，发现不同浓度的刺玫提取物（10、30、100 μg/mL）都能抑制NO、PGE2、iNOS和COX-2的表达，同时也抑制了促炎细胞因子TARC和IL-6的产生。这说明刺玫可抑制炎症介质产生，缓解特应性皮炎。

5. 刺玫调节 MAPK 和 NF-κB 通路

研究也探索了刺玫提取物作用于特应性皮炎的信号通路机制，发现模型组的MAPK以及NF-κB通路的相关蛋白表达都增加，说明模型组激活了MAPK以及NF-κB通路，而刺玫提取物则降低了这两条通路的相关蛋白表达，说明刺玫提取物通过抑制这两条通路的激活来改善特应性皮炎。

D

大黄

中药大黄又名将军，具有泻下攻积、泻火解毒的功效。植物大黄有多种可以入药，包括掌叶大黄、唐古特大黄或药用大黄等。唐古特大黄 70% 醇提物以及它的成分通过抑制白三烯可改善特应性皮炎。

一、中药大黄

1. 中文名：大黄（Dà Huáng，见图 10）。

2. 别名：将军、黄良、火参、肤如、牛舌、锦纹、生军、川军。

4. 功能主治：泻下攻积，泻火解毒，活血祛瘀，清泄湿热。主治实热便秘、热结胸痞、湿热泻痢、黄疸、淋病、水肿腹满、小便不利、目赤、咽喉肿痛、口舌生疮、胃热呕吐、血热吐衄、经闭、产后瘀滞腹痛、癥瘕积聚、跌打损伤、热毒痈疡、丹毒、烫伤、特应性皮炎。

5. 医家论述：（1）《本草纲目》："主治下痢亦白，里急腹痛，小便淋沥，实热燥结，潮热谵语，黄疸，诸火疮。"（2）《日华子本草》："通宣一切气，调血脉，利关节，泄壅滞、水气，四肢冷热不调，温瘴热痰，利大小便，并敷一切疮疖痈毒。"

6. 药用部位：本品为蓼科植物掌叶大黄 *Rheum palmatum* L.、唐古特大黄 *Rheumtanguticum* Maxim. ex Balf. 或药用大黄 *Rheum officinale* Baill. 的干燥根及根茎。

7. 主要化学成分：大黄酸、大黄素、大黄酚、芦荟大黄素、大黄素甲醚。

二、中药来源：植物唐古特大黄

高大草本，高 1.5～2 m，根及根状茎粗壮，黄色。茎粗，中空，具细棱线，光滑无毛或在上部的节处具粗糙短毛。茎生叶大型，叶片近圆形或及宽卵形，长 30～60 cm，顶端窄长急尖，基部略呈心形，通常掌状 5 深裂，最基部一对裂片简单，中间三个裂片多为三回羽状深裂，小裂片窄长披针形，基出脉 5 条，叶上面具乳突或粗糙，下面具密短毛。叶柄近圆柱状，与叶片近等长，被粗糙短毛。茎生叶较小，叶柄亦较短，裂片多更狭窄。托叶鞘大型，以后多破裂，外面具粗糙短毛。大型圆锥花序，分枝较紧聚，花小，紫红色稀淡红色。花梗丝状，长 2～3 mm，关节位于下部。花被片近椭圆形，内轮较大，长约 1.5 mm。雄蕊多为 9，不外露；花盘薄并与花丝基部连合成极浅盘状。子房宽卵形，花柱较短，平伸，柱头头状。果实矩圆状卵形到矩圆形，顶端圆或平截，基部略心形，长 8～9.5 mm，宽 7～7.5 mm，翅宽 2～2.5 mm，纵脉近翅的边缘。种子卵形，黑褐色。花期 6 月，果期 7～8 月。

三、大黄抗特应性皮炎药理作用与机制[①]

1. 大黄缓解特应性皮炎症状

口服大黄提取物对特应性皮炎模型动物有效。Jeong Ho Jin利用DNCB建立模型后，小鼠皮肤出现特应性皮炎症状，皮损程度评分显著升高。组织学结果显示皮肤增厚，炎症细胞浸润。在血液中，白细胞、中性粒细胞和嗜酸性粒细胞的数量分别增加了 51.0%、86.9%和 167.7%，血清中的IgE浓度也增加了约 4 倍。给予 30～300 mg/kg/d的大黄提取物治疗后，模型小鼠皮肤的症状得到明显改善。

2. 大黄降低特应性皮炎免疫细胞数量

Jeong Ho Jin表示给予 100 mg/kg/d的大黄治疗后，小鼠免疫细胞水平较特应性皮炎模型小鼠明显下降，白细胞降低了 21.5%，中性粒细胞降低了 191.1%，嗜酸性粒细胞降低了 86.4%。

3. 大黄抑制白三烯释放

Jeong Ho Jin利用RBL-1 细胞系（嗜碱性粒细胞白血病细胞系）以及药物A23187诱导建立炎症细胞模型，发现A23187 刺激细胞模型建立后，半胱氨酸型的白三烯会大量释放，大黄则显著抑制白三烯的释放，抑制率达到 72%。5-LOX是转化白三烯的关键酶，而大黄中分离的大黄素抑制 5-LOX活性，提示大黄是 5-LOX酶的抑制剂，通过抑制 5-LOX活性而抑制白三烯的释放。

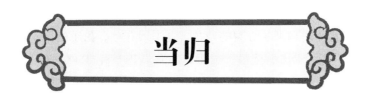

当归又称女人参，为多年生草本植物，是中药中常用的药材之一。其主要产地为

---

① J H, Ngoc T M, Bae K H, et al. Inhibition of experimental atopic dermatitis by rhubarb (rhizomes of Rheum tanguticum) and 5‑lipoxygenase inhibition of its major constituent, emodin[J]. Phytotherapy Research, 2011, 25(5): 755-759. DOI: 10. 1002/ptr.3480.

中国，具有温补血脉、调经止痛、养血活血等功效。在临床上，当归常用于治疗妇科疾病如月经不调、痛经、产后血虚等，也可用于治疗贫血、风湿痹痛等症状。当归具有抗特应性皮炎作用，其通过影响NF-κB以及MAPK通路调节IL-4、IL-6、TNF-α、IFN-γ等炎症因子的表达，缓解特应性皮炎。

一、中药当归

1. 中文名：当归（Dāng Guī，见图11）。

2. 别名：干归、马尾当归、秦归、马尾归、云归、西当归、岷当归。

3. 性味归经：味辛、甘，性温；归心、肝、脾经。

4. 功能主治：补血，活血，调经止痛，润燥滑肠。主治血虚诸证、月经不调、经闭、痛经、癥瘕结聚、崩漏、虚寒腹痛、痿痹、肌肤麻木、肠燥便难、赤痢后重、痈疽疮疡、跌扑损伤、皮炎。

5. 医家论述：（1）《日华子本草》："治一切风，一切血，补一切劳，破恶血，养新血及主癥癖。"（2）《神农本草经》："主咳逆上气，温疟寒热，洗洗在皮肤中，妇人漏下，绝子，诸恶疮疡金疮，煮饮之。"（3）《名医别录》："温中止痛，除客血内塞，中风痉、汗不出，湿痹，中恶客气、虚冷，补五藏，生肌肉。"

6. 药用部位：伞形科植物当归 *Angelica sinensis*（Oliv.）Diels. 的干燥根。

7. 主要化学成分：亚丁基苯酞、邻羧基苯正戊酮等。

二、中药来源：植物当归

多年生草本，高 0.4～1 m。根圆柱状，分枝，有多数肉质须根，黄棕色，有浓郁香气。茎直立，绿白色或带紫色，有纵深沟纹，光滑无毛。叶三出式二至三回羽状分裂，叶柄长 3～11 cm，基部膨大成管状的薄膜质鞘，紫色或绿色，基生叶及茎下部叶轮廓为卵形，长 8～18 cm，宽 15～20 cm，小叶片 3 对，下部的 1 对小叶柄长 0.5～1.5 cm，近顶端的 1 对无柄，末回裂片卵形或卵状披针形，长 1～2 cm，宽 5～15 mm，2～3 浅裂，边缘有缺刻状锯齿，齿端有尖头。叶下表面及边缘被稀疏的乳头状白色细毛。茎上部叶简化成囊状的鞘和羽状分裂的叶片。复伞形花序，花序梗长 4～7 cm，密被细柔毛；伞辐 9～30。总苞片 2，线形，或无；小伞形花序有花 13～36。小总苞片 2～4，线形。花白色，花柄密被细柔毛。萼齿 5，卵形。花瓣长卵形，顶端狭尖，内折。花柱短，花柱基圆锥形。果实椭圆至卵形，长 4～6 mm，宽 3～4 mm，背棱线形，隆起，侧棱成宽而薄的翅，与果体等宽或略宽，翅边缘淡紫色，棱槽内有油管 1，合生面油管 2。花期 6～7 月，果期 7～9 月。

三、当归抗特应性皮炎药理作用与机制[①]

1. 当归改善特应性皮炎的症状

Lee J，Choi YY等用DNCB诱导建立小鼠特应性皮炎模型，研究发现DNCB引起小鼠皮肤出现角化过度和增生，而当归处理显著抑制了表皮和真皮厚度的增加（抑制率分别为45.2%和30.5%）。另外，与空白组[(26±6)次]相比较，DNCB模型组[(146±39)次]小鼠抓挠行为明显增加，而给予当归治疗后，小鼠抓挠行为[(66±16)次]显著下降。研究者还检测了与瘙痒相关的P物质，发现当归抑制DNCB刺激引起的P物质增多，缓解了特应性皮炎的症状。

2. 当归降低特应性皮炎相关炎症因子

IL-4、IL-6、TNF-α、IFN-γ是特应性皮炎的相关炎症因子。Lee J，Choi YY等检测了不同组别小鼠皮肤中IL-4、IL-6、TNF-α、IFN-γ的表达水平，结果显示特应性皮炎模型组中IL-4、IL-6、TNF-α、IFN-γ表达上调，而给予当归治疗后，IL-4、IL-6、TNF-α、IFN-γ的上调被抑制，表明当归抑制了IL-4、IL-6、TNF-α、IFN-γ等相关炎症因子。

3. 当归抑制 NF-κB 和 MAPK 信号通路

NF-κB是调控Th2细胞分化和炎症相关基因的关键转录因子。MAPK通路对炎症介质的产生具有影响。Lee J，Choi YY等认为当归通过抑制NF-κB和MAPK通路影响炎症因子的表达，缓解特应性皮炎症状。他们检测了NF-κB和MAPK通路相关蛋白包括NF-κB、p-IκBα、ERK1/2、p38和JNK，结果显示当归抑制了这些蛋白的磷酸化表达，表明当归通过影响NF-κB以及MAPK通路来调节炎症因子的表达。

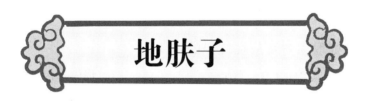

地肤子

植物地肤也叫扫帚，茎可以用来做扫帚，所以称为扫帚，它是一种广泛分布欧亚大陆的一年生草本植物。它的果实叫作地肤子，可以清热利湿、祛风止痒，是临床上常用的止痒药物。地肤子可以治疗特应性皮炎，地肤子提取物可降低皮肤增厚，减少

① Lee J, Choi Y Y, Kim M H, et al. Topical application of Angelica sinensis improves pruritus and skin inflammation in mice with atopic dermatitis-like symptoms[J]. Journal of medicinal food, 2016, 19(1): 98-105.DOI: 10. 1089/jmf.2015.3489.

炎症因子的释放，抑制NF-κB以及MAPK信号通路。

一、中药地肤子

1. 中文名：地肤子（Dì Fū Zǐ）。

2. 别名：地葵、地麦、落帚子、独扫。

3. 性味归经：味苦，性寒；归肾、膀胱经。

4. 功能主治：清热利湿，祛风止痒。主治小便涩痛、阴痒带下、风疹、湿疹、皮肤瘙痒。

5. 医家论述：（1）《滇南本草》："利膀胱小便积热，洗皮肤之风，疗妇人诸经客热，清利胎热，湿热带下。"（2）《本草原始》："去皮肤中积热，除皮肤外湿痒。"

6. 药用部位：藜科地肤属植物地肤 *Kochia scoparia*（L.）Schr. 的成熟果实。

7. 主要化学成分：齐墩果酸。

二、中药来源：植物地肤

一年生草本，高约 50～150 cm。茎直立，多分枝，淡绿色或浅红色，生短柔毛。叶互生，无柄。叶片狭披针形或线状披针形，长 2～7 cm，宽 3～7 mm，先端短渐尖，基部楔形，全缘，上面绿色无毛，下面淡绿色，无毛或有短柔毛。通常有 3 条主脉，茎上部叶较小，有一中脉。花单个或 2 个生于叶腋，集成稀疏的穗状花序。花下有时有锈色长柔毛，花小，两性或雌性。黄绿色，花被片 5，近球形，基部合生，果期背部生三角状横突起或翅，有时近扇形。雄蕊 5，花丝丝状。花柱极短，柱头 2，丝状。胞果扁球形，果皮与种子离生，包于花被内。种子 1 颗，扁球形，黑褐色。花期 6～9 月，果期 8～10 月。

三、地肤子抗特应性皮炎药理作用与机制[①]

1. 地肤子提取物对特应性皮炎的作用

You Yeon Choi利用DNCB刺激BALB/c小鼠 17 天建立特应性皮炎模型。实验分为 3 组：正常组、DNCB（模型）组、地肤子提取物组（1%）。正常对照组皮肤没有变化，模型组建立特应性皮炎模型后，表皮和真皮增生和角化过度，达到 100 mm以上以及 600 mm，分别增加了 69.4%和 60.9%。地肤子给予处理后，与DNCB组相比，表皮和真皮增生和增厚明显减少，分别降低 39.2%和 35.6%，结果显示地肤子可抑制特应性皮炎皮肤增厚。

---

① Choi Y Y, Kim M H, Lee J Y, et al. Topical application of Kochia scoparia inhibits the development of contact dermatitis in mice[J]. Journal of Ethnopharmacology, 2014, 154(2): 380-385. DOI: 10. 1016/j.jep.2014.04.009.

2. 地肤子提取物抑制炎症因子

You Yeon Choi观察了地肤子对炎症因子基因的作用，检测皮肤中的IL-1β和TNF-α基因。特应性皮炎模型组的IL-1β和TNF-α基因与对照组比较显著表达上调，给予地肤子提取物后则可以显著降低IL-1β和TNF-α基因的表达。

3. 地肤子抑制 NF-κB 与 MAPK 信号通路

NF-κB与MAPK信号通路参与炎症以及细胞因子的作用。You Yeon Choi检测了地肤子提取物对NF-κB与MAPK信号通路相关蛋白的作用。特应性皮炎模型组NF-κB表达比正常对照组高73.8%。但是，给予地肤子提取物治疗后，小鼠的NF-κB表达明显受抑制了，抑制率达33.6%。对于MAPK信号通路ERK1/2、p38 和JNK蛋白，用地肤子提取物治疗后，显著抑制ERK1/2、p38 和JNK的表达，分别降低 69.4%、35.9%和 68.9%。上述结果显示，地肤子提取物可抑制NF-κB与MAPK信号通路。

中药地榆可以凉血止血，也可以用来治疗特应性皮炎。口服地榆醇提物可显著抑制DNCB诱导的小鼠特应性皮炎样症状，如抓挠行为、耳部厚度、表皮厚度和IgE水平。这种抑制作用与地榆醇提物抑制肥大细胞脱颗粒相关。

一、中药地榆

1. 中文名：地榆（Dì Yú，见图 12）。

2. 别名：一串红、山枣子、玉札、黄瓜香、豚榆系。

3. 性味归经：味苦、酸，性寒；无毒；归肝、肺、肾、大肠经。

4. 功能主治：凉血止血，清热解毒，消肿敛疮。主治吐血、咯血、衄血、尿血、便血、痔血、血痢、崩漏、赤白带下、疮痈肿痛、湿疹、阴痒、水火烫伤、蛇虫咬伤。

5. 医家论述：《全展选编·皮肤科》："治湿疹：（一）地榆一两，加水两碗，煎成半碗，用纱布沾药液湿敷。（二）地榆面、煅石膏面各二十两，枯矾一两。研匀，加凡士林三十至四十两，调膏外敷。（三）地榆面十五两，密陀僧三十两。研匀，加凡士林三十至四十两，调膏外敷。"

6. 药用部位：蔷薇科植物地榆 *Sanguisorba officinalis* L. 的根。

7. 主要化学成分：地榆素、地榆皂苷、槲皮素、山奈酚。

二、中药来源：植物地榆

多年生草本，株高达 1.2 m；茎有棱，无毛或基部有稀疏腺毛。叶基生叶为羽状复叶，小叶 4～6 对，叶柄无毛或基部有稀疏腺毛。小叶有短柄，卵形或长圆状卵形，长 1～7 cm，先端圆钝稀急尖，基部心形或浅心形，有粗大圆钝稀急尖锯齿，两面绿色，无毛。生叶较少，小叶有短柄或几无柄，长圆形或长圆状披针形，基部微心形或圆，先端急尖。基生叶托叶膜质，褐色，外面无毛或被稀疏腺毛，茎生叶托叶草质，半卵形，有尖锐锯齿。穗状花序椭圆形、圆柱形或卵凰形，直立，长 1～3（4）cm，从花序顶端向下开放，花序梗光滑或偶有稀疏腺毛；苞片膜质，披针形，比萼片短或近等长，背面及边缘有柔毛。萼片 4，紫红色，椭圆形或宽卵形，背面被疏柔毛，雄蕊 4，花丝丝状，与萼片近等长或稍短。子房无毛或基部微被毛，柱头盘形，具流苏状乳头。果包藏宿存萼筒内，有 4 棱。花果期为 7～10 月。

三、地榆抗特应性皮炎药理作用与机制[①]

1. 地榆减轻特应性皮炎症状

研究者用DNCB建立特应性皮炎小鼠模型，特应性皮炎模型组小鼠出现明显的特应性皮炎症状，如皮肤干燥、增厚、糜烂等症状。给予地榆提取物 50～200 mg/kg治疗后，这些症状得到明显改善。

2. 地榆减轻特应性皮炎慢性瘙痒

慢性瘙痒是特应性皮炎的重要临床症状。研究发现，从第二周开始，特应性皮炎小鼠瘙痒明显增多，升高到平均 100 次以上；第三周达到最高，平均超过 250 次。但是地榆提取物可以剂量依赖性地抑制瘙痒行为。尤其是第三周使用 200 mg/kg剂量的地榆提取物给予小鼠治疗后，瘙痒行为降到了 100 次以下。

3. 地榆改善特应性皮炎皮肤病理表现

HE染色显示，DNCB处理组的小鼠皮肤显著增厚，表皮厚度超过 150 μm，而地榆提取物的处理可以改善这种病理变化。特别是用 200 mg/kg的地榆提取物处理后，表皮厚度降低到 100 μm以下。此外，还统计了嗜酸性粒细胞的数量。与模型组相比，给药组的嗜酸性粒细胞数量明显减少。同时，还使用甲苯胺蓝染色观察了肥大细胞的数量和脱颗粒情况。结果显示，模型组小鼠中肥大细胞的数量增加，达到 40 个细胞以上（单

---

① Yang J H, Yoo J M, Cho W K, et al. Ethanol extract of sanguisorbae radix inhibits mast cell degranulation and suppresses 2, 4-dinitrochlorobenzene-induced atopic dermatitis-like skin lesions[J]. Mediators of inflammation, 2016. DOI: 10. 1155/2016/2947390.

位区域内），而地榆 200 mg/kg 处理组的肥大细胞数量降至 20 个细胞以下。

4. 地榆改善特应性皮炎的机制

地榆的作用机制涉及多个方面。特应性皮炎与肥大细胞和免疫球蛋白（IgE）密切相关。研究发现特应性皮炎模型组IgE水平显著升高，达到 5000 ng/mL；而地榆治疗后能够剂量依赖地抑制IgE的升高。此外，IgE与肥大细胞受体结合后导致脱颗粒，而地榆能够剂量依赖地抑制肥大细胞的脱颗粒。

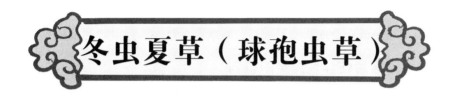

冬虫夏草是一种重要的滋补中药，常被用于补肾、温阳。球孢虫草是其中的一种，具有抗氧化、抗病毒、抗癌等多种药理活性，也被用于治疗湿疹、皮肤病、哮喘等疾病。球孢虫草对特应性皮炎也有作用。

一、中药冬虫夏草

1. 中文名：冬虫夏草（Dōng Chóng Xià Cǎo）。

2. 别名：夏草冬虫、虫草、冬虫草。

3. 性味归经：味甘，性温，入肺、肾二经。

4. 功能主治：补虚损，益精气，止咳化痰。主治痰饮喘嗽、虚喘、痨嗽、咯血、自汗盗汗、阳痿遗精、腰膝酸痛、病后久虚不复。

5. 医家论述：（1）《本草从新》："保肺益肾，止血化痰，已劳嗽。"（2）《药性考》："秘精益气，专补命门。"（3）《纲目拾遗》："潘友新云治膈症，周兼士云治蛊胀。"

6. 药用部位：麦角菌科真菌冬虫夏草菌的子座及其寄主蝙蝠蛾科昆虫虫草蝙蝠蛾等的幼虫体（菌核）的复合体。

7. 主要化学成分：天冬氨酸、谷氨酸、丝氨酸。

二、中药来源：植物冬虫夏草

子座单个，罕 2～3 个从寄主前端发出，全长 4～11 cm，长棒形或圆柱形，基部粗 1.5～4 mm，向上渐细。头部近圆柱形，褐色，初期内部充实，后变中空，长 1～4.5 cm，粗 2.5～6 mm，尖端有 1.5～5.5 mm 的不孕顶部。子囊壳近表面生，基部稍陷于子座内，椭圆形至卵形。子囊多数，细长，产生在子囊壳内。每个子囊内具有子囊孢子，通常 1～

3个，少数为4个或更多，长线形，有多数横隔，不断裂为小段，大小（160～470）μm×（5～6.5）μm。

三、球孢虫草抗特应性皮炎药理作用与机制[①]

1. 球孢虫草缓解抗特异性皮炎症状

Guang Wu使用DNFB诱导特应性皮炎，发现特应性皮炎模型小鼠皮炎症状明显，皮肤干燥、红肿等，且表皮厚度明显增加。给予球孢虫草乙醇提取物以及给不同浓度球孢虫草丁醇提取物（5、10、20 mg/g），结果显示，用球孢虫草丁醇提取物治疗后，特应性皮炎模型组小鼠皮炎症状明显减轻，表皮厚度减小，且呈现剂量依赖性。

2. 球孢虫草缓解特异性皮炎的机制

Guang Wu采用ELISA试剂盒测量特应性皮炎模型组以及球孢虫草丁醇提取物组小鼠血清中组胺的浓度，发现特应性皮炎模型组小鼠血清中组胺浓度明显增加，而用球孢虫草丁醇提取物治疗后的小鼠，血清中组胺浓度相比于特应性皮炎模型组明显降低。另外，Guang Wu使用苏木精-伊红和甲苯胺蓝染色，观察小鼠损伤皮肤肥大细胞浸润病变情况，结果显示球孢虫草丁醇提取物显著减少了小鼠皮损部位浸润的肥大细胞数量，这表明球孢虫草丁醇提取物抑制了肥大细胞活化和迁移。Guang Wu还通过DNP标记RBL-2H3 细胞，监测肥大细胞脱颗粒情况，测量β-己糖激酶的释放，结果显示球孢虫草丁醇提取物并没有阻断肥大细胞脱颗粒、抑制β-己糖激酶的释放，这表明球孢虫草丁醇提取物并不能阻断肥大细胞释放组胺。

IgE与肥大细胞活化及其组胺释放相关，而IgE的产生受IL-4调节。Guang Wu采用IgE-ELISA试剂盒测量了血清中的IgE水平，结果显示球孢虫草丁醇提取物能显著降低特应性皮炎模型组小鼠血清中的IgE水平。此外，Guang Wu发现球孢虫草丁醇提取物能显著下调释放IL-4 和INF-γ的Th2 和Th1 细胞水平，表明球孢虫草丁醇提取物可以阻断IL-4 和INF-γ的产生。

3. 球孢虫草丁醇提取物的化学成分

球孢虫草与冬虫夏草一样属于真菌体，虫草素是其主要化学成分。但Guang Wu在高效液相色谱图上发现球孢虫草丁醇提取物不含虫草素，其活性成分主要是虫草酸、3-氨基-3 脱氧腺苷、同聚瓜氨酸氨基腺苷、蛇毒虫草激素、麦角激素和虫草肽等。

① Wu G, Li L, Sung G H, et al. Inhibition of 2, 4-dinitrofluorobenzene-induced atopic dermatitis by topical application of the butanol extract of Cordyceps bassiana in NC/Nga mice[J]. Journal of Ethnopharmacology, 2011, 134(2): 504-509. DOI: 10. 1016/j.jep.2010. 12.012.

豆豉

豆豉名为淡豆豉，可以入药，具有清虚热、解表、除烦、宣发郁热的功效，也可以治疗皮炎。豆豉可以恢复皮肤屏障，抑制炎症因子，减轻特应性皮炎的症状。

一、中药淡豆豉

1. 中文名：淡豆豉（Dàn Dòu Chǐ）。

2. 别名：豆豉、杜豆豉、香豉、淡豉。

3. 性味归经：味苦、辛，性凉；归肺、胃经。

4. 功能主治：解表，除烦，宣发郁热。主治外感表证、热病烦闷、皮炎。

5. 医家论述：（1）《名医别录》："主伤寒头痛寒热，瘴气恶毒，烦躁满闷，虚劳喘吸，两脚疼冷。"（2）《本草纲目》："下气，调中。治伤寒温毒发癍，呕逆。"

6. 药用部位：豆科大豆属植物大豆*Glycine max*（L.）Merr. 的成熟种子的发酵加工品。

7. 主要化学成分：黄豆苷、大豆黄酮、染料木苷、染料黄酮。

二、中药来源：植物大豆

一年生草本，高 60～180 cm。茎直立，粗壮，密生褐色长硬毛。叶具长柄，密生黄色长硬毛托叶小，披针形。三出复叶，顶生小叶菱状卵形，长 7～13 cm，宽 3～6 cm，尖端渐尖，茎部宽楔形或圆形，两面均有白色长柔毛。总状花序腋生，苞片及小苞片披针形，有毛。花萼钟状，萼齿 5，披针形。花冠小，白色或淡紫色。旗瓣先端微凹，翼瓣具 1 耳，龙骨瓣镰形。雄蕊 10，二体。子房线形，被毛。荚果带状长圆形，略弯，下垂，黄绿色，密生黄色长硬毛。种子 2～5 颗，黄绿色或黑色，卵形至近球形。花期 6～7 月，果期 8～10 月。

三、豆豉抗特应性皮炎药理作用与机制[①]

1. 豆豉缓解特应性皮炎症状

研究利用屋尘螨的粗提物刺激NC/Ng小鼠背部，建立特应性皮炎模型，分为三组：

---

① Jung A R, Ahn S, Park I S, et al. Douchi (fermented Glycine max Merr.) alleviates atopic dermatitis-like skin lesions in NC/Nga mice by regulation of PKC and IL-4[J]. BMC Complementary and Alternative Medicine, 2016, 16: 1-14. DOI: 10. 1186/s12906-016-1394-4.

对照组、特应性皮炎模型组以及豆豉组。豆豉组小鼠口服 20 mg/kg豆豉提取物三周。特应性皮炎小鼠皮肤出现出血、水肿、疤痕、干燥和糜烂等症状，皮肤表皮增厚。给予豆豉提取物治疗后，炎症症状得到改善，皮肤表皮厚度减少。特应性皮炎组（模型组）的特应性皮肤评分达到 7.8±0.3 分，豆豉提取物组仅有 4.1±0.4 分，表明豆豉提取物对特应性皮炎具有抑制作用。研究也观察了豆豉对毛细血管的作用，模型组毛细血管的分支与数量增多，给予豆豉治疗后减少了38%。

2. 豆豉恢复皮肤屏障

表皮角质层的细胞间隙包含丰富的脂质层，也包含神经酰胺。如果神经酰胺缺乏会导致PKC的产生，从而导致特应性皮炎皮肤损伤。研究发现模型组的表皮皮层减少。苏丹黑B染色结果显示，豆豉组较模型组的表皮脂质层较厚。上述结果提示，豆豉具有恢复皮肤屏障的作用。同时，由于屋尘螨刺激减少了神经酰胺，在模型组中，角质层神经酰胺缺乏激活了PKC，豆豉能减少PKC的激活。

3. 豆豉抑制 Th2 炎症因子

IL-4 是参与特应性皮炎重要炎症因子，研究观察了豆豉对特应性皮炎皮肤IL-4 的作用，模型组的IL-4 显著升高，豆豉则能降低IL-4 的表达量。在Th2 细胞因子的作用下，会诱导肥大细胞脱颗粒，释放炎症因子，这也参与了炎症性皮肤损伤。Luna染色结果显示，模型组小鼠从真皮乳头至皮下层周围出现大量脱颗粒肥大细胞浸润，与特应性皮炎相关的p物质以及MMP-9、胶原纤维增加。但是，豆豉组的脱颗粒细胞相对较少。同时，结果还发现p物质以及MMP-9、胶原纤维都减少。上述表明，豆豉抑制Th2 炎症因子以及肥大细胞脱颗粒。此外，研究还发现豆豉还能抑制iNOS。

4. 豆豉抑制 Th2 炎症因子机制

NF-κB信号通路参与特应性皮炎Th2 细胞因子产生与分化的重要信号通路。研究探索了豆豉提取物对NF-κB信号通路的作用。结果发现，与对照组相比，模型组的淋巴细胞和真皮巨噬细胞中p-IκB蛋白表达水平升高。但是，豆豉则能抑制p-IκB蛋白的表达，p-IκB蛋白表达下降了23%。这表明豆豉抑制了NF-κB信号通路。

5. 豆豉抑制 Th1 细胞因子分化

Th1 细胞因子也参与特应性皮炎。IL-12 可通过上调Th1 细胞因子诱导细胞免疫反应，而TNF-α在慢性炎症疾病的发病机制中作为促炎细胞因子促进Th1 细胞分化。研究发现，IL-12 与TNF-α在模型组中都升高，而豆豉提取物可以抑制IL-12 与TNF-α的表达。这表明豆豉抑制Th1 细胞因子分化。

杜松

杜松是一种柏科植物。在中医领域，杜松果实被用于治疗炎症性疾病，如风湿性关节炎和水肿。而在藏医和蒙医中，则用杜松枝和叶治疗类风湿性关节炎、肾炎和皮肤病。杜松含有多种酚类和木脂素，已知具有抗炎、抗癌和抗病毒活性。而杜松提取物具有治疗特应性皮炎的作用。

一、中药杜松

1. 中文名：杜松（Dù Sōng）。

2. 别名：刺柏、杜松子、崩松、棒松。

3. 性味归经：味甘、苦，性平。

4. 功能主治：祛风，镇痛，除湿，利尿。主风湿关节痛、痛风、肾炎、水肿、尿路感染、特应性皮炎。

5. 医家论述：（1）《吉林中草药》："发汗，利尿，镇痛。治关节炎。"（2）《宁夏中草药手册》："利湿。"（3）《内蒙古中草药》："清热，发汗，利尿，祛风湿。（治）尿路感染，肾炎，布氏杆菌病，风湿性关节炎。"

6. 药用部位：为柏科植物杜松*Juniperus rigida* S.et Z. 的枝叶及球果。

7. 主要化学成分：α-蒎烯、月桂烯、柠檬烯、对聚伞花素、β-榄香烯、丁香烯、葎草烯、γ-荜澄茄烯、松油烯-4-醇、龙脑、香茅醇和茴香醚等。叶含穗花衫双黄酮、竹柏双黄酮A、扁柏双黄酮。

二、中药来源：植物杜松

常绿灌木或小乔木。枝皮褐灰色，纵裂。枝条直展，树冠塔形或圆锥形。小枝下垂，幼枝常呈三棱形，无毛。叶条状刺形，3叶轮生，质厚，坚硬，基部不下延，有关节，先端锐尖，长12~17 mm，宽约1 mm，上面凹下成深槽，槽内有1条窄白粉带，下面有明显的纵脊。雌雄同株或异株，球花单生叶腋。雄球花椭圆状或近球形，长2~3 mm。球果圆球形，直径6~8 mm，2~3年成熟，成熟时淡褐黑色或蓝黑色，有白粉。种子近卵形，长约6 mm，先端尖，有4条不明显的棱脊。

三、杜松抗特应性皮炎药理作用与机制[①]

1. 杜松减轻特应性皮炎症状

Sullim Lee等用OX和DNCB诱导建立特应性皮炎模型，特应性皮炎模型组小鼠出现明显的特应性皮炎症状，如皮肤干燥、红斑、出血和水肿、瘢痕、糜烂、擦伤等。在应用杜松提取物治疗后，上述皮损情况得到改善，杜松提取物降低了特应性皮炎小鼠淋巴细胞浸润数量、耳厚和皮损。另外，杜松提取物也减少了经皮失水和水合减少。

2. 杜松抗炎

研究者检测特应性皮炎小鼠血清的IgE以及相关的炎症因子的水平，发现IgE的水平显著升高，而给予杜松提取物治疗后，IgE下降明显。研究发现，用DNCB处理后，特应性皮炎小鼠IL-4的mRNA表达明显增加，而杜松提取物明显抑制了IL-4mRNA的表达。这些结果表明，杜松提取物能够降低炎症因子和细胞因子水平，抑制炎症细胞浸润介导的皮肤炎症。

① Lee S, Park N J, Bong S K, et al. Ameliorative effects of Juniperus rigida fruit on oxazolone-and 2, 4-dinitrochlorobenzene-induced atopic dermatitis in mice[J]. Journal of Ethnopharmacology, 2018, 214: 160-167. DOI: 10. 1016/j.jep.2017. 12.022.

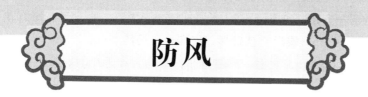

防风

中医认为"风"邪是瘙痒的重要原因之一，而在中药中就有一味中药以风为名，它就是"防风"。《日华子本草》认为防风可治三十六般风。以防风为主要药物的防风通圣散是常用治疗瘙痒的方剂。防风的提取物可以调节树突细胞，激活T辅助细胞，抑制DNCB诱导的过敏性接触性皮炎。

一、中药防风

1. 中文名：防风（Fáng Fēng，见图13）。

2. 别名：铜芸、回云、回草、百枝、百种、屏风、风肉。

3. 性味归经：味辛、甘，性微温；归膀胱、肺、脾、肝经。

4. 功能主治：祛风解表，胜湿止痛，止痉。主治外感表证、风疹瘙痒、风湿痹痛、破伤风证、皮炎。

5. 医家论述：（1）《神农本草经》："主大风头眩痛，恶风，风邪，目盲无所见，风行周身，骨节疼痹，烦满。"（2）《圣济总录》："防风丸：治一切风疮疥癣，皮肤瘙痒，搔成瘾疹：防风（去叉）、蝉壳、猪牙皂荚（酥炙，去皮、子）各一两半，天麻二两。上四味捣为细末，用精羊肉煮熟捣烂，以酒熬为膏，丸如绿豆大，每服三十丸，荆芥酒或茶汤下。"

6. 药用部位：伞形科防风属植物防风*Saposhnikovia divaricata*（Turcz.）Schischk. 的根。

7. 主要化学成分：防风色酮醇、4'-O-葡萄糖基-5-O-甲基齿阿密醇、3'-O-当归酰基亥酚、亥茅酚、3'-O-乙酰基亥茅酚、亥茅酚苷、5-O-甲基具阿米醇、升麻素、升麻素苷、香柑内酯、补骨脂素、欧前胡素、珊瑚菜素、德尔妥因、花椒毒素。

二、中药来源：植物防风

多年生草本，高30～80 cm。根粗壮，细长圆柱形，分歧，淡黄棕色。根头处被有纤维状叶残基及明显的环纹。茎单生，自基部分枝较多，斜上升，与主茎近于等长，有细棱，基生叶丛生，有扁长的叶柄，基部有宽叶鞘。叶片卵形或长圆形，长14～35 cm，宽 6～8（18）cm，二回或近于三回羽状分裂，第一回裂片卵形或长圆形，有柄，长 5～8 cm；第二回裂片下部具短柄，末回裂片狭楔形，长 2.5～5 cm，宽 1～2.5 cm。茎生叶与基生叶相似，但较小，顶生叶简化，有宽叶鞘。复伞形花序多数，生于茎和分枝，顶端花序梗长 2～5 cm。伞辐 5～7，长 3～5 cm，无毛。小伞形花序有花 4～10，无总苞片，小总苞片 4～6，线形或披针形，先端长，长约 3 mm，萼齿短三角形。花瓣倒卵形，白色，长约 1.5 mm，无毛，先端微凹，具内折小舌片。双悬果狭圆形或椭圆形，长 4～5 mm，宽 2～3 mm，幼时有疣状突起，成熟时渐平滑。每棱槽内通常有油管 1，合生面油管 2，胚乳腹面平坦。花期 8～9 月，果期为 9～10 月。

三、防风抗特应性皮炎药理作用与机制[①]

1. 防风对诱导期特应性皮炎的作用

Xi Yu通过腹部敏化，利用DNCB涂抹BALB/c小鼠的耳朵建立特应性皮炎模型。给予防风提取物治疗连续 7 天，地塞米松（0.65 mg/kg）作为阳性对照。DNCB诱导的模型小鼠在给药部位出现皮肤增厚，局部水肿、血管扩张和淋巴细胞浸润等症状。给予防风提取物治疗处理后，小鼠耳肿胀减少，小鼠耳部炎症症状减轻，增厚较少，淋巴细胞浸润较少。防风提取物处理显著抑制了DNCB处理后小鼠的耳肿胀增加。Xi Yu检测了血清以及淋巴细胞培养上清液的IFN-γ（Th1 细胞）以及IL-4 的（Th2 细胞）的浓度。特应性皮炎模型组中IFN-γ水平显著升高，IL-4 浓度基本不变。防风提取物可以降低FN-γ的水平，但升高了IL-4 的浓度，从而降低了IFN-γ/IL-4 的比值。上述结果表明，防风提取物负向调节特应性皮炎模型中的Th1 极化，最终降低了Th1/Th2 的比值。Xi Yu用流式细胞技术探索了T细胞的比例，以及Th1/Th2 的比例，但是没有明显差异，因此，研究认为防风的作用不在诱导期，可能在致敏期。

2. 防风对致敏期特应性皮炎的作用

防风抑制T细胞的增殖以及分化。研究者改变了防风给药时间，敏化期只给药到第 5 天，诱导期不给药。结果与诱导期类似，防风同样可以抑制特应性皮炎的炎症。在小鼠敏化的第 3 天就培养淋巴结细胞并进行分析，发现致敏期T细胞的比例以及Th细胞比例都明显上升。防风抑制了这种细胞比例的升高。研究还分析了Th1、Th2 和Treg转录因子的相关基因T-bet、GATA-3 和Foxp3 的基因表达情况，结果表明，防风抑制了T-bet的表达，表明防风提取物主要抑制Th1 基因表达。

3. 防风调节树突细胞

防风通过减少树突细胞数量与比例抑制T细胞的增加与分化。研究者利用流式细胞

---

① Yu X, Niu Y, Zheng J, et al. Radix Saposhnikovia extract suppresses mouse allergic contact dermatitis by regulating dendritic-cell-activated Th1 cells[J]. Phytomedicine, 2015, 22(13): 1150-1158. DOI: 10. 1016/j.phymed.2015.09.002.

技术检测了不同组别表达CD11c、CD40 和CD86 的树突细胞，结果发现特应性皮炎模型组的树突细胞会显著增加，而防风的提取物可以减少树突细胞数量与比例，与特应性模型组比较有显著性差异。

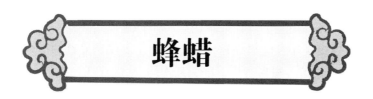

蜂蜡

蜂蜡是蜜蜂工蜂蜡腺分泌的脂肪性蜡质，用来筑巢，在工业上有广泛用途，如化妆品、食品包装等。《神农本草经》记载蜂蜡也是一味中药。有研究报道，蜂蜡可以通过恢复皮肤屏障以及抑制炎症免疫反应改善特应性皮炎。

二、中药蜂蜡

1. 中文名：蜂蜡（Fēng Là）。

2. 别名：蜜蜡、蜡、蜜跖、黄蜡、白蜡、黄占。

3. 性味归经：味甘，性平；归脾、胃、大肠经。

4. 功能主治：收涩，敛疮，生肌，止痛。外用于溃疡不敛、臁疮糜烂、创伤，以及烧、烫伤，还可用于急心痛、下痢脓血、久泻不止、胎动下血、遗精、带下、特应性皮炎。

5. 医家论述：（1）《本草通玄》："贴疮生肌止痛。"（2）《圣惠方》："荷叶三十枚，石灰一斗，淋汁，合煮渍之，半日乃出，数日一作。"（3）《医学集成》："治诸般疮毒，不拘生在何宫，初起即消，已成即溃：黄蜡一两，白矾六钱。将蜡熬化稍冷，入矾末，为丸豆大。疮在上，服一两，在下服七钱，小儿减半，酒和开水下。忌葱三日。"

6. 药用部位：本品为蜜蜂科昆虫中华蜜蜂*Apis cerana* Fabricius. 或意大利蜂*Apis mellifera* Linnaeus. 分泌的蜡。

7. 主要化学成分：软脂酸蜂花酯、蜡酸蜂花酯、落花生油酸蜂花酯、蜡酸、廿四酸、褐煤酸、蜂花酸、叶虱酸、落花生油酸。

二、中药来源：动物中华蜜蜂

中华蜜蜂，蜂群由工蜂、蜂王及雄蜂组成。工蜂全体被黄褐色毛。头略呈三角形。胸部 3 节。翅 2 对，膜质透明。足 3 对，有采集花粉的构造。腹部圆锥状，有毒腺和螫针。腹下有蜡板 4 对，内有蜡腺，分泌蜡质。蜂王体最大，翅短小，腹部特长，生殖器发达，专营生殖产卵。雄蜂较工蜂稍大，头呈球形，尾无毒腺和螫针，足上无采贮花粉构造，腹无蜡板及蜡腺。

三、蜂蜡抗特应性皮炎药理作用与机制[①]

1. 蜂蜡减轻特应性皮炎症状

Gunhyuk Park等利用屋尘螨提取物刺激Nc/Nga小鼠诱导建立特应性皮炎模型。建立模型后，特应性皮炎小鼠会出现瘙痒行为增加、皮肤增厚红肿干燥、含水量减少等症状。给予0.5%蜂蜡后，瘙痒行为下降，从平均50次降低到小于30次，皮肤的症状减轻，第6周的皮肤评分从平均超过7分降低至小于2分。此外，蜂蜡治疗后，特应性皮炎小鼠皮肤含水量也得到恢复。特应性皮炎模型组小鼠皮肤病理会显示皮肤增厚、皮肤肥大细胞浸润等病理变化。给予蜂蜡治疗后，皮肤的厚度从接近150 μm降低到不到50 μm，肥大细胞数量也显著减少。Gunhyuk Park还检测了不同组别小鼠血液中IgE和组胺。研究显示，特应性皮炎小鼠血清中的IgE和组胺都显著升高，给予蜂蜡治疗后，组胺浓度从70 ng/mL以上降低到40 ng/mL，IgE的浓度也明显下降。

2. 蜂蜡恢复特应性皮炎皮肤屏障

屏障破坏是特应性皮炎的重要表现。特应性皮炎模型小鼠皮肤的丝聚蛋白、内皮蛋白、兜甲蛋白都会表达减少，蜂蜡则能上调这些蛋白。胶原蛋白Ⅰ、细胞角蛋白14也有相同变化趋势，表达上调。与紧密连接相关的蛋白是皮肤屏障重要蛋白，如密封蛋白（claudin-1）、咬合蛋白（occludin）以及胞质紧密黏连蛋白（zonula occludens-1）。这些蛋白在特应性皮炎小鼠的皮肤都会表达下调。蜂蜡则可以逆转这些蛋白的下调，Gunhyuk Park还用马森三色染色法观察特应性皮炎小鼠的胶原层。在蜂蜡的作用下胶原层增厚明显。上述表明蜂蜡具有恢复屏障的作用。TLR2/MyD88/TRAF6/ERK通路是参与皮肤屏障蛋白的免疫通路之一。研究发现，特应性皮炎小鼠的TLR2/MyD88/TRAF6/ERK相关蛋白都会下调，导致屏障破坏。给予蜂蜡治疗后，则能上调TLR2/MyD88/TRAF6/ERK这条通路的相关蛋白表达，从而恢复皮肤屏障。

3. 蜂蜡抑制特应性皮炎炎症

特应性皮炎炎症会释放大量炎症因子和趋化因子，包括TSLP、IL-1β、IL-4、IL-13、IL-8/CXCL8、TARC/CCL17、MDC/CCL22、RANTES/CCL5。研究报道，屋尘螨会导致上述细胞因子以及趋化因子的浓度升高，给予蜂蜡治疗后，上述细胞因子以及趋化因子会明显下降。但是，激活TLR2/MyD88/TRAF6/ERK通路又能促进上述炎症因子的表达与释放，因此，研究认为，精密调控这个TLR2/MyD88/TRAF6/ERK轴非常重要。

---

① Park G, Moon B C, Choi G, et al. Cera flava alleviates atopic dermatitis by activating skin barrier function via immune regulation[J]. International journal of molecular sciences, 2021, 22(14): 7531. DOI: 10.3390/IJMS22147531.

凤仙花

凤仙花又称为凤仙草、凤尾花，是一种常见的中药材和观赏植物。在中医药中，凤仙花用来治疗感冒、咽喉肿痛、疮疖肿痛等症状，还可以用来治疗湿疹、痔疮、风湿痹痛等病症。最近有研究发现，凤仙花也能用于治疗特应性皮炎瘙痒。

一、中药凤仙花

1. 中文名：凤仙花（Fèng Xiān Huā）。

2. 别名：指甲花、金凤花、灯盏花、好女儿花。

3. 性味归经：味甘、苦，性微温。

4. 功能主治：祛风除湿，活血止痛，解毒杀虫。主治风湿肢体痿废、腰胁疼痛、妇女闭腹痛、产后瘀血未尽、跌打损伤、骨折、痈疽疮毒、毒蛇咬伤、白带、鹅掌风、灰指甲、皮炎。

5. 医家论述：（1）《本草纲目》："活血消积。治蛇伤，腰胁引痛。"（2）《本草汇言》："凤仙花，活血气，利筋脉之药也。李氏方治腰胁引痛不可忍，因瘀血为患者宜用之。"

6. 药用部位：凤仙花科植物凤仙花Impatiens balsamina L. 的花。

7. 主要化学成分：花色苷、矢车菊素、飞燕草素、蹄纹天竺素、锦葵花素、山奈酚、槲皮素。

二、中药来源：植物凤仙花

一年生草本，高 60～100 cm。茎粗壮，肉质，直立，不分枝或有分枝，无毛或幼时被疏柔毛，基部直径可达 8 mm，具多数纤维状根，下部节常膨大。叶互生，最下部叶有时对生。叶片披针形、狭椭圆形或倒披针形，长 4～12 cm、宽 1.5～3 cm，先端尖或渐尖，基部楔形，边缘有锐锯齿，向基部常有数对无柄的黑色腺体，两面无毛或被疏柔毛，侧脉 4～7 对。叶柄长 1～3cm，上面有浅沟，两侧具数对具柄的腺体。花单生或 2～3 朵簇生于叶腋，无总花梗，白色、粉红色或紫色，单瓣或重瓣。花梗长 2～2.5 cm，密被柔毛。苞片线形，位于花梗的基部。侧生萼片 2，卵形或卵状披针形，长 2～3 mm，唇瓣深舟状，长 13～19 mm，宽 4～8 mm，被柔毛，基部急尖成长 1～2.5 cm 内弯的距。旗瓣圆形，兜状，先端微凹，背面中肋具狭龙骨状突起，顶端具小尖，翼瓣具短柄，长 23～35 mm，2 裂，下部裂片小，倒卵状长圆形，上部裂片近圆形，先端

2浅裂，外缘近基部具小耳。雄蕊5，花丝线形，花药卵球形，顶端钝。子房纺锤形，密被柔毛。蒴果宽纺锤形，长10~20 mm，两端尖，密被柔毛。种子多数，圆球形，直径1.5~3 mm，黑褐色。花期7~10月。

三、凤仙花抗特应性皮炎药理作用及成分[①②]

1. 凤仙花改善特应性皮炎的症状

Hisae Oku和Kyoko Ishiguro用醇提的方法提取了凤仙花的成分，并用其治疗患有特应性皮炎的小鼠。他们观察了特应性皮炎小鼠从4~12周的皮肤变化，发现凤仙花的醇提物可以改善特应性皮炎的症状。研究还观察了凤仙花提取物对特应性皮炎瘙痒的作用，结果显示从第6周开始，凤仙花开始抑制瘙痒，表明凤仙花能改善特应性皮炎症状。

2. 凤仙花抑制急性瘙痒

Yoshimi Ueda利用化合物48/80、5-羟色胺、血小板活化因子、蛋白酶刺激诱导急性瘙痒，结果显示野生凤仙花提取物口服对化合物48/80引起的急性瘙痒没有作用，但是静脉注射能抑制瘙痒。另外，凤仙花提取物和芹菜素对5-羟色胺和血小板活化因子引起的瘙痒具有抑制作用，对蛋白酶引起的瘙痒不起作用，这表明凤仙花可抑制化合物48/80、5-羟色胺、血小板活化因子引起的急性瘙痒。

3. 凤仙花止痒成分

Hisae Oku和Yoshimi Ueda分别检测了山柰酚、芹菜素、木犀草素成分的止痒作用，发现山柰酚和芹菜素具有止痒作用，且均能抑制慢性瘙痒。

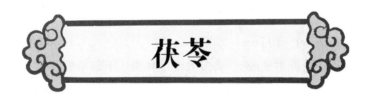

茯苓

茯苓是多孔菌科卧孔属真菌茯苓的干燥菌核，中医常用来治疗脾虚。有研究报道，

① Oku H, Ishiguro K. Antipruritic and antidermatitic effect of extract and compounds of Impatiens balsamina L. in atopic dermatitis model NC mice[J]. Phytotherapy research, 2001, 15(6): 506-510. DOI: 10. 1002/ptr.964.

② Ueda Y, Oku H, Iinuma M, et al. Antianaphylactic and Antipruritic Effects of the Flowers of Impatiens textori M IQ[J]. Biological and Pharmaceutical Bulletin, 2005, 28(9): 1786-1790. DOI: 10. 1248/bpb.28.1786.

茯苓可以治疗特应性皮炎与食物过敏，其提取物可抑制Th2相关的细胞因子，并增加Foxp3+CD4+调节T细胞的数量并促进它们的分化。

一、中药茯苓

1. 中文名：茯苓（Fú Líng）。
2. 别名：茯菟、茯灵、伏苓、伏菟、松腴、云苓、茯兔、松薯、松木薯、松苓。
3. 性味归经：味甘，性平；归心、脾、肺经。
4. 功能主治：利水消肿，渗湿，健脾，宁心。治便不利、水肿胀满、痰饮咳逆、呕吐、脾虚食少、泄泻、心悸不安、失眠健忘、遗精白浊、皮炎。
5. 医家论述：（1）《医学启源》："除湿，利腰脐间血，和中益气为主。治溺黄或赤而不利。"（2）《主治秘诀》："止泻，除虚热，开腠理，生津液。"（3）《用药心法》："茯苓，淡能利窍，甘以助阳，除湿之圣药也。味甘平补阳，益脾逐水，生津导气。"
6. 药用部位：多孔菌科卧孔属真菌茯苓 *Poriacocos*（Schw.）Wolf. 的干燥菌核。
7. 主要化学成分：茯苓酸、茯苓次酸、β-茯苓聚糖。

二、中药来源：真菌茯苓

多孔菌科真菌茯苓，菌核球形、卵形、椭圆形至不规则形，长 10～30 cm或者更长，重量也不等，一般重 500～5000 g。外面有厚而多皱褶的皮壳，深褐色，新鲜时软，干后变硬。内部白色或淡粉红色，粉粒状。子实体生于菌核表面，全平伏，厚 3～8 cm，白色，肉质，老后或干后变为浅褐色。菌管密，长 2～3 mm，管壁薄，管口圆形、多角形或不规则形，径 0.5～1.5 cm，口缘常裂为齿状。孢子长方形至近圆柱形，平滑，有一歪尖，大小 7.5×3 μm。

三、茯苓抗特应性皮炎药理作用与机制[①]

1. 茯苓改善特应性皮炎症状

研究利用屋尘螨刺激小鼠耳朵建立特应性皮炎模型，分为四组：空白组、特应性皮炎模型组、阳性对照组、茯苓提取物组。给药六周后，特应性皮炎模型组小鼠耳朵出现肿胀、红斑等症状，表皮厚度增加，茯苓提取物组则能降低小鼠耳朵和表皮的厚度。根据红斑/水肿、鳞片/干燥、擦伤/出血等标准的临床评分显示，茯苓醇提物能显著降低临床评分，从 4.9±1.0 降低至 3.2±1.0。另外，结果显示耳朵有大量淋巴细胞浸

[①] Bae M J, See H J, Choi G, et al. Regulatory T cell induced by Poria cocos bark exert therapeutic effects in murine models of atopic dermatitis and food allergy[J]. Mediators of Inflammation, 2016. DOI: 10. 1155/2016/3472608.

润，如CD4+、CD8+、B220+、CD11b+和CD11c+等细胞。茯苓醇提物则可减少这些淋巴细胞的浸润。此外，在淋巴结中也观察到特应性皮炎模型组的IL-4增加，IL-10减少，而茯苓提取物却能减少IL-4，增加IL-10。调节性T细胞会释放IL-10，检测调节性T细胞关键指标Foxp3+，结果发现Foxp3+表达的细胞增多，说明茯苓醇提物会诱导调节性T细胞增加。

2. 茯苓抗食物过敏

茯苓醇提物具有抗食物过敏作用。研究利用卵清蛋白诱导模拟食物过敏反应，观察死亡、过敏性休克、过敏以及腹泻、直肠温度、体重等指标。过敏模型组小鼠没有出现死亡和过敏性休克，但是过敏以及腹泻症状明显，直肠温度下降了 7.15 ℃。给予茯苓醇提物治疗后，过敏以及腹泻减轻，过敏以及腹泻指数显著减小，直肠温度仅仅降低 2.65 ℃。阳性对照组虽然能减轻过敏，但是减轻体重，而茯苓醇提物并不减轻体重。研究还检测了淋巴结中IL-4、IL-5、IL-13 以及TGF-β的浓度。茯苓醇提物可抑制过敏造成的Th2 细胞因子IL-4、IL-5、IL-13升高，同时促进TGF-β增多。这表明茯苓醇提物可促进T细胞向调节性T细胞分化，研究结果也证实表达Foxp3+的调节性T细胞增加。

3. 茯苓促进与维持 Foxp3+CD4+调节性 T 细胞

研究利用初始CD4+CD62L+T细胞进行研究，茯苓醇提物剂量依赖促进初始T细胞向Foxp3+CD4+调节性T细胞分化，同时Foxp3+CD4+调节性T细胞减少T细胞的分化。此外，对照组中Foxp3+调节性T细胞的稳定性在 3 天后从 99%显著降低至 63.43%，而茯苓醇提物处理的调节性T细胞中Foxp3 的表达量仍然保持为 74.91%。这表明茯苓醇提物能够促进以及稳定调节性T细胞。CTLA-4、GranB、TGF-β、AhR基因与调节性T细胞相关。茯苓醇提物上调了CTLA-4、GranB、TGF-β，表明茯苓醇提物可促进调节性T细胞的分化。AhR基因也显著上调，这可能是茯苓醇提物的作用靶点。

4. 茯苓抑制效应 T 细胞释放细胞因子

调节性T细胞可以减少效应T细胞释放细胞因子。研究发现初始CD4+CD62L+T细胞接受抗体刺激后，Th1 细胞因子IFN-γ、Th2 细胞因子IL-4、Th17 细胞因子IL-17 浓度升高，Treg细胞因子TGF-β浓度下降。给予茯苓醇提物处理后，IFN-γ、IL-4、IL-17 浓度下降，TGF-β浓度则升高了。茯苓醇提物上调了AhR基因，而激活AhR则会减少Th2 细胞因子，因此，Bae等认为茯苓醇提物可能通过激活AhR产生免疫抑制作用。研究给予AhR阻断剂白藜芦醇，发现可以剂量依赖阻断茯苓醇提物促进调节T细胞的分化作用，表明茯苓醇提物通过激活AhR促进调节T细胞分化，减少Th2 细胞因子。

浮萍

浮萍，又名水苽草、水瓶草，是一种水生植物，属于浮萍科浮萍属。浮萍在中国被广泛用作中药材，具有清热解毒、利水消肿、清肝明目等功效，常用于治疗热病、水肿、黄疸、目赤肿痛等症状。浮萍还可用于治疗高血压、心脏病、肝炎等疾病。另外，研究报道它还可以治疗特应性皮炎。

一、中药浮萍

1. 中文名：浮萍（Fú Píng）。

2. 别名：水萍、水萍草、浮萍草。

3. 性味归经：味辛，性寒；归肺、膀胱经。

4. 功能主治：发汗，祛风，行水，清热，解毒。主治时行热病、斑疹不透、风热瘾疹、皮肤瘙痒、水肿、癃闭、疮癣、丹毒、烫伤。

5. 医家论述：（1）《神功本草经》："主暴热身痒，下水气，胜酒，长须发，止消渴。"（2）《玉楸药解》："辛凉发表。治瘟疫斑疹，中风歪斜，瘫痪；医痈疽热肿，隐疹瘙痒，杨梅，粉刺，汗斑。"

6. 药用部位：浮萍科植物浮萍 *Lemna minor* L. 的干燥全草。

7. 主要化学成分：荭草素、木犀草素-7-单糖苷、牡荆素、芹菜素-7-单糖苷、β-胡萝卜素、叶黄素、环氧叶黄素等。

二、中药来源：植物浮萍

叶状体扁平，阔倒卵形，长 5～8 mm，宽 4～6 mm，先端钝圆，表面绿色，背面紫色，具掌状脉 5～11 条，背面中央生 5～11 条根，根长 3～5 cm，白绿色，根冠尖，脱落。根基附近的一侧囊内形成圆形新芽，萌发后，幼小叶状体渐从囊内浮出，由一细弱的柄与母体相连。花未见。据记载，肉穗花序有 2 个雄花和 1 个雌花。

三、浮萍的抗特应性皮炎药理作用与机制[①②③]

1. 浮萍改善特应性皮炎的症状

Hye Ji Lee等发现浮萍提取物可抑制特应性皮炎的症状，可显著降低皮肤的增生，恢复正常皮肤的厚度。2021年，Young-Sil Lee等也研究表明，联合给予浮萍和木樨榄叶提取物100～200 mg/kg可抑制特应性皮炎的症状，改善特应性皮炎小鼠皮肤严重损伤、浸润、角化和脱落等症状。

2. 浮萍抑制肥大细胞脱颗粒，降低 IgE

肥大细胞脱颗粒以及B细胞释放IgE是特应性皮炎发展过程中的重要指标之一。在动物模型上，Hye Ji Lee等研究表明特应性皮炎小鼠的肥大细胞浸润以及血清的IgE显著升高。浮萍提取物则能有效抑制肥大细胞浸润以及血清的IgE的显著升高。2017年，Joo Hyun Nam等利用肥大细胞系RBL-2H3也证实动物模型的结论。浮萍提取物可减少IgE诱导的肥大细胞脱颗粒，抑制β氨基己糖苷酶。此外，浮萍还可抑制肥大细胞释放组胺。Young-Sil Lee等发现给予浮萍和木樨榄叶提取物治疗，可以抑制不同种类的免疫细胞，如CD4+细胞等。

3. 浮萍抑制细胞因子

特应性皮炎会造成免疫细胞以及非免疫细胞释放细胞因子，包括炎症因子和瘙痒因子。Hye Ji Lee等检测了特应性皮炎模型小鼠的血清、皮肤的细胞因子浓度以及基因，包括IL-4、IL-13、IL-31、IL-6、TNF等，结果显示浮萍提取物能够降低这些因子，其中特应性皮炎模型组的IL-4从77%降低至31.3%。

4. 浮萍激活 TRPV3 通道，抑制 Orai1 通道

TRPV3 和Orai1 通道与特应性皮炎相关，都是钙离子相关的离子通道。Joo Hyun Nam等利用转基因技术，把两种通道表达在HEK293细胞上，并观察了浮萍提取物对这两种通道的作用。结果发现，浮萍提取物可以激活TRPV3通道，抑制Orai1通道。

① Lee H J, Kim M H, Choi Y Y, et al. Improvement of atopic dermatitis with topical application of Spirodela polyrhiza[J]. Journal of ethnopharmacology, 2016, 180: 12-17. DOI: 10. 1016/j.jep.2016.01.010.

② Lee Y S, Ryu H W, Yang W K, et al. A combination of Olea europaea leaf extract and Spirodela polyrhiza extract alleviates atopic dermatitis by modulating immune balance and skin barrier function in a 1-chloro-2, 4-dinitrobenzene-induced murine model[J]. Phytomedicine, 2021, 82: 153407. DOI: 10. 1016/j.phymed.2020.153407.

③ Nam J H, Jung H W, Chin Y W, et al. Spirodela polyrhiza extract modulates the activation of atopic dermatitis-related ion channels, Orai1 and TRPV3, and inhibits mast cell degranulation[J]. Pharmaceutical biology, 2017, 55(1): 1324-1329. DOI: 10. 1080/13880209.2017.1300819.

5. 浮萍恢复皮肤屏障

皮肤屏障破坏是特应性皮炎的显著特点之一。Young-Sil Lee等观察了浮萍提取物对皮肤屏障相关蛋白的影响。研究聚焦在紧密连接蛋白 1、丝聚合蛋白以及sirtuin1，这些蛋白的表达增加与皮肤形成良好的屏障有关。结果显示，浮萍提取物提高了上述蛋白的表达。

6. 浮萍抑制 NF-κB 和 MAPK 信号通路

Hye Ji Lee等为了探究浮萍对特应性皮炎作用的途径，检测了NF-κB和MAPK通路的相关蛋白。结果显示，浮萍提取物下调了NF-κB蛋白以及IκB和ERK1/2、SAPK/JNK和p38MAP激酶的蛋白磷酸化。这表明浮萍提取物可抑制NF-κB和MAPK通路。

G

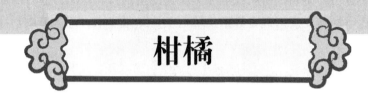

柑橘味甘酸而性凉，能清胃热、利咽喉、止干渴，是胸膈烦热、口干欲饮、咽喉疼痛者的食疗良品，也是一味中药。有研究报道，柑果提取物可改善特应性皮炎症状，减少皮损，改善病理，降低表皮厚度以及减少真皮炎症。

一、中药柑

1. 中文名：柑（Gān）。

2. 别名：金实、柑子、木奴、瑞金奴、桶柑、蜜桶柑、招柑。

3. 性味归经：味苦、酸、凉；归胃、大肠经。

4. 功能主治：清热止津，醒酒利尿。主治胸膈烦热、口渴欲饮、醉酒、小便不利，还可治疗特应性皮炎。

5. 医家论述：《开宝本草》：“利肠胃中热毒，止暴渴，利小便。”

6. 药用部位：芸香科植物柑橘亚种茶枝柑 *Citrus chachiensis* Hort. 以及其他多种柑类的果实。

7. 主要化学成分：橙皮苷、川陈皮素、豆甾醇、β-谷甾醇、花椒树皮素甲。

二、中药来源：植物柑

柑橘有很多亚种亚类，茶枝柑是其中的一种，常用作中药陈皮。小乔木，高 2～3 m。枝多叶密，针刺极少。叶互生，常椭圆形，先端渐尖，基部楔形，叶缘锯齿不明显，叶翼小而不明显。花小白色，萼片黄绿色，花瓣 5。果实扁圆形或馒头形，纵径 4.5～6 cm，横径 6.5～7 cm，基部平或隆起，上有浅放射沟 4～8 条，顶部微凹。果皮易剥离，质松脆，白内层棉絮状，有香气。瓤囊 11～12 瓣，中心柱空虚，味酸甜。种子 20 余粒，卵圆形，淡黄褐色。果熟期 12 月中旬。

三、柑抗特应性皮炎药理作用与机制[①]

1. 柑减轻特应性皮炎症状与病理表现

Gyeoung-Jin Kang等用DNCB建立特应性皮炎模型，特应性皮炎模型组小鼠出现明显的特应性皮炎症状，如皮肤干燥，红斑、褶皱、水肿、瘢痕。应用柑提取物治疗36天后，小鼠背部皮肤的褶皱和发红等症状得到改善。HE和TB染色结果也显示，特应性皮炎小鼠模型组出现明显的表皮增厚和炎症细胞浸润。在进行柑提取物治疗后，表皮和炎症情况得到抑制，皮肤褶皱厚度明显也降低。上述结果表明柑提取物对DNCB诱导的无毛模型小鼠AD有抑制作用。

2. 柑对炎症因子的影响

炎症因子对特应性皮炎具有重要的影响。研究者检测了血清中的IL-4与IFN-γ的浓度，发现特应性皮炎模型组小鼠的IL-4（22.4±1.4 pg/mL）和IFN-γ（227.6±15.8 pg/mL）浓度水平升高，而给予柑提取物治疗后，降低了IL-4的浓度（2.64±0.9 pg/mL）。这表明柑提取物通过抑制炎症因子改善了特应性皮炎。

3. 柑抑制趋化因子

趋化因子也对特应性皮炎有影响，IFN-γ和TNF-α刺激的HaCaT角质形成细胞会释放Th2细胞特异性的趋化因子TARC和MDC。研究发现特应性皮炎患者血清中的TARC和MDC升高，柑提取物则可降低TARC和MDC的浓度水平，并且具有剂量依赖的抑制作用。

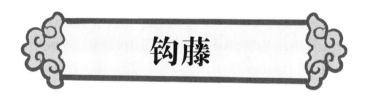

钩藤常用来治疗心血管疾病，它的化学成分钩藤碱是治疗高血压药物。有研究报道，钩藤也能治疗特应性皮炎，钩藤提取物通过降低模型小鼠血清的IgE、抑制T细胞释放IFN-γ和IL-4，抑制特应性皮炎。

一、中药钩藤

1. 中文名：钩藤（Gōu Téng，见图14）。

---

① Kang G J, Han S C, Yi E J, et al. The inhibitory effect of premature Citrus unshiu extract on atopic dermatitis in vitro and in vivo[J]. Toxicological Research, 2011, 27: 173-180. DOI: 10.5487/TR.2011.27.3.173.

2. 别名：钓藤、吊藤、钩藤钩子、钓钩藤、莺爪风、嫩钩钩、金钩藤。

3. 性味归经：味甘，性微寒，归肝、心经。

4. 功能主治：清热平肝，熄风止痉。主治小儿惊风、夜啼、热盛动风、子痫、肝阳眩晕、肝火、头胀痛。

5. 医家论述：（1）《本草纲目》："大人头旋目眩，平肝风，除心热，小儿内钓腹痛，发斑疹。"（2）《本草汇言》："钩藤，祛风化痰，定惊痫。"（3）《本草新编》："钩藤，祛风甚速，有风证者必宜用之。"（4）《本草分经》："甘微苦微寒，除心热，主肝风相火之病，风静火息则惊痫眩晕斑疹诸症自平，祛风而不燥。"

6. 药用部位：为茜草科钩藤属植物钩藤 *Uncaria rhynch0phylla*（Miq.）Jacks.、大叶钩藤 *Uncaria macrophylla* Wall.、毛钩藤 *Uncaria hirsuta* Havil.、华钩藤 *Uncaria sinensis*（Oliv.）Havil. 或无柄果钩藤 *Uncaria sessilifructus* Roxb. 的带钩茎枝。

7. 主要化学成分：钩藤碱、异钩藤碱、柯诺辛因碱、异柯诺辛因碱、柯楠因碱、二氢柯楠因碱、硬毛帽柱木碱、硬毛帽柱木因碱。

二、中药来源：植物钩藤

藤本，嫩枝较纤细，方柱形或略有 4 棱角，无毛。叶纸质，椭圆形或椭圆状长圆形，长 5~12 cm，宽 3~7 cm，两面均无毛，干时褐色或红褐色，下面有时有白粉，顶端短尖或骤尖，基部楔形至截形，有时稍下延。侧脉 4~8 对，脉腋窝陷有黏液毛，叶柄长 5~15 mm，无毛；托叶狭三角形，深 2 裂达全长 2/3，外面无毛，里面无毛或基部具黏液毛，裂片线形至三角状披针形。头状花序不计花冠直径 5~8 mm，单生叶腋，总花梗具一节，苞片微小，或成单聚伞状排列，总花梗腋生，长 5 cm。小苞片线形或线状匙形，花近无梗；花萼管疏被毛，萼裂片近三角形，长 0.5 mm，疏被短柔毛，顶端锐尖。花冠管外面无毛，或具疏散的毛，花冠裂片卵圆形，外面无毛或略被粉状短柔毛，边缘有时有纤毛。花柱伸出冠喉外，柱头棒形。果序直径 10~12 mm；小蒴果长 5~6 mm，被短柔毛，宿存萼裂片近三角形，长 1 mm，星状辐射。花、果期 5~12 月。

三、钩藤抗特应性皮炎药理作用与机制[1][2]

1. 钩藤抗特应性皮炎的作用

Dong-Young Kim把NC/Nga小鼠分为 5 组：正常组、DNFB（模型）组、阳性对照组、钩藤低高剂量组，利用DNFB刺激背部和耳朵诱导特应性皮炎。DNFB刺激后小鼠

---

[1] Kim D Y, Jung J A, Kim T H, et al. Oral administration of Uncariae rhynchophylla inhibits the development of DNFB-induced atopic dermatitis-like skin lesions via IFN-γ down-regulation in NC/Nga mice[J]. Journal of ethnopharmacology, 2009, 122(3): 567-572. DOI: 10. 1016/j.jep.2008. 12.029.

[2] 陈达灿. 特应性皮炎中西医结合治疗(常见难治病中西医结合治疗丛书)[M]. 北京：人民卫生出版社,2008: 120-121.

背部皮肤出现皮炎症状，100～300 mg/kg钩藤提取物可减轻皮肤增厚溃烂的症状。特应性皮炎模型组的评分平均达到了 8 分，用钩藤提取物给药治疗后，临床评分降低至平均 4 分。

DNFB也能引起耳朵明显的肿胀，平均达到 0.5 mm以上，给予 100～300 mg/kg钩藤可以把耳朵的肿胀厚度降低 0.4 mm以下。病理学切片发现DNFB诱导皮炎的炎症细胞浸润增多，给予钩藤可以减轻炎症细胞的浸润。

2. 钩藤不能降低血清 IgE

特应性皮炎模型组小鼠IgE与正常组比较有显著差异，IgE的浓度超过了 4000 ng/mL。但是，钩藤提取物对IgE没有抑制作用。

3. 钩藤抑制特应性皮炎炎症因子

Dong-Young Kim还分离培养了淋巴结T细胞，利用TCR刺激T细胞分泌IL-4 以及γ-干扰素。特应性皮炎模型组的IL-4 以及γ-干扰素都会升高，钩藤对IL-4 没有抑制作用，但是对γ-干扰素有显著的抑制作用。结果表明钩藤对Th2 细胞因子IL-4 没有作用，但是对Th1 细胞γ-干扰素具有抑制作用。为了进一步确证钩藤通过减少γ-干扰素抑制特应性皮炎，Dong-Young Kim在造模第 4 周给予特应性皮炎模型小鼠γ-干扰素抗体，一周 2 次，给予 2 周。研究发现，给予γ-干扰素抗体中和γ-干扰素后可以显著降低模型鼠的耳朵肿胀。

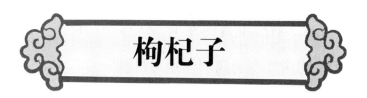

枸杞子

枸杞是一种传统中药材，也是一种营养丰富的植物，含有丰富的维生素、氨基酸、矿物质等营养成分，具有滋阴补肾、明目益气、强身健体等功效。枸杞常用于治疗肝肾不足、眼睛干涩、失眠健忘等症状，还具有抗氧化、抗衰老、增强免疫力等作用，被认为是一种理想的养生食品，对特应性皮炎也具有缓解作用。

一、中药枸杞子

1. 中文名：枸杞子（Góu Qǐ Zǐ，见图 15）。
2. 别名：苟起子、构纪红实、甜菜子、西构纪、狗奶子、红青椒、构蹄子、构纪果、地骨子、构茄茄、红耳坠、血构子、构地芽子、构纪豆、血纪子、津构纪。

3. 性味归经：性平，味甘。归肝经、肾经。

4. 功能主治：滋肾，润肺，补肝，明目。治肝肾阴亏，腰膝酸软，头晕，目眩，目昏多泪，虚劳咳嗽，消渴，遗精。

5. 医家论述：（1）《本草经疏》："枸杞子，润而滋补，兼能退热，而专于补肾、润肺、生津、益气，为肝肾真阴不足、劳乏内热补益之要药。"（2）《本草通玄》："枸杞子，补肾益精，水旺则骨强，而消渴、目昏、腰疼膝痛无不愈矣。按枸杞平而不热，有补水制火之能，与地黄同功。"

6. 药用部位：茄科植物宁夏枸杞 *Lycium barbarum* L. 的干燥成熟果实。

7. 主要化学成分：甜菜碱、阿托品、天仙子胶；又含玉蜀黍黄质、酸浆果红素、隐黄质、东度著素、胡萝卜素、硫胶素、核黄素、烟酸等。

二、中药来源：植物枸杞

枸杞是多分枝灌木，高达 1～2 m，枝条细弱，弯曲或俯垂，淡灰色，具纵纹，小枝顶端成棘刺状，短枝顶端棘刺长达 2 cm。叶卵形、卵状菱形、长椭圆形或卵状披针形，长 1.5～5 cm，先端尖，基部楔形，栽培植株之叶长达 10 cm 以上，叶柄长 0.4～1 cm。花在长枝 1～2 腋生，花梗长 1～2 cm，花萼长 3～4 mm，常 3 中裂或 4～5 齿裂，具缘毛。花冠漏斗状，淡紫色，冠筒向上骤宽，较冠檐裂片稍短或近等长，5 深裂，裂片卵形，平展或稍反曲，具缘毛，基部耳片显著。雄蕊稍短于花冠，花丝近基部密被一圈绒毛并成椭圆状毛丛，与毛丛等高处花冠筒内壁密被一环绒毛花柱稍长于雄蕊。果：浆果卵圆形，红色，长 0.7～1.5 cm，栽培类型长圆形或长椭圆形，长达 2.2 cm。种子：扁肾形，长 2.5～3 mm，黄色。花期 5～9 月，果期 8～11 月。

三、枸杞子抗特应性皮炎药理作用与机制[①]

1. 枸杞子缓解特应性皮炎症状

Seon Gyeong Bak 等通过建立 DNCB 诱导的特应性皮炎模型观察枸杞子乙醇提取物的作用，特应性皮模型小鼠的皮肤厚度增厚，血清 IgE 浓度水平升高。给予枸杞子乙醇提取物治疗后，皮肤厚度变薄，IgE 浓度水平下降，表明枸杞子乙醇提取物缓解了特应性皮炎。

2. 枸杞子抑制特应性皮炎炎症因子

促炎症的细胞因子 TNF-α、IL-1β、IL-6、IL-8 以及趋化因子 CCL17、CCL22 是特

---

① Bak S G, Lim H J, Won Y S, et al. Regulatory effects of Lycium barbarum extract and isolated scopoletin on atopic dermatitis-like skin inflammation[J]. BioMed Research International, 2022.
DOI: 10. 1155/2022/2475699.

应性皮炎的关键指标，Seon Gyeong Bak等检测发现这些促炎症的细胞因子以及趋化因子的基因在DNCB诱导的特应性皮炎模型小鼠中都表达升高，而枸杞子乙醇提取物则能抑制这些细胞因子与趋化因子的基因表达。另外，Seon Gyeong Bak利用TNF-α/IFN-γ诱导角质形成细胞建立模型。同样，枸杞子也能抑制角质形成细胞释放的IL-1β、IL-6、IL-8、CCL17和CCL22水平以及它们的基因表达。

3. 枸杞子抑制 MAPK、NF-κB、STAT1 通路

Seon Gyeong Bak等认为MAPK、NF-κB、STAT1 信号通路与枸杞子抑制炎症因子有关。研究者检测了这几条通路的相关蛋白，发现枸杞子能降低p38、ERK、JNK、STAT1以及NF-κB磷酸化蛋白的表达。这表明枸杞子通过抑制MAPK、NF-κB、STAT1 通路来调节炎症因子，从而缓解特应性皮炎。

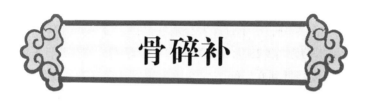

骨碎补

骨碎补是一味具有活血续伤，补肾强骨的中药，来自槲蕨的根茎。有研究报道，骨碎补可以治疗皮肤相关疾病，如麻风病等。也有研究认为，骨碎补提取物可通过降低IgE炎症因子改善特应性皮炎症状。

一、中药骨碎补

1. 中文名：骨碎补（Gǔ Suì Bǔ）。

2. 别名：肉碎补、石岩姜、猴姜、毛姜、申姜、爬岩姜、岩连姜。

3. 性味归经：味苦，性温，归肾、肝经。

4. 功能主治：补肾强骨；活血止痛。主治肾虚腰痛、足膝痿弱、耳聋、牙痛、久泄、遗尿、跌打骨折及斑秃、皮炎。

5. 医家论述：（1）《本草正义》："疗骨中邪毒，风热疼痛，或外感风湿，以致两足痿弱疼痛。"（2）《日华子本草》："治恶疮，蚀烂肉，杀虫。"

6. 药用部位：为槲蕨科槲蕨属植物槲蕨 *Drynaria roosii* Nakaike. 的根茎。

7. 主要化学成分：柚皮苷。

二、中药来源：植物槲蕨

植株高 25～40 cm。根状茎横生，粗状肉质，密被钻状披针形鳞片，有绿毛。叶二

型。槲叶状的营养叶灰棕色，卵形，无柄，干膜质，长 5~7 cm，宽约 3.5 cm，基部心形，背面有疏短毛，边缘有粗浅裂；孢子叶高大，纸质，绿色，无毛，长椭圆形，宽 14~18 cm，向基部变狭而成波状，下延成有翅膀的短柄，中部以上深羽裂。裂片 7~13 对，略斜上，长 7~10 cm，宽 2~3 cm，短尖头，边缘有不明显的疏钝齿。网状脉，两面均明显。孢子囊群圆形，着生于内藏小脉的交叉点上。沿中脉两侧各排成 2~3 行，无囊群盖。

三、骨碎补抗特应性皮炎药理作用与机制[①]

1. 骨碎补的抗炎作用

Yoon-Young Sung利用屋尘螨提取物刺激小鼠背部以及耳朵皮肤，每周 2 次，连续三周，建立特应性皮炎模型。实验分为四组：空白组、屋尘螨模型组、骨碎补提取物组和阳性对照组。28 天后，模型组小鼠背部皮肤出现干燥、鳞片、红肿、渗出等症状。临床评分的结果显示，在第 4 天开始，模型组与对照组的评分就出现差异；第 28 天，模型组的评分平均达到 8 分，给予骨碎补提取物之后，临床评分降低至平均 4 分以下。研究还观察了耳朵的厚度，第 28 天，模型组的耳朵厚度平均接近 1.3 mm。给予骨碎补提取物之后，耳朵厚度降低到 0.5 mm，结果表明骨碎补提取物可改善特应性皮炎症状。

2. 骨碎补改善特应性皮炎病理表现

Yoon-Young Sung利用HE以及甲苯胺蓝染色法检测了骨碎补提取物对特应性皮炎皮肤炎症细胞浸润的影响。特应性皮炎模型组的表皮真皮有大量炎症细胞浸润；给予骨碎补提取物治疗之后，浸润的炎症细胞减少。甲苯胺蓝染色显示模型组背部皮肤的肥大数量明显增多，100 倍视野下超过了 550 个；给予骨碎补提取物治疗后，肥大细胞数量降低到 400 个以下。结果表明骨碎补提取物减少了炎症细胞浸润以及数量。

3. 骨碎补抑制炎症因子

炎症细胞因子以及黏附因子浓度的改变是特应性皮炎重要原因之一。Yoon-Young Sung检测特应性皮炎炎症细胞因子IL-4（2 型细胞因子）、IL-6、TNF-a（促炎症细胞因子）、IFN-γ。模型组的IL-4（2 型细胞因子）、IL-6、TNF-a（促炎症细胞因子）基因表达升高，骨碎补提取物则能降低这些细胞因子的基因表达，还能降低血清中IL-6 的浓度，但是不能降低IFN-γ、ICAM-1、VCAM-1 的基因表达。

4. 骨碎补抑制血清 IgE

IgE升高是特应性皮炎最显著的特征。研究发现特应性皮炎模型组的IgE升高明显，骨碎补提取物可以抑制IgE，对IgG2 没有抑制作用，对IgG1 有轻微的抑制作用。

---

① Sung Y Y, Kim D S, Yang W K, et al. Inhibitory effects of Drynaria fortunei extract on house dust mite antigen-induced atopic dermatitis in NC/Nga mice[J]. Journal of Ethnopharmacology, 2012, 144(1): 94-100. DOI: 10. 1016/j.jep.2012.08.035.

H

海巴戟

海巴戟是一缓解炎症性疾病的中药。有研究表明，发酵海巴戟显著改善了特应性皮炎的病变和症状，包括皮炎评分、耳朵厚度、表皮厚度和抓挠行为，与调节免疫平衡和皮肤屏障功能相关。

一、中药海巴戟

1. 中文名：海巴戟（Hǎi Bā Jǐ）。
2. 别名：海滨木巴戟、激树、橘叶巴戟、海海巴戟。
3. 性味归经：味苦，性凉。
4. 功能主治：清热解毒。主痢疾，肺结核。
5. 药用部位：茜草科植物海巴戟 *Morinda citrifolia* L. 的根。
6. 主要化学成分：2-甲基-7-羟基-8-甲氧基蒽醌。

二、中药来源：植物海巴戟

灌木至小乔木，高 1~5 m。茎直，枝近四棱柱形。叶交互对生，长圆形、椭圆形或卵圆形，长 12~25 cm，两端渐尖或急尖，通常具光泽，无毛，全缘。叶脉两面凸起，中脉上面中央具一凹槽，侧脉每侧 6（5 或 7）条，下面脉腋密被短束毛。叶柄长 5~20 mm，托叶生叶柄间，每侧 1 枚，宽，上部扩大呈半圆形，全缘，无毛。头状花序每隔一节一个，与叶对生，具长 1~1.5 cm 的花序梗。花多数，无梗，萼管彼此间多少粘合，萼檐近截平。花冠白色，漏斗形，长约 1.5 cm，喉部密被长柔毛，顶部 5 裂，裂片卵状披针形，长约 6 mm；雄蕊 5，罕 4 或 6，着生花冠喉部，花丝长约 3 mm，花药内向，上半部露出冠口，线形，背面中部着生，长约 3 mm，二室，纵裂。花柱约与冠管等长，由下向上稍扩大，顶二裂，裂片线形，略叉开，子房 4 室，有时有 1~2 室不育，每室具胚珠 1 颗，胚珠略扁，其形状随着生部位不同而各异，通常圆形、长圆形或椭圆形，或其他形，横生，下垂或不下。果柄长约 2 cm，聚花核果浆果状，卵形，幼时绿色，熟时白色约如初生鸡蛋大，径约 2.5 cm，每核果具分核 4（2 或 3），分核倒

075

卵形，稍内弯，坚纸质，具二室，上侧室大而空，下侧室狭，具1种子。种子小，扁，长圆形，下部有翅。胚直，胚根下位，子叶长圆形。胚乳丰富，质脆。

三、海巴戟抗特应性皮炎药理作用与机制[①]

1. 海巴戟减轻特应性皮炎症状

Sung Ho Kim等用DNCB诱导NC/Nga小鼠建立特应性皮炎模型，所有特应性皮炎模型组小鼠皮肤病变加重，出现水肿红斑、糜烂、苔藓化、擦伤、干燥等皮肤病变。给予发酵海巴戟提取物治疗后，小鼠皮肤症状得到明显改善，发酵海巴戟提取物治疗效果呈剂量依赖性恢复。此外，与特应性皮炎模型组相比，发酵海巴戟提取物组还具有减少角化过度的耳厚和真皮增厚、减少抓伤行为等作用。

2. 海巴戟减轻特应性皮炎组织病理表现

Sung Ho Kim等通过H&E和TB染色观察到模型组小鼠背侧皮肤嗜酸性粒细胞浸润，表皮增生，肥大细胞浸润。H&E染色显示，与正常组相比，特应性皮炎模型组因角化过度和剥蚀导致表皮增厚，嗜酸性粒细胞密集，明显浸润到皮肤中。给予发酵巴戟天提取物治疗可以恢复表皮厚度，并减少背侧皮肤中嗜酸性粒细胞的数量，且呈剂量依赖性减少。另外，与正常组相比，特应性皮炎模型组背部皮肤肥大细胞的数量也有所增加，而发酵巴戟天提取物治疗减少了浸润肥大细胞的数量。这些表明，发酵巴戟天提取物减轻了炎症细胞的浸润，恢复了表皮厚度。

3. 海巴戟调节特应性皮炎相关因子和炎症细胞因子

Sung Ho Kim等检测了血清、脾脏和背侧皮肤的Th2介导的细胞因子和Th1介导的细胞因子、组胺、TARC、TSLP等。结果显示，特应性皮炎模型组血清中IgE、组胺、TARC、TSLP水平明显高于正常组。而用发酵海巴戟提取物治疗后，IgE、组胺、TARC、TSLP水平下调。另外，与正常组相比，特应性皮炎模型组中Th1介导的IgG2a明显增多，发酵海巴戟提取物组的IgG2a有所下调，且IgG1/IgG2a比例呈剂量依赖性明显下调。Sung Ho Kim等也检测了脾脏中Th2介导的细胞因子IL-4、IL-5、IL-13、IL-31、IL-33和Th1介导的细胞因子IL-12、IFN-γ以及T细胞亚群IL-6、IL-17和IL-22等浓度。结果显示，特应性皮炎模型组中细胞因子IL-4、IL-5、IL-13、IL-22、IL-31和IL-33显著增加，发酵海巴戟提取物处理后，这些细胞因子恢复正常水平，提示该提取物对Th2调节作用明显。特应性皮炎模型组中IL-12和IFN-γ水平与正常组无差异，给药后有上调的趋势。另外，Sung Ho Kim还测量了Th1、Th17和Th22介导的细胞因子，发现特应

① Kim S H, Seong G S, Choung S Y. Fermented Morinda citrifolia (Noni) alleviates DNCB-induced atopic dermatitis in NC/Nga mice through modulating immune balance and skin barrier function[J]. Nutrients, 2020, 12(1): 249. DOI: 10.3390/nu12010249.

性皮炎模型组中Th1、Th17和Th22介导的细胞因子相比于正常组明显增多，发酵海巴戟提取物组下调了Th1、Th17和Th22介导的细胞因子。Sung Ho Kim对小鼠背侧皮肤细胞相关基因进行基因分析。发现特应性皮炎模型组与正常组相比，Th2介导的细胞因子IL-4、IL-5、IL-13、IL-31、IL-33、TSLP的基因表达均显著升高，且特应性皮炎模型组的Th17、Th22和炎性细胞因子TNF-α、IL-6、IL-17A、IL-22的表达均显著上调。发酵海巴戟提取物处理后以剂量依赖性方式下调了这些特应性皮炎相关细胞因子基因的表达。另外，Th1介导的细胞因子IL-12p40和IFN-γ的基因表达在特应性皮炎模型组比正常组明显下降，而发酵巴戟天提取物处理使这些细胞因子的基因表达恢复到正常水平。

4. 海巴戟调节特应性皮炎皮肤屏障蛋白

海巴戟上调特应性皮炎皮肤屏障蛋白。特应性皮炎模型组皮肤屏障相关蛋白FLG、LOR、IVL、OCC、ZO-1屏障蛋白和mRNA水平均显著降低。这些蛋白的表达水平在发酵海巴戟提取物组呈剂量依赖性恢复。另外，特应性皮炎模型组中pro-FLGmRNA的表达明显降低，在经发酵海巴戟提取物处理后，pro-FLG基因表达得到恢复。这些结果提示，海巴戟提取物通过增加包括TJs在内的皮肤屏障蛋白表达来恢复皮肤屏障功能障碍，从而减轻特应性皮炎症状。

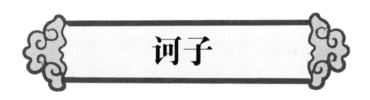

诃子

诃子，又名"黑豆腐""豆腐鱼"，是一种敛肺涩肠中药，常用于治疗风湿关节炎、水肿、浮肿、脚气等疾病，也具有抗特应性皮炎作用，通过抑制STAT/NF-κB通路缓解特应性皮炎症状。

一、中药诃子

1. 中文名：诃子（hē zǐ）。

2. 别名：诃黎勒、诃黎、诃黎子、随风子。

3. 性味归经：味苦、酸，性平；归肺、大肠、胃经。

4. 功能主治：涩肠敛肺，降火利咽。主治久泻久痢、便血脱肛、肺虚喘咳、久嗽不止、咽痛音哑、特应性皮炎。

5. 医家论述：（1）《本草经疏》："诃黎勒其味苦涩，其气温而无毒。苦所以泄，涩所以收，温所以通，惟敛故能主冷气，心腹胀满；惟温故下食。"（2）《本经逢原》："诃子，苦涩降敛，生用清金止嗽，煨熟固脾止泻，古方取苦以化痰涎，涩以固滑泄也。"（3）《海药本草》："主五膈气结，心腹虚痛，赤白诸痢及呕吐咳嗽，并宜使皮，其主嗽。肉炙治眼涩痛。"

6. 药用部位：使君子科植物诃子 *Terminalia chebula* Retz. 或绒毛诃子 *Terminalia chebula* Retz. var. tomentella Kurt. 的干燥成熟果实。

7. 主要化学成分：诃子酸、诃黎勒酸、1,3,6-三没食子酰葡萄糖、1,2,3,4,6-五没食子酰葡萄糖、鞣云实精、原诃子酸、葡萄糖没食子鞣苷。

二、中药来源：植物诃子

乔木，高达 30 m，胸径 1 m。枝无毛，皮孔细长，白或淡黄色。幼枝黄褐色，被绒毛。叶互生或近对生，卵形、椭圆形或长椭圆形，长 7～14 cm，先端短尖，基部钝圆或楔形，偏斜，全缘或微波状，两面无毛，密被细瘤点，侧脉 6～10 对。叶柄粗，长 1.8～2.3（3）cm，近顶端有 2（4）腺体；穗状花序腋生或顶生，有时成圆锥花序，长 5.5～10 cm。花多数，两性，长约 8 室米。花萼杯状，淡绿带黄色，萼齿 5，三角形，内面被黄棕色柔毛；雄蕊 10，伸出花萼，花药椭圆形；子房圆柱形，被毛，花柱粗长，胚珠 2，长椭圆形；核果，坚硬，卵圆形或椭圆形，长 2.4～4.5 cm，粗糙，无毛，熟时黑褐色，常有 5 钝棱；花期 5 月，果期 7～9 月。

三、诃子抗特应性皮炎药理作用与机制[1][2]

1. 诃子减轻特应性皮炎症状

Na-Ra Han 和 Min GY 分别用 DNCB 以及 DNFB 诱导建立特应性皮炎模型，给予诃子提取物进行治疗。研究发现诃子提取物显著降低了皮炎评分，且特应性皮炎皮肤厚度和炎症细胞浸润被抑制，其中皮肤厚度抑制率达 52%，炎症细胞数量降低 69%。这说明诃子能减轻特应性皮炎症状。

2. 诃子抑制炎症介质

诃子提取物通过调节 TSLP 来改善特应性皮炎。Na-Ra Han 等认为诃子提取物抑制特应性皮炎皮肤中 TSLP、caspase-1、IL-4 和 IL-6 的表达水平。另外，研究者在人角质形成细胞 HaCaT 细胞中用聚核糖肌苷多核糖胞苷酸刺激建立模型，也证实诃子提取物可

---

① Han N R, Park J Y, Jang J B, et al. A natural dye, Niram improves atopic dermatitis through down-regulation of TSLP[J]. Environmental Toxicology and Pharmacology, 2014, 38(3): 982-990. DOI: 10. 1016/j.etap.2014.10.011.

② Min G Y, Kim J H, Kim T I, et al. Indigo Pulverata Levis (Chung-Dae, Persicaria tinctoria) alleviates atopic dermatitis-like inflammatory responses in vivo and in vitro[J]. International Journal of Molecular Sciences, 2022, 23(1): 553. DOI: 10.3390/ijms 23010553.

降低TSLP的浓度水平。Na-Ra Han等还检测了特应性皮炎小鼠血清中IgE和组胺水平，诃子提取物显著抑制了血清中IgE和组胺水平。

3. 诃子抑制 STAT/NF-κB 信号通路

Ga-Yul Min等观察了诃子提取物对角质形成细胞上STAT/NF-κB信号通路相关的STAT1、STAT3 和IκBα的作用。研究发现IFN-γ/TNF-α刺激细胞后，STAT1、STAT3 和IκBα的磷酸化水平升高以及p65 和p50 的核转位增加，诃子提取物则能降低STAT1、STAT3 和IκBα的磷酸化水平，减少p65 和p50 的核转位。这说明诃子提取物抑制了STAT1/3、NF-κB信号通路以及它们的转录活性。

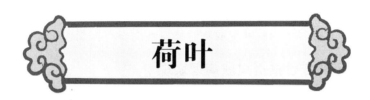

荷叶

常见植物荷花学名莲，它的叶具有药用价值。莲叶（荷叶）提取物可减少特应性皮炎的水分丢失以及降低血清IgE的浓度。

一、中药荷叶

1. 中文名：荷叶（Hé Yè，图 16）。

2. 莲的别名：菡萏、荷花、水花、芙蓉。

3. 性味归经：味苦，性平；归心、肝、脾经。

4. 功能主治：清热解暑，升发清阳，凉血止血。主治暑热烦渴、暑湿泄泻、脾虚泄泻、血热吐衄、便血崩漏，可治疗特应性皮炎。

5. 医家论述：（1）《本草备要》："洗肾囊风。"（2）《圣惠方》："治遍身风疬：荷叶三十枚，石灰一斗，淋汁，合煮渍之，半日乃出，数日一作。"

6. 药用部位：本品为睡莲科植物莲*Nelumbo nucifera* Gaertn. 的叶。

7. 主要化学成分：莲碱、荷叶碱、原荷叶碱、亚美罂粟碱、前荷叶碱。

二、中药来源：植物莲

多年生水生草本，根状茎横生，肥厚，节间膨大，内有多数纵行通气孔道，节部缢缩，上生黑色鳞叶，下生须状不定根。叶圆形，盾状，直径 25～90 cm，全缘稍呈波状，上面光滑，具白粉，下面叶脉从中央射出，有 1～2 次叉状分枝。叶柄粗壮，圆柱形，长 1～2 m，中空，外面散生小刺。花梗和叶柄等长或稍长，也散生小刺；花直径

10～20 cm，美丽，芳香。花瓣红色、粉红色或白色，矩圆状椭圆形至倒卵形，长 5～10 cm，宽 3～5 cm，由外向内渐小，有时变成雄蕊，先端圆钝或微尖。花药条形，花丝细长，着生在花托之下。花柱极短，柱头顶生；花托（莲房）直径 5～10 cm。坚果椭圆形或卵形，长 1.8～2.5 cm，果皮革质，坚硬，熟时黑褐色。种子（莲子）卵形或椭圆形，长 1.2～1.7 cm，种皮红色或白色。花期 6～8 月，果期 8～10 月。

三、荷叶抗特应性皮炎药理作用与机制[①]

1. 荷叶减轻特应性皮炎症状

Rajendra Karki利用DNCB诱导NC/NGa小鼠建立特应性皮炎模型。给予荷叶提取物（25，50 mg/d）进行治疗，14 天后老鼠的皮肤得到明显改善，临床评分下降，从平均接近 14 分降低至约 8 分，提示荷叶提取物对特应性皮炎有抑制作用。

2. 荷叶改善特应性皮炎皮肤病理表现

荷叶可降低特应性皮炎的皮肤厚度，抑制肥大细胞脱颗粒。特应性皮炎模型小鼠皮肤切片显示皮肤明显增厚，平均达到 88.67 μm，单位面积内肥大细胞的数量也明显增多，达到 67 个。给予荷叶提取物治疗后，皮肤的厚度降低到平均 61.29 μm，肥大细胞的数量减少到 41 个。

3. 荷叶减少特应性皮炎经皮失水

特应性皮炎模型小鼠皮肤会出干燥变形，水分含量减少。给予荷叶提取物治疗三周后开始显现效果，到第四周，荷叶提取物可以显著降低特应性皮炎小鼠的经皮失水。

4. 荷叶抑制特应性皮炎慢性瘙痒

瘙痒行为也是特应性皮炎典型症状，荷叶提取物具有抑制瘙痒的作用。特应性皮炎小鼠模型组小鼠瘙痒行为增加，单位时间内瘙痒行为接近 50 次。给予荷叶提取物治疗后，瘙痒行为平均不到 20 次。

5. 荷叶降低血液中 IgE 的浓度

IgE是特应性皮炎血清中一个重要的指标。特应性皮炎模型小鼠血清IgE浓度会显著升高，小鼠血液中的IgE水平从空白组 1.36±0.435 μg/mL升高至 6.87±0.286 μg/mL。给予 50 mg/d荷叶提取物治疗后，IgE水平降低至 3.5±0.93 μg/mL，抑制率接近 50%。

① Karki R, Jung M A, Kim K J, et al. Inhibitory effect of Nelumbo nucifera (Gaertn.) on the development of atopic dermatitis-like skin lesions in NC/Nga mice[J]. Evidence-Based Complementary and Alternative Medicine, 2012. DOI: 10. 1155/2012/153568.

红藻

红藻是海洋植物，可作为食物，紫菜（海苔）也是红藻的一种。红藻能改善BALB/c小鼠特应性皮炎症状。

一、中药紫菜

1. 中文名：紫菜（zǐ cài）。

2. 别名：索菜、紫英、子菜。

3. 性味归经：味甘、咸，性寒；归肺经。

4. 功能主治：化痰软坚，清热利尿。治瘿瘤，脚气，水肿，淋病。主治瘿瘤结气、不寐、时行泻痢、水肿、淋疾、甲状腺肿、慢性气管炎、咳嗽等。

5. 医家论述：（1）《本草经集注》："治瘿瘤结气。"（2）《食疗本草》："下热气，若热气塞咽喉者，汁饮之。"

6. 药用部位：红毛藻科植物甘紫菜*Porphyra tenera*的叶状体。

7. 主要化学成分：核黄素、尼克酸、生物素、硫辛酸、维生素B_{12}、丙氨酸、谷氨酸、天门冬氨酸、β-胡萝卜素、叶黄素、藻红蛋白、叶绿素。

二、中药来源：植物红藻

红藻是多细胞、真核细胞藻类，约7000种，大部分生活在海洋中。通常附着在潮汐线 以下的岩石上或更深的水域中，有些种类能在深达250 m的海洋中生长。不具有传统植物的根、茎、叶结构，但其生存深度超过任何植物。其颜色主要来自藻红素，遮盖了叶绿素的颜色。红藻的繁殖方式包括无性生殖和有性生殖，具有孢子和异形配子，但不产生游动细胞。大部分红藻存在世代交替现象，生活史中包括配子体、果孢子体和四分孢子体三个阶段。

三、红藻抗特应性皮炎药理作用与机制[①]

1. 红藻改善特应性皮炎症状和病理表现，降低 IgE 浓度

研究利用DNCB诱导BALB/c小鼠构建特应性皮炎模型，特应性皮炎小鼠背部出现

---

① Chen P C, Lo Y H, Huang S Y, et al. The anti-inflammatory properties of ethyl acetate fraction in ethanol extract from Sarcodia suiae sp. alleviates atopic dermatitis-like lesion in mice[J]. Bioscience, Biotechnology, and Biochemistry, 2022, 86(5): 646-654. DOI: 10. 1093/bbb/zbac028.

红斑、肿胀、抓伤、干燥和苔藓化等特应性皮炎典型症状，给予红藻提取物或阳性药物克立硼罗（Crisaborole）进行治疗。特应性皮炎模型组小鼠皮损处由于角质形成细胞不断增殖，皮肤表面形成痂层，加上小鼠因瘙痒抓挠，导致皮肤溃烂，其评分 9.17 ± 0.40 显著高于空白对照组 0.75 ± 0.25。模型组小鼠的表皮厚度 135.33 ± 4.32 μm 也明显高于对照组小鼠的表皮厚度 12.20 ± 0.51 μm，并出现大量的炎症细胞浸润。而在使用红藻提取物处理后，红藻提取物低剂量组和红藻提取物高剂量组的皮损评分分别降到 4.50 ± 0.76 和 3.67 ± 0.49，表皮厚度分别降低至 88.59 ± 3.21 μm 和 56.48 ± 1.40 μm，肥大细胞脱颗粒也明显减少。

2. 红藻改善特应性皮炎小鼠脾和淋巴结肿胀

炎症或免疫系统疾病常引起脾脏和髂下淋巴结肿大。研究比较了不同组别脾脏、淋巴结的大小与重量，发现相对于对照组 91.08 ± 3.61 mg，特应性皮炎模型组小鼠的脾脏明显增大，重量达到 234.46 ± 6.56 mg，约为对照组的 2.5 倍。红藻提取物低剂量组与红藻提取物高剂量组的脾脏重量则分别为 160.74 ± 9.10 mg 和 167.41 ± 10.39 mg。髂下淋巴结的大小与重量也有类似情况，特应性皮炎模型组小鼠淋巴结明显增大增重，而红藻提取物两个给药组小鼠的淋巴结则相对更小更轻，且重量下降呈剂量依赖性，说明红藻提取物能够改善特应性皮炎小鼠的脾脏与淋巴结肿胀。

3. 红藻恢复皮肤屏障功能

皮肤屏障功能破坏是特应性皮炎的特征之一，患者常出现为皮肤干燥脱屑、瘙痒等典型症状。紧密连接蛋白-1（claudin-1）是在角质形成细胞膜上表达的一种紧密连接蛋白，具有黏附作用。研究发现在正常对照组中，角质形成细胞由于其膜上大量表达 claudin-1（绿色荧光）而形成紧密连接，因此皮肤屏障完整。而模型组由于表皮过度增生，蛋白结构被破坏，claudin-1 数量骤减。红藻提取物低剂量组和特应性皮炎模型组的 claudin-1 表达水平相似，但外表皮层的 claudin-1 结构较模型组维持得更好。红藻提取物高剂量组 claudin-1 的表达则达到了较高的水平，细胞间连接也更为紧密。免疫荧光结果显示，模型组 claudin-1 的荧光强度明显低于对照组，红藻提取物高剂量组 claudin-1 与模型组比较，相对荧光强度显著升高。

丝聚蛋白在表皮的角质形成细胞中表达，并具有维持皮肤屏障功能、促进细胞增生和组织修复等功能。在特应性皮炎模型组中，丝聚蛋白几乎不表达，在红藻提取物低剂量组中，角质形成细胞表达较低水平的丝聚蛋白，而在红藻提取物高剂量组，丝聚蛋白表达明显增多。免疫荧光研究结果显示，模型组的丝聚蛋白荧光强度明显低于对照组，而红藻提取物高剂量组中丝聚蛋白的荧光强度则显著升高。以上表明，红藻提取物对特应性皮炎小鼠的皮肤屏障功能具有保护和修复作用。

华风车子

华风车子，别名为四角风、风车子、水番桃等，主要来源于君子科植物风车子的叶，可用于治疗鞭虫、蛔虫等。华风车子能够减轻特应性皮炎症状，减少瘙痒行为，抑制血清的炎症因子和趋化因子，增加聚丝蛋白的表达，降低神经酰胺酶的表达，修复皮肤屏障功能，这些功效可能通过调节MAPK通路实现。

一、中药华风车子

1. 中文名：华风车子（Huá Fēng Chē Zi）。

2. 别名：风车子、四角风、水番桃。

3. 性味归经：味甘、淡、微苦，性平。

4. 功能主治：根：清热，利胆；用于黄疸型肝炎。叶：驱虫；用于蛔虫病、鞭虫病；外用鲜叶治烧烫伤。

5. 药用部位：使君子科风车子属植物风车子*Combretum alfredii* Hance.，以根、叶入药。

6. 主要化学成分：风车子碱、胆碱、牡荆素等。

二、中药来源：植物风车子

多枝直立或攀援状灌木，高约 5 m。树皮浅灰色，幼嫩部分具鳞片。小枝近方形、灰褐色，有纵槽，密被棕黄色的绒毛和有橙黄色的鳞片，老枝无毛。叶对生或近对生，叶片长椭圆形至阔披针形，稀为椭圆状倒卵形或卵形，长 12～16（20）cm，宽 4.8～7.3 cm，先端渐尖，基部楔尖，稀钝圆，全缘，两面无毛而稍粗糙，甚少在背面脉上有粗毛，在放大镜下密被白色、圆形、凸起的小斑点，背面具有黄褐色或橙黄色的鳞片，中脉在背面凸起，侧脉 6～10 对，稍广展，将达叶缘处弯拱而连结，脉腋内有丛生的粗毛，小脉显著，横生，平行，网脉疏生。叶柄长 1～1.5 cm，有槽，具鳞片或被毛。穗状花序腋生和顶生或组成圆锥花序，总轴被棕黄色的绒毛和金黄色与橙色的鳞片。小苞片线状，长约 1 mm。花长约 9 mm，萼钟状，外面有黄色而有光泽的鳞片和被粗毛，长约 3.5 mm，约为子房的 2 倍。萼齿 4 或 5，三角形，直立，渐尖，长 1.5 mm，内面具一柠檬黄色而有光泽的大粗毛环，毛生于广展的环带上，稀突出萼喉之上。花瓣长约 2 mm，黄白色，长倒卵形，基部渐狭柄，顶、端钝圆或稍短尖。雄蕊 8，花丝长，伸出萼外甚长，生于萼管之基部，花丝基部扁宽向上渐狭，大部分与萼管合生，高出萼齿 4.5 mm，花药椭圆形，药隔不突出。子房圆柱状，长约 1.5 mm，基部略狭而平截，稍 4 棱形，有鳞片。花柱圆柱状，胚珠 2 颗，倒垂。果椭圆形，有 4 翅，轮廓圆形，近圆形或梨形，长 1.7~2.5 cm，被黄色或橙黄色鳞片，翅纸质，等大，成熟时红色或紫红色，阔 0.7~1.2 cm，两端钝圆或基部渐狭而呈楔尖。果柄长 2~4 mm。种子 1 颗，纺锤形，有纵沟 8 条，通常长 1.5 cm，径约 4 mm。花期 5~8 月，果期 9 月开始。

三、华风车子抗特应性皮炎药理作用与机制[①]

1. 华风车子减轻特应性皮炎症状

Ju-Hyoung Park等用DNCB建立特应性皮炎模型后，模型组小鼠出现明显的特应性皮炎症状，包括红斑、瘙痒、皮肤干燥、水肿、损伤和苔藓化。特应性皮炎模型组的症状严重程度逐渐加重，第 7 天达到高峰，给予华风车子治疗可改善特应性皮炎样皮损，并且与特应性皮炎模型组相比，皮炎评分降低。皮肤屏障功能参数包括pH值、水合作用和经皮失水（TEWL），这些参数的异常会导致皮肤屏障的破坏。与正常组相比，特应性皮炎模型组的皮肤pH和TEWL水平升高，华风车子组的皮肤pH以及TEWL水平则降低，表明华风车子改善了皮肤的水合水平。血清IgE升高和嗜酸性粒细胞的存在是特应性皮炎样疾病的典型特征。研究者也观察了华风车子对IgE水平和嗜酸性粒细胞数量的影响。与正常组相比，特应性皮炎模型组血清IgE水平和嗜酸性粒细胞数量增加，而华风车子治疗组血清IgE水平和嗜酸性粒细胞数量均显著降低，同时华风车子治疗组（400 mg/kg）与地塞米松（阳性对照）治疗组（PC）的结果相似，证明华风车子对特应性皮炎具有疗效。

2. 华风车子减轻特应性皮炎病理表现

Ju-Hyoung Park用HE染色法观察小鼠背部皮肤病理变化。与正常组比较，DNCB诱导后，大鼠表皮厚度增加。用 400 mg/kg华风车子处理后，则显著降低了表皮厚度。此外，根据甲苯胺蓝（TB）染色观察背部皮肤肥大细胞浸润的程度，发现DNCB诱导组皮损处肥大细胞浸润增加，但华风车子治疗显著降低了这种浸润。此外，华风车子治疗组（400 mg/kg）与地塞米松治疗组的结果相似。

---

① Park J H, Hwang M H, Cho Y R, et al. Combretum quadrangulare extract attenuates atopic dermatitis-like skin lesions through modulation of MAPK signaling in BALB/c mice[J]. Molecules, 2020, 25(8): 2003. DOI: 10.3390/molecules25082003.

3. 华风车子改善特应性皮炎皮肤屏障

聚丝蛋白在维持水分和皮肤屏障功能中起重要作用，而神经酰胺（一种被神经酰胺酶降解的脂质）同样有与丝聚蛋白相似的功能。当聚丝蛋白和神经酰胺缺乏时，皮肤屏障功能遭到破坏，皮肤变得粗糙并失去透明度，导致皮肤干燥。与正常组相比，DNCB诱导的皮肤损伤中聚丝蛋白的表达显著降低，但给予不同浓度的华风车子药物，丝聚蛋白的表达均增加。与正常组相比，神经酰胺酶在特应性皮炎模型组中急剧增加，但华风车子处理剂量依赖性降低了该酶的表达。这表明华风车子可以增加聚丝蛋白的表达，降低神经酰胺酶的表达，修复皮肤屏障功能。

4. 华风车子抑制细胞因子和趋化因子的表达

炎症性疾病释放促炎细胞因子和趋化因子，包括IL-6、IL-13和胸腺和激活调节趋化因子（TARC）。研究发现，特应性皮炎模型组IL-6、IL-13、TARCmRNA表达均升高。用华风车子处理后，显著抑制了DNCB诱导的皮损中IL-6、IL-13、TARC的mRNA水平。Ju-Hyoung Park还检测了TSLP在mRNA的表达，表明华风车子治疗有效地抑制了其表达，且呈剂量依赖性，提示华风车子可以通过抑制炎症因子和趋化因子的表达来改善特应性皮炎。

5. 华风车子调节 MAPK 信号通路

MAPK的磷酸化引起炎症反应。研究检测了华风车子对MAPK信号通路的相关蛋白ERK、JNK和p38 表达的作用。与正常比较，DNCB诱导的特应性皮炎模型皮损中ERK、JNK和p38 的磷酸化增加。华风车子剂量依赖性地抑制ERK、JNK和p38 磷酸化。用200 mg/kg和400 mg/kg华风车子处理显著降低了ERK的活化，而JNK和p38 的活化在所有浓度（100、200 和 400 mg/kg）华风车子处理下均显著降低，这表明华风车子抑制MAPK信号通路。

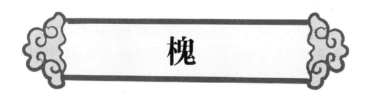

槐

槐角，又称槐角豆，为槐角树的果实，是一种常用中药，含有丰富的蛋白质、脂肪、碳水化合物、维生素和矿物质等营养成分，具有滋阴润肺、益气养血、补肾壮阳等功效。槐角常用于治疗肺热咳嗽、乳腺炎、乳腺增生、肾虚阳痿、风湿关节痛等症状。槐角成分槐角苷通过抑制T细胞分化，可以减少炎症因子释放，减轻特应性皮炎症状。

一、中药槐角

1. 中文名：槐角（Huái Jiǎo）。

2. 别名：槐实、槐子、槐豆、槐荚、槐连灯、九连灯、天豆、槐连豆。

3. 性味归经：味苦，性寒；归肝、大肠经。

4. 功效：清热泻火，凉血止血。主治肠热便血、痔肿出血、肝热头痛、眩晕目赤、心胸烦闷、风眩欲倒、阴疮湿痒、皮炎。

5. 医家论述：（1）《日华子本草》："治丈夫女人阴疮湿痒。"（2）《本草求原》："槐角润肝养血。治痔，疗，血痢，崩血；其角中核子，补脑，杀虫。"（3）《本草拾遗》："杀虫去风，明目除热泪，头脑心胸间热；风烦闷，风眩欲倒，心头吐涎如醉，漾漾如船车上者。"

6. 药用部位：豆科植物槐 *Styphnolobium japonicum*（L.）Schott. 的干燥成熟果实。

7. 主要化学成分：染料木素、槐属苷、槐属双苷、山奈酚糖苷-C、槐属黄酮苷、芸香苷、槲皮素。

二、中药来源：植物槐

槐是落叶乔木，高达 25 m。树冠圆形，叶多而密，树皮棕灰色，粗糙纵裂内皮鲜黄色。单数羽状复叶互生，小叶 7～12 片，对生或近对生，小叶片卵状披针形至卵形，先端尖，基部浑圆，常略偏斜，全缘，下面有白粉及细毛。夏季开花，顶生大型圆锥花序。萼钟状，具 5 小齿，疏被毛。蝶形花冠乳白色或稍带黄色，旗瓣宽心形，凹头，有爪，微带紫脉，雄蕊 10 枚，不等长。荚果肉质，节荚之间紧缩成串珠状，黄绿色，无毛，不开裂。种子 1～6 粒，肾形，长约 8 mm，棕黑色。花期 7～8 月，果期 10～11 月。

三、槐角苷抗特应性皮炎药理作用与机制[①]

1. 槐角减轻特应性皮炎症状

Byung-Hak Kim 和 Sanghyun Lee 用 OVA 和 DNCB 建立特应性皮炎和接触性皮炎模型，从槐角种子提取槐角苷治疗皮炎，观察槐角苷的作用，发现槐角苷显著抑制增生性瘢痕、表皮增生、免疫细胞浸润和皮肤增厚。

2. 槐角抑制免疫球蛋白的释放

Byung-Hak Kim 等认为槐角苷通过抑制免疫球蛋白来抑制特应性皮炎。研究者通过检测血清中总 IgE、OVA 特异性的 IgE、IgG1、IgG2a 浓度，发现特应性皮炎模型组小鼠

---

① Kim B H, Lee S. Sophoricoside from Styphnolobium japonicum improves experimental atopic dermatitis in mice[J]. Phytomedicine, 2021, 82: 153463. DOI: 10. 1016/j. phymed. 2021.153463.

的血清中这些免疫球蛋白浓度升高，槐角苷治疗后抑制上述免疫球蛋白浓度的升高。另外，Byung-Hak Kim等通过甲苯胺蓝染色，发现槐角苷处理后，特应性皮炎模型组小鼠皮肤的肥大细胞数量显著下降，3 mg/kg的槐角苷可达到34.6%±3.7%的抑制率，这表明槐角苷通过抑制免疫球蛋白及免疫球蛋白激活肥大细胞，缓解特应性皮炎症状。

3. 槐角抑制炎症细胞因子的释放

特应性皮炎会导致肥大细胞脱颗粒和免疫细胞浸润，肥大细胞和免疫细胞会释放大量炎症相关因子，包括Th1、Th2、Th17细胞因子，如IFN-γ、TNF-α、IL-2、IL-4、IL-5、IL-6、IL-17A。Byung-Hak Kim和Sanghyun Lee检测了小鼠血清中IFN-γ、TNF-α、IL-2、IL-4、IL-5、IL-6、IL-12、IL-17A浓度，发现特应性皮炎模型组小鼠的血清中上述细胞因子浓度升高，槐角苷显著降低了这些因子的浓度。

4. 槐角抑制 T 细胞的分化

T淋巴细胞会释放细胞因子参与炎症。Byung-HakKim和SanghyunLee比较了特应性皮炎模型组和槐角苷组小鼠的T细胞，发现槐角苷抑制了T细胞的增殖以及分化。Th1、Th2和Th17细胞主要的转录因子Tbet、GATA-3和RORγt的mRNA水平也被槐角苷抑制。Th1、Th2和Th17细胞相关的细胞因子mRNA水平也都被槐角苷抑制。

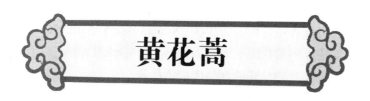

黄花蒿是一种含有青蒿素的中药材，主要功效包括清热解毒、消肿止痛、祛湿利湿等，可用于治疗感冒、发热、疟疾、痢疾、湿疹等疾病。黄花蒿还可以抗炎止痒，对特应性皮炎具有疗效。

一、中药黄花蒿

1. 中文名：黄花蒿（Huáng Huā Hāo）。

2. 别名：草蒿、青蒿、臭蒿、狄蒿、黄蒿、臭黄蒿、苘蒿、黄香蒿、野苘蒿、秋蒿、香苦草、野苦草、鸡虱草、假香菜、香丝草、酒饼草。

3. 性味归经：味苦、辛，性寒、凉；归胃经。

4. 功能主治：清热解疟，祛风止痒。主治伤暑、疟疾、潮热、小儿惊风、热泻、恶疮疥癣。

5. 医家论述：（1）广州部队《常用中草药手册》："解热健胃，驱风止痒。"（2）《现代实用中药》：生叶汁：涂恶疮疥癣及毒虫咬伤。

6. 药用部位：菊科植物黄花蒿 *Artemisia annua* L. 的全草。

7. 主要化学成分：青蒿素、青蒿内脂Ⅰ、青蒿内脂Ⅱ、a-蒎烯、樟脑、桉叶油素、青蒿酮。

二、中药来源：植物黄花蒿

一年生草本，茎单生，茎、枝、叶两面及总苞片背面无毛或初叶下面微有极稀柔毛。叶两面具脱落性白色腺点及细小凹点，茎下部叶宽卵形或H角状卵形，长 3 ~ 7 cm，回栉齿状羽状深裂，每侧裂片 5 ~ 8（10），中肋在上面稍隆起，中轴两侧有窄翅无小栉齿，稀上部有数枚小栉齿，叶柄长 1 ~ 2 cm，基部有半抱茎假托叶。中部叶为回栉齿状羽状深裂，小裂片栉齿状三角形，具短柄。花头状花序球形，多数，径 1.5 ~ 2.5 mm，有短梗，基部有线形小苞叶，在分枝上排成总状或复总状花序，在茎上组成开展的尖塔形圆锥花序。总苞片背面无毛，雌花 10 ~ 18，两性花 10 ~ 30。瘦果椭圆状卵圆形，稍扁。花果期 8 ~ 11 月。

三、黄花蒿抗特应性皮炎药理作用与机制[①]

1. 黄花蒿改善特应性皮炎症状

黄花蒿水提物可改善特应性皮炎症状。Xinyan Han等利用DNCB诱导建立特应性皮炎模型，发现不同浓度的黄花蒿水提物（1.5 g/kg、3 g/kg以及 6 g/kg）缓解了DNCB诱导的特应性皮炎耳朵与背部皮肤的红肿溃烂等症状。

2. 黄花蒿调节免疫炎症反应

Xinyan Han等观察黄花蒿水提物对皮肤炎症细胞的浸润与脾脏大小的作用，结果显示特应性皮炎模型组小鼠脾脏肿大、皮肤增厚，给予黄花蒿水提物治疗后，减轻脾脏肿大，减少皮肤增厚，减少嗜酸性粒细胞浸润以及肥大细胞数量。

3. 黄花蒿抑制 IgE 与炎症细胞因子

Xinyan Han等对血清以及皮肤的IgE与2型免疫细胞因子浓度与基因进行检测，结果显示，特应性皮炎模型组IgE与2型免疫细胞因子IL-13、IL-4都显著升高，黄花蒿水提物则降低IgE、IL-13、IL-4的浓度以及基因表达。

---

① Han X, Chen Z, Yuan J, et al. Artemisia annua water extract attenuates DNCB-induced atopic dermatitis by restraining Th2 cell mediated inflammatory responses in BALB/c mice[J]. Journal of Ethnopharmacology, 2022, 291: 115160. DOI: 10. 1016/j. jep. 2022. 115160.

4. 黄花蒿抑制 MAPK 与 NF-κB 信号通路

MAPK与NF-κB信号通路参与炎症因子的表达。Xinyan Han等检测特应性皮炎模型组、正常对照组以及黄花蒿水提物组皮肤p38与NF-κB蛋白的变化，发现特应性皮炎模型组p38、NF-κB蛋白磷酸化增加，而黄花蒿降低这两种蛋白磷酸化，这表明黄花蒿可能通过调节MAPK与NF-κB信号通路来抑制2型免疫炎症因子IL-13、IL-4。

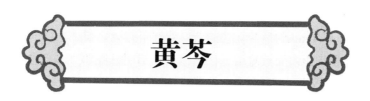

黄芩

黄芩清热燥湿、泻火解毒，临床上常用的黄芩胶囊、黄芩片具有很好的抗菌功效，这些药物也被应用于治疗上呼吸道感染。黄芩也能治疗特应性皮炎。它的多个成分包括黄芩素、黄芩苷、黄芩黄酮Ⅱ等具有抗特应性皮炎的作用。

一、中药黄芩

1. 中文名：黄芩（Huáng Qín）。

2. 别名：腐肠、黄文、妒妇、虹胜、经芩、印头、内虚、空肠、子芩、宿芩、条芩、元芩、土金茶根、山茶根、黄金条根。

3. 性味归经：味苦，性寒；归肺、胆、脾、大肠、小肠经。

4. 功效：具有清热燥湿、泻火解毒、止血、安胎的功效。主治湿温、暑湿、胸闷呕恶、湿热痞满、黄疸泻痢、肺热咳嗽、高热烦渴、血热吐衄、胎动不安、痈肿疔疮、皮炎。

5. 医家论述：（1）《神农本草经》："主诸热黄疸，肠僻，泄利，逐水，下血闭，（治）恶疮，疽蚀，火疡。"（2）《本草纲目》："治风热湿热头疼，奔豚热痛，火咳，肺痿喉，诸失血。"

6. 药用部位：为唇形科植物黄芩*Scutellaria baicalensis* Georgi. 的干燥根。

7. 主要化学成分：黄芩苷元、黄芩苷、汉黄芩素、汉黄芩苷、黄芩新素、黄芩黄酮Ⅱ。

二、中药来源：植物黄芩

多年生草本，根茎肥厚，肉质，径达 2 cm，伸长而分枝。茎基部伏地，上升，高30～120 cm，基部径2.5～3 mm，钝四棱形，具细条纹，近无毛或被上曲至开展的微柔毛，绿色或带紫色，自基部多分枝。叶坚纸质，披针形至线状披针形，长 1.5～4.5 cm，宽 0.5～1.2 cm，顶端钝，基部圆形，全缘，上面暗绿色，无毛或疏被贴生至开展的微柔毛，下面色较淡，无毛或沿中脉疏被微柔毛，密被下陷的腺点，侧脉 4 对，与中脉上面下陷下面凸出。叶柄短，长 2 mm，腹凹背凸，被微柔毛。花序在茎及枝上顶生，总状，长 7～15 cm，常再于茎顶聚成圆锥花序。花梗长 3 mm，与序轴均被微柔毛。苞片下部者似叶，上部者远较小，卵圆状披针形至披针形，长 4～11 mm，近于无毛。花萼开花时长 4 mm，盾片高 1.5 mm，外面密被微柔毛，萼缘被疏柔毛，内面无毛，果时花萼长 5 mm，有高 4 mm 的盾片。花冠紫、紫红至蓝色，长 2.3～3 cm，外面密被具腺短柔毛，内面在囊状膨大处被短柔毛。冠筒近基部明显膝曲，中部径 1.5 mm，至喉部宽达 6 mm；冠檐 2 唇形，上唇盔状，先端微缺，下唇中裂片三角状卵圆形，宽 7.5 mm，两侧裂片向上唇靠合。雄蕊 4，稍露出，前对较长，具半药，退化半药不明显，后对较短，具全药，药室裂口具白色髯毛，背部具泡状毛。花丝扁平，中部以下前对在内侧后对在两侧被小疏柔毛。花柱细长，先端锐尖，微裂。花盘环状，高 0.75 mm，前方稍增大，后方延伸成极短子房柄。子房褐色，无毛。小坚果卵球形，高 1.5 mm，径 1 mm，黑褐色，具瘤，腹面近基部具果脐。花期 7～8 月，果期 8～9 月。

三、黄芩抗特应性皮炎药理作用与机制[1][2][3]

1. 黄芩上调信号素 3A

信号素 3A（Sema3A）是一种在角质形成细胞表达中的神经抑制因子，它抑制表皮中神经纤维的伸长，对特应性皮炎与瘙痒进行负性调控。2021 年，Yasuko Yoshioka 等研究发现，黄芩提取物可以促进人正常角质形成细胞（NHEK）中信号素 3A 基因的上调以及浓度升高。在人重组表皮模型中也发现，黄芩提取物显著提高培养上清液中 Sema3A 蛋白水平。此外，研究还发现黄芩提取物中黄芩苷和黄芩素都可显著提高 Sema3A 的表达，但黄芩素的作用优于黄芩苷。这表明黄芩具有促进信号素 3A 表达，抑制特应性皮炎的作用。

2. 黄芩调节 Th1/Th2 平衡

Mi-Young Yun 等研究发现黄芩素水凝胶能够改善屋尘螨诱导的特应性皮炎症状，

---

① Yoshioka Y, Kamata Y, Tominaga M, et al. Extract of Scutellaria baicalensis induces semaphorin 3A production in human epidermal keratinocytes[J]. Plos one, 2021, 16(4): e0250663. DOI: 10. 1371/JOURNAL.PONE.0250663.

② Yun M Y, Yang J H, Kim D K, et al. Therapeutic effects of Baicalein on atopic dermatitis-like skin lesions of NC/Nga mice induced by dermatophagoides pteronyssinus[J]. International Immunopharmacology, 2010, 10(9): 1142-1148. DOI: 10. 1016/j.intimp. 2010.06.020.

③ Lee Y, Oh J H, Li N, et al. Topical Skullcapflavone II attenuates atopic dermatitis in a mouse model by directly inhibiting associated cytokines in different cell types[J]. Frontiers in Immunology, 2022, 13: 1064515. DOI: 10.3389/fimmu.2022.1064515.

并降低皮肤严重程度评分与表皮厚度，减少肥大细胞数量。黄芩素水凝胶还降低了血清中炎症细胞因子TNF-α、IL-6的水平。研究者认为黄芩素可能对Th1/Th2平衡进行了重调定，提高了脾脏细胞培养上清液中的IFN-γ水平，降低了IL-4浓度。特应性皮炎小鼠皮肤中免疫细胞CD3+/CD69+、CCR3+、CD11b+/Gr-1+、B220+/IgE+等细胞在黄芩素凝胶治疗后细胞数量均显著下降，这可能也与调节免疫功能有关。

3. 黄芩抑制特应性皮炎相关的细胞因子

Youngae Lee等提出黄芩黄酮Ⅱ通过抑制相关的细胞因子抑制特应性皮炎。局部给予黄芩黄酮Ⅱ可减轻MC903诱导的特应性皮炎样皮肤炎症，缓解耳朵的肿胀并降低临床评分，减少瘙痒行为，降低血清IgE水平。局部给予黄芩黄酮Ⅱ还可减少表皮增厚和CD4细胞、Gr-1细胞、肥大细胞等的浸润。研究者认为黄芩黄酮Ⅱ的抗特应性皮炎作用与细胞因子相关。研究发现黄芩黄酮Ⅱ抑制角质形成细胞的分化，中性粒细胞与嗜碱性粒细胞也减少，而特应性皮炎皮肤中Th2细胞因子TSLP、IL-4、IL-6都显著下降。在角质形成细胞、CD4+T细胞以及树突状细胞等细胞上也证实黄芩黄酮Ⅱ抑制TSLP、IL-4、IL-6。

4. 黄芩恢复皮肤屏障与肠道菌群

Lan Wang等则认为黄芩苷也具有抗特应性皮炎作用，研究发现给予黄芩苷14天后，也能改善特应性皮炎症状，降低皮肤厚度和皮肤评分。研究者认为这与恢复皮肤屏障和肠道菌群有关。实验结果表明黄芩苷减少皮肤经表皮失水，上调皮肤中丝聚蛋白、外皮蛋白和兜甲蛋白的蛋白表达，还能抑制NF-κB和JAK/STAT通路的激活。此外，黄芩苷显著恢复了特应性皮炎小鼠肠道微生物群中益生菌的丰度。给予黄芩苷供体粪便微生物群的无菌小鼠，背部皮肤厚度和皮肤EASI评分都降低，并且小鼠血清中IgE、组胺、TNF-α和IL-4的浓度下降。上述提示，黄芩苷可以通过调节肠道菌群，改善特应性皮炎。

J

鸡血藤

鸡血藤是一味活血补血、调经止痛的中药，也具有治疗特应性皮炎的作用，它通过抑制特应性皮炎MAPK/STAT1/NF-κB通路调节趋化因子，改善特应性皮炎症状。

一、中药鸡血藤

1. 中文名：鸡血藤（Jī Xuè Téng）。

2. 别名：血风、血藤、大血藤、血风藤、三叶鸡血藤、九层风。

3. 性味归经：味苦、微甘，性温；归心、脾经。

4. 功能主治：活血，舒筋。主治腰膝酸痛、麻木瘫痪、月经不调、特应性皮炎。

5. 医家论述：（1）《纲目拾遗》："活血，暖腰膝，已风瘫。"（2）《饮片新参》："去瘀血，生新血，流利经脉。治暑痧，风血痹症。"

6. 药用部位：为豆科植物密花豆*Spatholobus suberectus* Dunn. 的藤茎。

7. 主要化学成分：刺芒柄花素、芒柄花苷、樱黄素、阿佛洛莫生、大豆素。

二、中药来源：植物密花豆

攀援藤本，小叶纸质或近革质，不同形，顶生的两侧对称，宽椭圆形、宽倒卵形或近圆形，长9～19 cm，先端骤缩成短钝尖头，基部宽楔形或圆，侧生的两侧不对称，与顶生小叶等大或稍窄，两面近无毛或下面脉腋间有髯毛，侧脉6～8对，微弯。小叶柄长5～8 mm，小托叶钻状，长3～6 mm。圆锥花序腋生或生于小枝顶端，长达50 cm，序轴、花梗被黄褐色短柔毛。花萼长3.5～4 mm，萼齿远比萼筒为短，上面2齿稍长，多少合生，下面3齿先端钝圆，密被黄褐色短柔毛，内面的毛长而银灰色。花冠白色，旗瓣扁圆形，长4～4.5 mm，先端微凹，基部具爪。翼瓣长3.5～4 mm，稍长于龙骨瓣，两者均具爪及耳。花药球形，大小均一。子房无柄，被糙伏毛。荚果刀状，长8～11 cm，密被棕色短茸毛，具果颈；种子长圆形，扁平，长约2 cm。花期6～7月，果期8～12月。

三、鸡血藤抗特应性皮炎药理作用与机制[1]

1. 鸡血藤抑制特应性皮炎的症状以及病理表现

Taesoo Kim利用螨虫的提取物建立特应性皮炎模型，特应性皮炎动物表现出皮肤肿胀、红斑、角质化、渗出、皮肤干燥，以及耳朵增厚等症状，给予鸡血藤水提物治疗后，可以显著改善这些症状。病理学研究表明，鸡血藤水提物可减少特应性皮炎模型小鼠肥大细胞和T细胞（CD3+细胞）增多和浸润。

2. 鸡血藤抑制特应性皮炎因子

特应性皮炎会导致IgE以及促炎症趋化因子的上调。鸡血藤水提物可抑制促炎症趋化因子，改善炎症。研究发现特应性皮炎模型小鼠以及角质形成细胞模型的IgE、组胺以及促炎症趋化因子TARC、MDC、RANTES都显著升高，鸡血藤水提物降低了上述相关因子浓度。

3. 鸡血藤抑制特应性皮炎 MAPK/STAT1/NF-κB 通路

MAPK/STAT1/NF-κB通路参与促炎症因子的合成和转录，Taesoo Kim利用角质形成细胞模型对上述信号通路进行了研究。IFN-γ-/TNF-α-刺激的HaCaT细胞，p38、ERK和JNK的磷酸化表达升高，鸡血藤水提物 300 μg/mL可抑制p38、ERK和JNK的磷酸化。此外，鸡血藤水提物还抑制了STAT1 和IκBα的磷酸化以及IκBα的降解。用血藤水提物处理后，剂量依赖抑制IFN-γ/TNF-α诱导HaCaT细胞的pSTAT1、p65 和p50 的核易位。

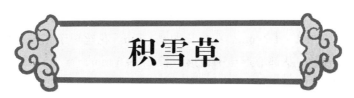

积雪草

积雪草又称为连钱草、地钱草等，是一种常见的中草药。积雪草生长在我国东北、华北、西南等地区，味甘、性寒，具有清热解毒、止血敛伤、消肿排脓等功效。积雪草常用于治疗肺热咳嗽、痢疾腹泻、湿疹瘙痒、痈肿疔疮等疾病。积雪草还可以用于外用，治疗烫伤、烧伤、湿疹等皮肤病，也可治疗特应性皮炎。

一、中药积雪草

1. 中文名：积雪草（Jī Xuě Cǎo）。

2. 别名：连钱草、地钱草、马蹄草、老公根、葵蓬菜、崩口碗、落得打、地棠草、

① Song H K, Park S H, Kim H J, et al. Spatholobus suberectus dunn water extract ameliorates atopic dermatitis–like symptoms by suppressing proinflammatory chemokine production in vivo and in vitro[J]. Frontiers in Pharmacology, 2022, 13: 919230. DOI: 10.3389/FPHAR.2022.919230

大马蹄草、土细辛、崩大碗、雷公根、刚果龙、缺碗草芋子草、马脚迹、芽黄草、草如意、蚶壳草、含壳草、乞食碗、老犴碗、大水钱、破铜钱草、铜钱草、老鸭确定、铁灯盏、半边碗、透骨草、跳破碗、雷公碗、地细辛、地排草。

3. 性味归经：味苦、辛，性寒；归肝、脾、肾经。

4. 功能主治：清热利湿，活血止血，解毒消肿。主治发热、咳喘、咽喉肿痛、肠炎、痢疾、湿热黄疸、水肿、淋证、尿血、衄血、痛经、崩漏、丹毒、瘰疬、痈疮肿毒、带状疱疹、跌打肿痛、外伤出血、蛇虫咬伤。

5. 医家论述：（1）《日华子本草》："以盐挪贴，消肿毒并风疹疥。"（2）《四川中药志》："祛风散寒。治肺热咳嗽，消瘿瘤，涂痈疮肿毒，消食积饱胀。"

6. 药用部位：伞形科植物积雪草 *Centella asiatica*（L.）Urb. 的干燥全草。

7. 主要化学成分：积雪草苷、参枯尼苷、异参枯尼苷、羟基积雪草苷、玻热模苷、破热米苷、破热米酸、积雪草酸、羟基积雪草酸、异羟基积雪草酸及桦皮酸等。

二、中药来源：植物积雪草

多年生草本，茎匍匐，细长，节上生根。叶片膜质至草质，圆形、肾形或马蹄形，长 1～2.8 cm，宽 1.5～5 cm，边缘有钝锯齿，基部阔心形，两面无毛或在背面脉上疏生柔毛。掌状脉 5～7，两面隆起，脉上部分叉。叶柄长 1.5～27 cm，无毛或上部有柔毛，基部叶鞘透明，膜质。伞形花序梗 2～4 个，聚生于叶腋，长 0.2～1.5 cm，有或无毛。苞片通常 2，很少 3，卵形，膜质，长 3～4 mm，宽 2.1～3 mm。每一伞形花序有花 3～4，聚集呈头状，花无柄或有 1 mm长的短柄。花瓣卵形，紫红色或乳白色，膜质，长 1.2～1.5 mm，宽 1.1～1.2 mm。花柱长约 0.6 mm。花丝短于花瓣，与花柱等长。果实两侧扁压，圆球形，基部心形至平截形，长 2.1～3 mm，宽 2.2～3.6 mm，每侧有纵棱数条，棱间有明显的小横脉，网状，表面有毛或平滑。花果期 4～10 月。

三、积雪草抗特应性皮炎药理作用与机制[1][2][3][4]

1. 积雪草抑制特应性皮炎症状

目前针对积雪草抗特应性皮炎研究存在邻苯二甲酸酐（Phthalic anhydride）与DNCB

① Park J H, Choi J Y, Son D J, et al. Anti-inflammatory effect of titrated extract of Ce ntella asiatica in phthalic anhydride-induced allergic dermatitis animal model[J]. Internation al journal of molecular sciences, 2017, 18(4): 738. DOI: 10.3390/ijms18040738.

② Ho P J, Sung J J, Cheon K K, et al. Anti-inflammatory effect of Centella asiatica ph ytosome in a mouse model of phthalic anhydride-induced atopic dermatitis[J]. Phytomedicine, 2018, 43: 110-119. DOI: 10. 1016/j.phymed.2018.04.013.

③ Park J H, Yeo I J, Jang J S, et al. Combination effect of titrated extract of Centella asiatica and astaxanthin in a mouse model of phthalic anhydride-induced atopic dermatitis [J]. Allergy, Asthma & Immunology Research, 2019, 11(4): 548.DOI: 10.4168/aair.2019. 11. 4.548.

④ Lee Y, Choi H K, N'deh K P U, et al. Inhibitory effect of Centella asiatica extract on DNCB-induced atopic dermatitis in HaCaT cells and BALB/c mice[J]. Nutrients, 2020, 12(2): 411. DOI: 10.3390/nu12020411.

两种特应性皮炎动物模型。这两种模型都会引起特应性皮炎的症状，包括皮肤表型上皮肤红肿、溃烂、增生。

Ju Ho Park等的研究发现积雪草的提取物可减轻耳朵、背部的红肿和溃烂，减少皮肤的炎性评分，0.4%的积雪草提取物就能显著降低耳朵厚度，可以把皮肤评分从特应性皮炎模型组的 12 分降低至 6 分。此外，Yonghyeon Lee等还进行了病理研究，发现特应性皮炎模型组的表皮厚度增高，而积雪草的提取物则可降低表皮厚度。另外，积雪草的提取物还可抑制炎症细胞的浸润，如肥大细胞。特应性皮炎模型组的肥大细胞数量升高了 5.8 倍，用 200 mg/kg积雪草的提取物处理后降低。

炎症导致淋巴结肿大，体重相近的正常组小鼠耳朵淋巴结的重量 10 mg以下，特应性皮炎模型组的淋巴结达到 40 mg，用 0.4%的积雪草提取物治疗后把重量降低至 25 mg以下。特应性皮炎模型组小鼠瘙痒可达到 100 次以上，而积雪草提取物组则降低至 50 次以下。这些结果表明积雪草抑制特应性皮炎症状。

2. 积雪草抑制特应性皮炎的炎症因子

特应性皮炎模型小鼠血清中IgE浓度升高，用积雪草提取物治疗后可降低IgE浓度。Ju Ho Park等的研究中，正常组的IgE小于 25 ng/mL，而特应性皮炎模型组则超过了 100 ng/mL，0.4%的积雪草提取物治疗后将IgE浓度降低至 80 ng/mL以下。

iNOS和COX-2 是与炎症密切相关的因子。Yonghyeon Lee和Ju Ho Park等发现了积雪草提取物或者联合虾青素都抑制了特应性皮炎小鼠iNOS和COX-2 的基因表达。Ju Ho Park等在RAW264.7 细胞水平中，证实积雪草提取物联合虾青素抑制脂多糖刺激产生的NO、iNOS和COX-2。Th1、Th2、Th17 细胞因子都参与特应性皮炎。在特应性皮炎模型中，Th1 的细胞因子TNF-α，Th2 中的细胞因子IL-4、IL-5、IL-6、IL-10、IL-13 以及Th17 的细胞因子IL-17 的浓度都会升高。用积雪草提取物治疗后，这些细胞因子浓度明显下调，这说明积雪草抑制了炎症因子的表达。

3. 积雪草抑制 NF-κB、MAPK 信号通路

积雪草可抑制NF-κB、MAPK信号通路。Ju Ho Park在动物模型和细胞上发现积雪草提取物抑制了NF-κB信号通路蛋白IκBα的磷酸化，抑制了P50、p65 的核转位。Yonghyeon Lee发现特应性皮炎模型组的MAPK信号通路蛋白p-p38、p-ERK是正常组的 3.6 倍，但是给予积雪草提取物后，p-p38、p-ERK蛋白占比降低。

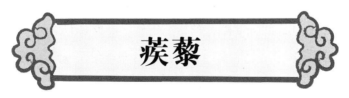

蒺藜

蒺藜又称刺蒺藜、蒺藜子等，是一种常见的中药材，具有清热解毒、利尿消肿、

降血脂、增强免疫力等功效。在中医药中，蒺藜常用于治疗肾虚阳痿、阳痿早泄、腰膝酸软、尿频尿急等症状。它还具有抗特应性皮炎作用。

一、中药蒺藜

1. 中文名：蒺藜（Jí Lí，见图 17）。
2. 别名：白蒺藜、刺蒺藜、名茨、旁通、屈人、止行、休羽、升推。
3. 性味归经：味辛、苦，性微温；归肝经。
4. 功能主治：平肝解郁，活血祛风，明目，止痒。主治头痛眩晕、胸胁胀痛、乳闭乳痈、目赤翳障、风疹瘙痒。
5. 医家论述：（1）《名医别录》："主身体风痒，燥涩顽痹，一切眼目翳障等疾。"（2）《方龙潭家秘》："治身体风痒，燥涩顽痹：刺蒺藜四两（带刺炒，磨为末），胡麻仁二两（泡汤去衣，捣如泥），葳蕤三两，金银花一两（炒磨为末）。四味炼蜜为丸。早晚各服三钱，白汤下。"
6. 药用部位：蒺藜科植物蒺藜 *Tribulus terrestris* L. 的干燥成熟果实。
7. 主要化学成分：甾体皂苷，其皂苷元为薯蓣皂苷元、鲁期可皂苷元、海可皂苷元、吉托皂苷元等，另含蒺藜苷、山奈酚-3-芸香糖苷、紫云英苷、哈尔满碱等。

三、中药来源：植物蒺藜草

一年生草本，茎平卧，偶数羽状复叶。小叶对生，枝长 20~60 cm，偶数羽状复叶，长 1.5~5 cm。小叶对生，3~8 对，矩圆形或斜短圆形，长 5~10 mm，宽 2~5 mm，先端锐尖或钝，基部稍偏斜，被柔毛，全缘。花腋生，花梗短于叶，花黄色。萼片 5，宿存。花瓣 5，雄蕊 10，生于花盘基部，基部有鳞片状腺体，子房 5 棱，柱头 5 裂，每室 3~4 胚珠。花期为 5~8 月。果有分果瓣 5，硬，长 4~6 mm，无毛或被毛，中部边缘有锐刺 2 枚，下部常有小锐刺 2 枚，其余部位常有小瘤体。果期 6~9 月。

三、蒺藜抗特应性皮炎药理作用与机制[①]

1. 蒺藜缓解特应性皮炎症状

Seok Yong Kang 等建立特应性皮炎模型，模型动物皮肤出现溃烂、增厚，免疫细胞浸润，肥大细胞数量增多。在外用蒺藜治疗后，皮肤溃烂减少，皮肤厚度降低，肥大细胞数量减少。另外，Seok Yong Kang 的研究还显示蒺藜减少经皮失水，能缓解特应性皮炎症状。

---

① Kang S Y, Jung H W, Nam J H, et al. Effects of the fruit extract of Tribulus terrestris on skin inflammation in mice with oxazolone-induced atopic dermatitis through regulation of calcium channels, orai-1 and TRPV3, and mast cell activation[J]. Evidence-Based Complementary and Alternative Medicine, 2017, 2017.DOI: 10. 1155/2017/8312946.

2. 蒺藜抑制 T 细胞浸润

炎症皮肤屏障的破坏与T淋巴细胞关系密切。Seok Yong Kang等用免疫组化方法观察T细胞的浸润情况。研究发现蒺藜提取物可降T细胞表达。特应性皮炎模型组小鼠皮肤组织中表达CD3+T细胞随表皮厚度的增加而增多，而蒺藜提取物可减少皮肤组织中CD3+T细胞。

3. 蒺藜抑制 Orai-1 钙通道

Orai-1 钙通道是表达在T细胞上的一种钙离子通道，它表达升高也是皮肤屏障功能异常的一个指标。Seok Yong Kang等的研究显示，特应性皮炎模型组小鼠皮肤组织Orai-1 钙通道的表达随表皮厚度的增加而升高，1%的蒺藜提取物可降低皮肤组织中Orai-1 钙通道的表达。Seok Yong Kang等将Orai-1-STIM1 转染到HEK293T细胞进行研究。当细胞内质网钙离子浓度下降，就会被STIM1 蛋白感受并激活Orai-1 钙通道，导致胞内钙离子浓度增加，而蒺藜提取物可抑制激活Orai-1 引起的钙电流，这表明蒺藜抑制Orai-1 钙通道。

4. 蒺藜激活 TRPV3 通道

TRPV3的激活和屏障的改善有关。Seok Yong Kang等通过全细胞膜片钳研究蒺藜对TRPV3的影响。研究发现蒺藜提取物激活了TRPV3 通道，增大通道电流。上述表明，蒺藜通过抑制Orai-1 钙通道，激活TRPV3 通道，改善皮肤屏障，缓解特应性皮炎症状。

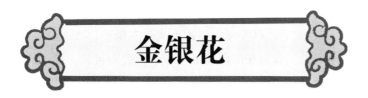

金银花

金银花一种双色花，是寒性中药。李时珍在《本草纲目》中认为它可以治疗一切风湿气，以及诸肿毒、痈疽疥癣、杨梅诸恶疮。金银花可通过抑制炎症信号通路，恢复皮肤屏障而改善特应性皮炎症状。

一、中药金银花

1. 中文名：金银花（Jin yín huā）。

2. 别名：忍冬花、鹭鸶花、银花、双花、二花、金藤花、双苞花、金花、二宝花。

3. 性味归经：味甘，性寒；归肺、心、胃经。

4. 功能主治：清热解毒，疏散风热。主治温病发热、热毒血痢、痈肿疔疮、皮炎。

5. 医家论述：（1）《滇南本草》："清热，解诸疮，痈疽发背，丹流瘰疬。"（2）《本草备要》："养血止渴。治疥癣。"（3）《本草纲目》："一切风湿气，及诸肿毒、痈疽疥癣、杨梅诸恶疮。散热解毒。"

6. 药用部位：为忍冬科忍冬属植物忍冬*Lonicera japonica* Thunb.、红腺忍冬*L.hypoglauca* Miq.、山银花*L.confuca* DC. 或毛花柱忍冬*L.dasystyla* Rehd. 的干燥花蕾或带初开的花。

7. 主要化学成分：木犀草素、绿原酸、异绿原酸、丁香油酚、香荆芥酚、金银花多糖。

二、中药来源：植物忍冬

多年生半常绿缠绕及匍匐茎的灌木。小枝细长，中空，藤为褐色至赤褐色。卵形叶子对生，枝叶均密生柔毛和腺毛。夏季开花，苞片叶状，唇形花有淡香，外面有柔毛和腺毛，雄蕊和花柱均伸出花冠，花成对生于叶腋，花色初为白色，渐变为黄色，黄白相映，球形浆果，熟时黑色。幼枝洁红褐色，密被黄褐色、开展的硬直糙毛、腺毛和短柔毛，下部常无毛。叶纸质，卵形至矩圆状卵形，有时卵状披针形，稀圆卵形或倒卵形，极少有 1 至数个钝缺，长 3～5 cm，顶端尖或渐尖，少有钝、圆或微凹缺，基部圆或近心形，有糙缘毛，上面深绿色，下面淡绿色，小枝上部叶通常两面均密被短糙毛，下部叶常平滑无毛而下面多少带青灰色；叶柄长 4～8 mm，密被短柔毛。总花梗通常单生于小枝上部叶腋，与叶柄等长或稍较短，下方者则长达 2～4 cm，密被短柔后，并夹杂腺毛。苞片大，叶状，卵形至椭圆形，长达 2～3 cm，两面均有短柔毛或有时近无毛。小苞片顶端圆形或截形，长约 1 mm，为萼筒的 1/2～4/5，有短糙毛和腺毛。萼筒长约 2 mm，无毛，萼齿卵状三角形或长三角形，顶端尖而有长毛，外面和边缘都有密毛。花冠白色，有时基部向阳面呈微红，后变黄色，长（2）3～4.5（6）cm，唇形，筒稍长于唇瓣，很少近等长，外被多少倒生的开展或半开展糙毛和长腺毛，上唇裂片顶端钝形，下唇带状而反曲。雄蕊和花柱均高出花冠。花蕾呈棒状，上粗下细。外面黄白色或淡绿色，密生短柔毛。花萼细小，黄绿色，先端裂，裂片边缘有毛。开放花朵筒状，先端二唇形，雄蕊 5，附于筒壁，黄色，雌蕊 1，子房无毛。气清香，味淡，微苦。以花蕾未开放、色黄白或绿白、无枝叶杂质者为佳。果实圆形，直径 6～7 mm，熟时蓝黑色，有光泽。种子卵圆形或椭圆形，褐色，长约 3 mm，中部有 1 凸起的脊，两侧有浅的横沟纹。花期 4～6 月（秋季亦常开花），果熟期 10～11 月。

三、金银花抗特应性皮炎药理作用与机制

1. 金银花改善特应性皮炎症状

研究分五组：空白组、DNCB模型组、地塞米松阳性对照组、金银花多糖组（低浓度、高浓度）。DNCB刺激建立特应性皮炎模型。特应性皮炎小鼠皮肤出现溃烂，耳朵

皮肤厚度增加，用高浓度金银花多糖治疗后，改善了皮肤症状，临床评分从接近 8 分降低至 3 分。研究发现，金银花多糖也可降低耳朵的肿胀厚度，从 0.5 mm 降低至 0.3 mm。检测特应性皮炎模型组的血清的 IgE 以及 Il-1β 的浓度都显著升高，金银花多糖降低了炎症因子 IgE 以及 Il-1β 的浓度，表明金银花多糖具有抗炎症的作用。

2. 金银花改善特应性皮炎病理变化

研究进一步考察金银花多糖对特应性皮炎的病理变化的作用。HE 染色显示特应性皮炎小鼠耳朵与皮肤的表皮增厚，厚度达到 60 μm 以上，而金银花多糖治疗后，厚度则可以降低至 40 μm 以下。甲苯胺蓝染色显示特应性皮炎模型组肥大细胞数量单位面积超过 75 个，而金银花多糖组的肥大细胞数量不超过 30 个，说明金银花多糖可以降低肥大细胞数量。上述表明，金银花多糖改善了特应性皮炎症状以及皮肤损伤。

3. 金银花抑制特应性皮炎相关信号通路

研究利用网络药理学，筛选出 TNF、IL17、Th17 细胞分化三条关键通路，找到它们共同的相关基因 IL-1B、IL-6、MAPK1、MAPK8、MAPK14、NFKBIA、JUN 以及 FOS，发现特应性皮炎模型组中这些基因都升高，金银花多糖则降低了这些基因的表达。利用免疫染色以及 Western Blot 方法研究，发现金银花多糖通过 MAPKs、NF-κB 以及 AP-1 通路抗炎症。特应性皮炎模型组的 MAPKs、NF-κB 以及 AP-1 信号通路相关蛋白磷酸化水平升高，金银花多糖则降低了这些通路的蛋白磷酸化水平。这表明金银花多糖通过上述通路降低相关炎症因子。

4. 金银花恢复皮肤屏障

研究认为 IL-17 参与了皮肤屏障的功能，IL-17 激活 IL-17 受体会激活 act1，进而激活下游信号通路。在网络药理学研究结果中推测，金银花多糖调节 IL-17。研究发现，特应性皮炎模型组皮肤中 IL-17 的基因和蛋白的表达上调，血清中 IL-17 浓度升高，金银花多糖则下调 IL-17 的基因和蛋白的表达量，也减少 act1 的表达。Th17 细胞是释放 IL-17 的细胞，特应性皮炎模型组脾脏 Th17 细胞分化增多，金银花多糖减少 Th17 细胞的分化。Western Blot 检测结果显示黏附连接蛋白 β-连环蛋白和 e-钙黏蛋白以及紧密连接蛋白 ZO-1 和咬合蛋白在特应性皮炎模型组皮肤表达都显著降低。但是金银花多糖促进了这些蛋白的表达。为了进一步明确金银花多糖如何影响 IL-17 的信号通路，利用分子对接的方法发现金银花多糖能与 act1 结合。利用 siRNA 干扰角质形成细胞系 HaCat 细胞上 act1 的表达，发现 IL-1B、IL-6、TNF-α、NFKBIA、JUN、FOS、MAPK1、MAPK8 以及 MAPK14 等基因都下调。利用 IL-17 和 TNF-α 刺激角质形成细胞释放 IL-6，金银花多糖与干扰了 act1 的效果一致。这说明 act1 是金银花多糖的重要靶点。

荆芥

荆芥又称为荆芥子、荆芥草、荆芥茎、荆芥果等，是一种常见的中药材。荆芥具有祛风散寒、开窍醒脑、化痰止咳、止痛解毒等功效，常用于治疗感冒、头痛、风湿关节痛、咳嗽、哮喘等疾病。外用可用于治疗风湿关节痛、扭伤、跌打损伤等外伤疾病，能缓解特应性皮炎症状。

一、中药荆芥

1. 中文名：荆芥（Jīng Jiè，见图 18）。

2. 别名：假苏、四棱杆蒿、鼠萸、姜芥。

3. 性味归经：味辛，性温；归肺、肝经。

4. 功能主治：祛风，解表，透疹，止血。主治感冒发热、头痛、目痒、咳嗽、咽喉肿痛、麻疹、痈肿、疮疥、衄血、吐血、便血、崩漏、产后血晕。

5. 医家论述：（1）《本草图经》："治头风，虚劳，疮疥，妇人血风。"（2）《本草汇言》："治一切疮疥：荆芥、金银花、土茯苓，等分。为末，熟地黄熬膏为丸，梧子大。每旦、晚各服百丸，茶酒任下。"（3）《神农本草经》："主寒热，鼠瘘，瘰疬生疮，破结聚气，下瘀血，除湿痹。"

6. 药用部位：唇形科植物荆芥 *Nepeta cataria* L. 的干燥地上部分。

7. 主要化学成分：胡薄荷酮、薄荷酮、异薄荷酮、异胡薄荷酮、桉叶素、香叶木素、橙皮苷、木犀草素，以及荆芥苷 A、B 和荆芥素。

二、中药来源：植物荆芥

多年生植物。茎坚强，基部木质化，多分枝，高 40~150 cm，基部近四棱形，上部钝四棱形，具浅槽，被白色短柔毛。叶卵状至三角状心脏形，长 2.5~7 cm，宽 2.1~4.7 cm，先端钝至锐尖，基部心形至截形，边缘具粗圆齿或牙齿，草质，上面黄绿色，被极短硬毛，下面略发白，被短柔毛但在脉上较密，侧脉 3~4 对，斜上升，在上面微凹陷，下面隆起。叶柄长 0.7~3 cm，细弱。花序为聚伞状，下部的腋生，上部的组成连续或间断的、较疏松或极密集的顶生分枝圆锥花序，聚伞花序呈二歧状分枝。苞叶叶状，或上部的变小而呈披针状，苞片、小苞片钻形，细小。花萼花时管状，长约 6 mm，径 1.2 mm，外被白色短柔毛，内面仅萼齿被疏硬毛，齿锥形，长 1.5～2 mm，后齿较长，花后花萼增大成瓮状，纵肋十分清晰。花冠白色，下唇有紫点，外被白色柔毛，内面在喉部被短柔毛，长约 7.5 mm，冠筒极细，径约 0.3 mm，自萼筒内骤然扩展成宽喉，冠檐二唇形，上唇短，长约 2 mm，宽约 3 mm，先端具浅凹，下唇 3 裂，中裂片近圆形，长约 3 mm，宽约 4 mm，基部心形，边缘具粗牙齿，侧裂片圆裂片状。雄蕊内藏，花丝扁平，无毛。花柱线形，先端 2 等裂。花盘杯状，裂片明显。子房无毛。小坚果卵形，几三棱状，灰褐色，长约 1.7 mm，径约 1 mm。花期 7～9 月，果期 9～10 月。

三、荆芥抗特应性皮炎药理作用与机制[1][2]

1. 荆芥减轻特应性皮炎症状

Ting Zhang等用DNCB诱导建立特应性皮炎模型，特应性皮炎模型组小鼠出现明显的特应性皮炎症状，包括红斑、瘙痒、皮肤干燥、水肿、损伤和苔藓化。单独给予荆芥或者联合益智仁给药治疗，从第 14 天开始，特应性皮炎症状得到缓解。到第 5 周，特应性皮炎的症状完全恢复。另外，皮肤炎症程度评分也显著下降。Ting Zhang等对小鼠瘙痒行为进行观察。结果发现荆芥可以明显降低瘙痒行为。在第 2 周，特应性皮炎模型组瘙痒行为达 25 次/10 min，而用荆芥治疗后降低至 5 次/10 min。

2. 荆芥减轻特应性皮炎病理表现

HE染色显示，特应性皮炎模型组的皮肤明显增厚，表皮和真皮比正常组增加 69.44% 和 61.28%。给予荆芥治疗后，表皮和真皮降低至 38.15% 和 42.37%。TB 染色显示，荆芥明显减少肥大的数量。另外有研究还发现荆芥可改善肠道的状况，提高黏蛋白的表达量。结果显示，特应性皮炎模型组的肠道菌群以及短链脂肪酸发生了变化，乙酸浓度升高，荆芥则降低了血清中乙酸的浓度，改善了肠道菌群，恢复了小鼠的健康。

3. 荆芥抑制 IgE 和相关炎症因子

特应性皮炎模型组小鼠血清中的IgE比正常组升高了 85.72%。给予荆芥治疗后，IgE降低了 46.26%。另外，特应性皮炎模型组小鼠的血清以及皮肤中的IL-13、IL-4、IL-6、TNF-α的浓度以及基因显著升高，荆芥则可降低这些因子的浓度或者基因表达。

① Zhang T, Qiu J, Wu X, et al. Schizonepeta tenuifolia with Alpinia Oxyphylla alleviates atopic dermatitis and improves the gut microbiome in Nc/Nga mice[J]. Pharmaceutics, 2020, 12(8): 722. DOI: 10.3390/pharmaceutics12080722.
② Choi YY, Kim M H, Kim J H, et al. Schizonepeta tenuifolia inhibits the development of atopic dermatitis in mice[J]. Phytotherapy Research, 2013, 27(8): 1131-1135. DOI: 10.1002/ptr.4833.

4. 荆芥调节 NF-κB 和 MAPK 信号通路

特应性皮炎模型组的NF-κB和MAPK通路的相关蛋白表达增加，荆芥则降低了这些相关蛋白表达，抑制NF-κB和MAPK信号通路的激活。

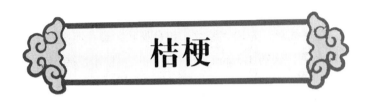

桔梗是常用来治疗肺部相关疾病的中药，具有宣肺利咽的功效。研究报道，桔梗具有抗特应性皮炎的作用，通过抗氧化、抗炎症通路减少炎症因子的释放。

一、中药桔梗

1. 中文名：桔梗（jié Gěng）。

2. 别名：符蔰、白药、利如、梗草、卢茹。

3. 性味归经：味苦辛；性平。归肺胃经。

4. 功能主治：宣肺，祛痰，利咽，排脓。主治咳嗽痰多、咽喉肿痛、肺痈吐脓、特应性皮炎。

5. 医家论述：《名医别录》："利五脏肠胃，补血气，除寒热、风痹，温中消谷，疗喉咽痛。"

6. 药用部位：为桔梗科植物桔梗 *Platycodon grandiflorus*（Jacq.）A. DC. 的根。

7. 主要化学成分：远志酸、桔梗皂苷。

二、中药来源：植物桔梗

多年生草本，高 30～120 cm。全株有白色乳汁。主根长纺锤形，少分枝。茎无毛，通常不分枝或上部稍分枝。叶 3～4 片轮生、对生或互生。无柄或有极短的柄。叶片卵形至披针形，长 2～7 cm，宽 0.5～3 cm，先端尖，基部楔形，边缘有尖锯齿，下面被白粉。花 1 朵至数朵单生茎顶或集成疏总状花序。花萼钟状，裂片 5。花冠阔钟状，直径 4～6 cm，蓝色或蓝紫色，裂片 5，三角形。雄蕊 5，花丝基部变宽，密被细毛。子房下位，花柱 5 裂。蒴果倒卵圆形，熟时顶部 5 瓣裂。种子多数，褐色。花期 7～9 月，果期 8～10 月。

三、桔梗抗特应性皮炎药理作用与机制[1][2][3][4][5]

Sang-Joon Park、Min-Soo Kim、Jae Ho Choi先后对桔梗抗特应性皮炎展开研究。研究显示，桔梗可以显著降低特应性皮炎小鼠的临床评分，皮肤红肿、出血、瘙痒等症状都得到减轻。

1. 桔梗改善特应性皮炎的病理表现

桔梗对特应性皮炎小鼠的皮肤病理有改善作用，给予桔梗治疗后，特应性皮炎的皮肤增厚得到了改善，表皮厚度从 $100\ \mu m$ 降低到 $60\ \mu m$ 以下。桔梗也能抑制肥大细胞的增多，特应性皮炎的皮肤肥大细胞数量可达到单位面积 75 个以上，用药后则降低到 45 个以下。

2. 桔梗抑制 IgE、IgG1，升高 IgG2a

IgE与特应性皮炎成正相关，IgG1 与Th2 细胞因子有关，IgG2a则与Th1 细胞因子有关。研究报道，桔梗抑制IgE、IgG1，提示桔梗抑制Th2 细胞因子，同时升高Th1，因此推测桔梗通过调节Th1/Th2 细胞因子的平衡而改善特应性皮炎症状。

3. 桔梗抑制细胞因子与趋化因子

研究通过检测血清以及皮肤的细胞因子浓度、基因表达等研究桔梗对特应性皮炎细胞因子和趋化因子的影响。结果显示，给予桔梗治疗后，促炎症因子IL-1β、IL-6、TNF-α和过敏性炎症细胞因子Th2、IL-4、IL-5、IL-13r1a和IL-13r2a都明显下降。此外，抑炎症因子IL-10 在给予桔梗治疗后会显著升高。但是桔梗却升高Th1 细胞因子IL-12p40、INF-γ。由此可知，桔梗通过调节Th1 和Th2 的平衡，抑制特应性皮炎。TARC是一种参与白细胞运输到皮肤的趋化因子。TARC参与Th2 介导的特应性皮炎，特应性

① Park S J, Lee H A, Kim J W, et al. Platycodon grandiflorus alleviates DNCB-induced atopy-like dermatitis in NC/Nga mice[J]. Indian journal of pharmacology, 2012, 44(4): 469-474. DOI: 10.4103/0253-7613.99306.

② Choi J H, Han E H, Park B H, et al. Platycodi Radix suppresses development of atopic dermatitis-like skin lesions[J]. Environmental toxicology and pharmacology, 2012, 33(3): 446-452. DOI: 10.1016/j.etap.2012.02.002

③ Choi J H, Jin S W, Han E H, et al. Platycodon grandiflorum root-derived saponins attenuate atopic dermatitis-like skin lesions via suppression of NF-κB and STAT1 and activation of Nrf2/ARE-mediated heme oxygenase-1[J]. Phytomedicine, 2014, 21(8-9): 1053-1061.DOI: 10.1016/j.phymed.2014.04.011

④ Kim M S, Hur Y G, Kim W G, et al. Inhibitory effect of Platycodon grandiflorum on TH1 and TH2 immune responses in a murine model of 2, 4-dinitrofluorobenzene–induced atopic dermatitis–like skin lesions[J]. Annals of Allergy, Asthma & Immunology, 2011, 106(1): 54-61. DOI: 10.1016/j.anai.2010.10.020

⑤ Kim M S, Kim W G, Chung H S, et al. Improvement of atopic dermatitis-like skin lesions by Platycodon grandiflorum fermented by Lactobacillus plantarum in NC/Nga mice[J]. Biological and Pharmaceutical Bulletin, 2012, 35(8): 1222-1229. DOI: 10.1248/bpb. b110504

皮炎的TARC会显著升高，从循环血液中招募Th2细胞进入皮肤，从而参与炎症。桔梗可以显著降低TARC的浓度，这说明桔梗能调节Th1/Th2的平衡，抑制趋化因子，抑制特应性皮炎。

4. 桔梗抑制 NF-κB 与 STAT 信号通路

研究结果显示，桔梗能抑制NF-κB通路的激活。另外，JAK/STAT通路的激活导致TARC的磷酸化，而TARC的升高很可能激活了JAK/STAT通路。结果表明，桔梗抑制STAT1。这说明桔梗可能通过抑制NF-κB与STAT信号通路而抑制TARC。

5. 桔梗抑制 Nrf2/HO-1 信号通路

炎症也与氧化应激有关，抑制氧化应激通路可降低TARC的表达。研究探索了桔梗对角质形成细胞氧化应激通路的作用。结果显示，桔梗增加HO-1表达、Nrf2核易位和HO-1/ARE荧光素酶活性，表明桔梗也通过调节氧化应激通路抑制TARC。

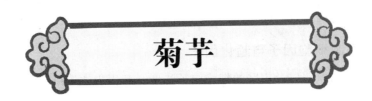

菊芋

菊芋是一种药食两用的植物，又称洋姜，原产于美洲，早已传入中国并被收录在《中华本草》中。人们常食用它，也用它泡茶饮用，俗称"胰岛果"，它具有降血糖的作用。Yun-Mi Kang等人研究菊芋能降低炎症因子，恢复皮肤屏障蛋白，改善特应性皮炎症状，这些功能与调节NF-κB、Akt和MAPK信号通路有关。

一、中药菊芋

1. 中文名：菊芋（Jú Yù）。

2. 别名：鬼子姜、番羌、洋羌、五星草、菊诸、洋姜、芋头。

3. 性味归经：味甘、苦，性凉。

4. 功效：清热凉血，消肿。主治热病、肠热出血、跌打损伤、骨折肿痛、皮炎。

5. 医家论述：（1）《浙江药用植物志》："治热病唇焦舌绛，肠热泻下：（菊芋）鲜块茎，生嚼服。"

6. 药用部位：为菊科向日葵属植物菊芋 *Helianthus tuberosus* L. 的块茎或茎叶。

7. 主要化学成分：菊糖、多酚氧化酶、旋覆花酶、果糖低聚糖。

二、中药来源：植物菊芋

多年生草本，高 1～3 m。地下茎块状。茎直立，上部分枝，被短糙毛或刚毛。基部叶对生，上部叶互生。有叶柄，叶柄上部有狭翅；叶片卵形至卵状椭圆形，先端急尖或渐尖，基部宽楔形，边缘有锯齿。头状花序数个，生于枝端。有 1～2 个线状披针形的苞叶；总苞片披针形或线状披针形，开展。舌状花中性，淡黄色。管状花两性，孕育，花冠黄色、棕色或紫色，裂片 5。瘦果楔形。冠毛上端常有 2～4 个具毛的扁芒。花期 8～10 月。

三、菊芋抗特应性皮炎药理作用与机制[①]

1. 菊芋改善特应性皮炎症状与病理表现

Yun-Mi Kang 等人用屋尘螨提取物刺激小鼠 8 周，建立特应性皮炎模型。8 周后模型小鼠皮肤出现干燥、红肿等特应性皮炎临床症状，临床评分显著升高，并且出现明显的免疫炎症反应，脾脏和淋巴结都显著肿大。菊芋的醇提物则能改善皮肤的特应性皮炎症状，降低临床评分，评分从 7 分以上降低至 5 分以下。脾脏和淋巴结肿大也得到改善，表明菊芋提取物具有抗特应性皮炎的作用。研究还利用 HE 以及 TB 染色观察了菊芋对特应性皮炎小鼠皮肤病理变化的作用，结果发现特应性皮炎小鼠的表皮增厚平均达到 100 μm 以上，肥大细胞数量增多，单位面积平均超过了 70 个。给予菊芋治疗后，皮肤表皮厚度降低至 50 μm 以下，肥大细胞数量也明显减少，单位面积只有不到 60 个。

2. 菊芋抑制特应性皮炎相关因子

研究发现，特应性皮炎小鼠皮肤的 IL-6、TNF-α、血清的组胺以及 IgE 都显著升高，菊芋的醇提物能明显降低 IL-6、组胺以及 IgE 浓度，但是对 TNF-α 的抑制作用较弱。

3. 菊芋恢复特应性皮炎的皮肤屏障

皮肤屏障破坏是特应性皮炎病理变化之一，主要是皮肤丝聚蛋白的减少。研究发现与对照组相比，特应性皮炎小鼠表皮的丝聚蛋白的表达显著下调，给予菊芋提取则能逆转这一变化。黏附分子对免疫细胞招募到炎症皮肤中起关键作用，这可能会加速导致特应性皮炎。研究也探讨了菊芋对黏附分子的作用，特应性皮炎小鼠的 ICAM-1、VCAM-1 以及 E-selectin 的表达增加，给予菊芋治疗后这些黏附分子的表达降低，表明菊芋有恢复皮肤屏障的功能。研究继续利用角质形成细胞模型模拟特应性皮炎，给予菊芋处理后发现与动物实验的结果一致，菊芋上调丝聚蛋白与抑制黏附分子的表达。

---

① Kang Y M, Lee K Y, An H J. Inhibitory effects of Helianthus tuberosus ethanol extract on Dermatophagoides farina body-induced atopic dermatitis mouse model and human keratinocytes[J]. Nutrients, 2018, 10(11): 1657. DOI: 10.3390/nu10111657.

4. 菊芋抑制特应性皮炎相关的信号通路

NF-κB、Akt、MAPK信号通路与炎症和细胞分化有关。研究发现特应性皮炎模型组NF-κB信号通路p65蛋白核转位增加，IκBα与IKK蛋白磷酸化表达增多，菊芋则可减少p65蛋白核转位，减少IκBα与IKK磷酸化蛋白表达。此外，菊芋还可抑制Akt通路的Akt蛋白磷酸化和MAPK信号通路的ERK、p38和JNK蛋白磷酸化，表明菊芋抑制了NF-κB、Akt、MAPK信号通路。

K

扛板归

扛板归也叫蛇倒退，能治蛇伤，也能治疗各种皮炎湿疹，包括特应性皮炎。扛板归通过抑制炎症信号转导通路、减少炎症相关酶表达等方式降低炎症因子浓度，改善特应性皮炎症状。

一、中药扛板归

1. 中文名：扛板归（Káng Bǎn Guī）。

2. 别名：贯叶蓼、刺犁头、河白草、蛇倒退、梨头刺、蛇不过、老虎舌。

3. 性味归经：味酸苦，性平；归肺、小肠经。

4. 功能主治：清热解毒，利湿消肿，散瘀止血。主治水肿、黄疸、泄泻、疟疾、痢疾、百日咳、淋浊、丹毒、瘰疬、湿疹、疥癣、特应性皮炎。

5. 医家论述：（1）《福建中草药》："治湿疹、天疱疮、脓疱疮：鲜扛板归全草二两。水煎服。"（2）《单方验方调查资料选编》："治慢性湿疹：鲜扛板归四两。水煎外洗，每日一次。"

6. 药用部位：蓼科植物扛板归*Persicaria perfoliata*（L.）H. Gross的全草。

7. 主要化学成分：山奈酚、槲皮素、熊果酸、咖啡酸、阿魏酸。

二、中药来源：植物扛板归

一年生草本。茎攀援，多分枝，长 1~2 m，具纵棱，沿棱具稀疏的倒生皮刺。叶三角形，长 3~7 cm，宽 2~5 cm，顶端钝或微尖，基部截形或微心形，薄纸质，上面无毛，下面沿叶脉疏生皮刺。叶柄与叶片近等长，具倒生皮刺，盾状着生于叶片的近基部。托叶鞘叶状，草质，绿色，圆形或近圆形，穿叶，直径 1.5~3 cm。总状花序呈短穗状，不分枝顶生或腋生，长 1~3 cm。苞片卵圆形，每苞片内具花 2~4 朵。花被5 深裂，白色或淡红色，花被片椭圆形，长约 3 mm，果时增大，呈肉质，深蓝色；雄蕊 8，略短于花被。花柱 3，中上部合生，柱头头状。瘦果球形，直径 3~4 mm，黑色，有光泽，包于宿存花被内。花期 6~8 月，果期 7~10 月。

三、扛板归抗特应性皮炎药理作用与机制①

1. 扛板归抑制特应性皮炎症状

Pinglong Fang等利用扛板归提取物制备了扛板归凝胶，给予DNCB建立的特应性皮炎模型小鼠治疗。特应性皮炎小鼠背部以及耳朵皮肤红斑、水肿、增厚、干燥等症状得到了明显的缓解。扛板归凝胶可使特应性皮炎小鼠的皮炎评分从平均接近 6 分降低至 2 分，皮肤的含水量从不到 60%升高到 65%以上。

2. 扛板归减轻特应性皮炎的病理表现

Pinglong Fang等利用HE染色、甲苯胺蓝以及CD68 染色，分别观察了嗜酸性粒细胞、肥大细胞以及巨噬细胞的情况。结果显示，扛板归可以减轻皮肤增生，减少嗜酸性粒细胞的浸润。给予扛板归治疗后，特应性皮炎小鼠肥大细胞以及巨噬细胞数量都明显减少。如果炎症免疫反应增强，CD4+/CD8+T淋巴细胞比例就会升高。特应性皮炎模型小鼠的脾脏的淋巴细胞CD4+/CD8+比值明显升高，给予扛板归治疗后，CD4+/CD8+比值下降，脾脏指数也明显下降。

3. 扛板归治疗特异性皮炎的机制

扛板归治疗特异性皮炎的机制包括降低促炎症因子浓度、减少炎症相关酶表达以及抑制信号转导通路等 3 条途径。特应性皮炎小鼠的炎症介质IgE和Th2 细胞因子IL-4、IL-5、IL-13 以及促炎症因子TNF-α、IL-1β、IL-6 都显著升高。给予扛板归治疗后，这些因子都明显下降。扛板归抑制炎症相关COX-2 以及iNOS酶的表达。特应性皮炎小鼠的COX-2 以及iNOS表达显著升高，给予扛板归治疗后，COX-2 以及iNOS表达下降。扛板归抑制MAPK、NF-κB通路。特应性皮炎模型组小鼠皮肤中MAPK、NF-κB通路被激活，MAPK、NF-κB通路中的P38、P65 蛋白磷酸化水平升高。给予扛板归治疗后，P38、P65 蛋白磷酸化下调。

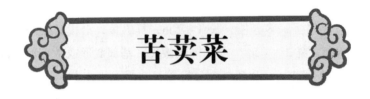

苦荬菜

苦荬菜是菊科苦荬菜属植物，具有清热解毒、消肿排脓、凉血止血的功效。研究

① FANG P, XIE S, ZHANG Z, et al. Polygonum perfoliatum L. ethanol extract ameliorates 2, 4-dinitrochlorobenzene-induced atopic dermatitis-like skin inflammation [J]. Journal of Ethnopharmacology, 2024, 319: 117288. DOI: 10.1016/J.JEP.2023.117288

表明，齿缘苦荬菜水提物能降低DNFB诱导的特应性皮炎模型中的血清IgE和IL-1β水平，同时还能抑制小鼠过敏性休克的发生。有研究表明，齿缘苦荬菜水提物及其化学成分咖啡酸可抑制HaCaT细胞释放趋化因子和黏附因子，通过抑制HMC-1肥大细胞中MAPKs通路的激活来减少TNF-α和IL-8的释放。

一、中药苦荬菜

1. 中文名：苦荬菜（Kǔ Mǎi Cài）。

2. 别名：苦荬、老鹳菜、盘儿草、鸭舌草、苦球菜、兔仔草、牛舌草、土蒲公英、黄花菜、苦碟子、苦丁菜、败酱草、墓头回。

3. 性味归经：味苦，性寒；归心、肺经。

4. 功能主治：清热解毒，消肿止痛，治疗痈疖疔毒、乳痈、咽喉肿痛、黄疸、痢疾、淋证、带下、跌打损伤、皮炎。

5. 医家论述：（1）《嘉祐本草》："治面目黄，强力止困，敷蛇虫咬。又汁敷疔肿，即根出。"（2）《陕西中草药》："清热，解毒，消肿。治无名肿毒，乳痈，疖肿。"

6. 药用部位：菊科植物苦荬菜*Ixeris polycephala* Cass. ex DC. 或者齿缘苦荬菜*Ixeris dentate*（Thunb.）Nakai. 的全草。

7. 主要化学成分：咖啡酸。

二、中药来源：植物苦荬菜

多年生草本，高 30～60（150）cm。茎直立，无毛。基生叶倒披针形，长 5～20 cm，宽 1～4 cm，先端锐尖，基部下延成叶柄，边缘具疏锯齿或稍呈羽状分裂。茎生叶披针形，长、3～12 cm，宽 1～4 cm，基部略成耳状，无叶柄。头状花序多数，有细梗，排列为伞房状。总苞长 5～10 mm；外层总苞片小，卵形。内层总苞片条状披针舌状花黄色，长 9～12 mm。瘦果纺锤形，略扁，有等粗的纵肋，黑褐色，长 4～5 mm，喙长 1～2 mm。冠毛浅棕色。

三、苦荬菜抗特应性皮炎药理作用与机制[①]

1. 苦荬菜改善特应性皮炎症状与病理表现

研究利用DNFB诱导 5 周龄BALB/c小鼠建立特应性皮炎模型，小鼠背部会出现红斑、肿胀、溃烂等特应性皮炎典型症状，皮肤病理切片也能观察到大量免疫细胞浸润。给予苦荬菜水提物治疗后，特应性皮炎模型组小鼠皮损得到改善，免疫细胞浸润减少。模型

---

① Jeon Y D, Kee J Y, Kim D S, et al. Effects of Ixeris dentata water extract and caffeic acid on allergic inflammation in vivo and in vitro[J]. BMC Complementary and Alternative Medicine, 2015, 15: 1-11. DOI: 10. 1186/s12906-015-0700-x.

组小鼠血清中IgE以及IL-1β显著升高，苦荬菜水提物则能降低它们的浓度，IgE从平均0.7 ng/mL降低至 0.4 ng/mL。研究也观察了苦荬菜水提物对过敏性休克的抑制作用。1 g/kg 苦荬菜水提物可抑制化合物 48/80 诱导的过敏性休克死亡率，可从 100%降低至 46.6%。

2. 苦荬菜抑制 MAPKs、NF-κB 信号通路

研究结果显示，苦荬菜水提物抑制了皮损部位皮肤的MAPKs通路蛋白ERK、JNK和p38 的磷酸化和NF-κB信号通路蛋白IκBα的磷酸化以及NF-κB的核易位，说明苦荬菜能抑制MAPKs和NF-κB信号通路。

3. 苦荬菜抑制趋化因子的基因表达

角质形成细胞以及其释放的趋化因子、黏附因子参与特应性皮炎。Jeon利用TNF-α/IFN-γ刺激人角质形成细胞系HaCaT建立细胞特应性皮炎模型。研究发现，TNF-α/IFN-γ刺激后，趋化因子以及黏附因子IL-8、TARC、MDC、ICAM-1、MMP-9 的基因水平上调，苦荬菜水提物以及它的化学成分咖啡酸则降低了这些趋化因子的基因表达。

4. 苦荬菜抑制肥大细胞释放炎症因子

肥大细胞受刺激会释放炎症因子，如TNF-α、IL-8、IL-6。Jeon利用PMA+A23187刺激肥大细胞系HMC-1，TNF-α、IL-8 和IL-6 的释放会增多，苦荬菜水提物则降低了TNF-α、IL-8 浓度，其中IL-8 的浓度从 350 ng/mL以上降低至 200 ng/mL以下，但苦荬菜水提物对IL-6 没有作用。Jeon继续探索了苦荬菜水提物对肥大细胞信号通路的作用，发现苦荬菜水提物也能抑制肥大细胞系HMC-1 的MAPKs和NF-κB信号通路。苦荬菜化学成分咖啡酸与苦荬菜提取物的作用相似，提示咖啡酸可能是苦荬菜抗特应性皮炎的物质基础。

L

狼毒

狼毒是一味具有毒性的中药，《太平圣惠方》记载狼毒可治各种疥癣皮肤病。有研究表明，狼毒的提取物以及它的成分木犀草素-7-O-葡萄糖苷可降低特应性皮炎的瘙痒等炎症症状，减少细胞因子的释放。

一、中药狼毒

1. 中文名：狼毒（Láng Dú）。

2. 别名：续毒、绵大戟、山萝卜、闷花头、热加巴。

3. 性味归经：味苦、辛，性平；归肺经。

4. 功能主治：泻水逐饮，破积杀虫。外治疥癣。

5. 医家论述：（1）《圣惠方》："治干癣积年生痂，搔之黄水出，每逢阴雨即痒：狼毒，醋磨涂之。"（2）《永类铃方》："治久年干疥干癣及一切癞疮：狼毒（微炒研细末），轻粉减半。和匀，干疥癣癞疮，搔破搽之；湿者干掺，数次效。"

6. 药用部位：瑞香科植物瑞香狼毒*Stellera chamaejasme* L. 的根。

7. 主要化学成分：狼毒素、木犀草素等。

二、中药来源：植物狼毒

多年生草本，株高达 50 cm，根茎粗大，枝，棕色，内面淡红色。茎丛生，不分枝，草质，圆柱形，不分枝或少分绿色，有时带紫色，无毛，草质；叶互生，稀对生或近轮生，披针形或椭圆状披针形，长 1.2～2.8 cm，宽 3～9 mm，先端渐尖或尖，基部圆，两面无毛，全缘，侧脉 4～6 对。叶柄长约 1 mm，基部具关节。头状花序顶生，具绿色叶状苞片。果圆锥状，长约 5 mm，顶端有灰白色柔毛，为萼筒基部包被。果皮淡紫色，膜质花期 5～6 月，果期 6～8 月。

三、狼毒抗特应性皮炎药理作用与机制[①]

1. 狼毒对不同特应性皮炎模型的作用

Min-Hye Yang利用两种特应性皮炎模型——噁唑酮模型和DNCB模型，观察狼毒醇提物及其成分木犀草素-7-O-葡萄糖苷对特应性皮炎的作用。研究发现，狼毒醇提物可减轻特应性皮炎模型组小鼠的皮肤干燥、损伤、出血、增厚和瘙痒。病理学研究显示，狼毒醇提物可降低耳朵和皮肤表皮的厚度，减少肥大细胞数量。研究还发现，木犀草素-7-O-葡萄糖苷也对特应性皮炎具有抑制作用。

2. 狼毒治疗特应性皮炎的机制

狼毒通过降低炎症因子和恢复皮肤屏障功能来治疗特应性皮炎。研究发现，狼毒提取物降低特应性皮炎模型组的IgE和IL-4 水平，1%的狼毒提取物将特应性皮炎模型组的IgE从 298.3 ng/mL降低至 178.5 ng/mL。此外，给予小鼠 0.5%狼毒提取物和 0.5%木犀草素 7-O-葡萄糖苷治疗 21 天后，特应性皮炎模型组的皮肤经皮失水显著减少，分别降低了 34%和 67%。研究结果显示，狼毒通过降低炎症因子和恢复皮肤的水分含量缓解特应性皮炎。

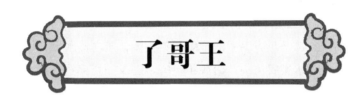

了哥王

了哥王是一种不常见的中药，具有清热解毒、消肿散结、止痛等功效，可用于治疗肺炎、支气管炎、扁桃体炎、风湿骨痛、疮疡成脓未溃，以及改善特应性皮炎症状。

一、中药了哥王

1. 中文名：了哥王（Le Gē Wáng）。

2. 别名：地棉根、山雁皮、埔银、指皮麻、九信草、石棉皮、雀仔麻、山埔仑、狗信药、消山药、桐皮子、大黄头树。

3. 性味归经：味苦、辛，性寒；归心、肺、小肠经。

4. 功能主治：清热解毒；化痰散结；消肿止痛。主治痈肿疮毒、瘰疬、风湿痛、

① Jo B G, Park N J, Jegal J, et al. Stellera chamaejasme and its main compound luteolin 7-O-glucoside alleviates skin lesions in oxazolone-and 2, 4-dinitrochlorobenzene-stimulated murine models of atopic dermatitis[J]. Planta Medica, 2019, 85(07): 583-590. DOI: 10. 1055/a-0746-8698.

跌打损伤、蛇虫咬伤、皮炎。

5. 医家论述：（1）《生草药性备要》："消热毒疮，手指生狗皮头。可撕皮扎之。"
（2）《南宁市药物志》："杀虫解毒，消肿，止痛，清热，泻下。治麻风，梅毒，痈疮，无名肿毒，风湿痛，肺痨，疬气，百日咳，痢症。"

6. 药用部位：瑞香科荛花属植物南岭荛花*Wikstroemia indica*（L.）C. A. Mey. 的茎叶。

7. 主要化学成分：小麦黄素、山柰酚-3-O-β-D-吡喃葡萄糖苷、西瑞香素、南荛酚、穗罗汉松脂酚。

二、中药来源：植物了哥王

灌木，株高达 2 m，枝红褐色，无毛。叶对生，纸质或近革质，倒卵形、长圆形或披针形，长 2～5 cm，宽 0.5～1.5 cm，先端钝或尖，基部宽楔形或楔形，侧脉细密，与中脉的夹角小于 45°，无毛。花顶生短总状花序，花数朵，黄绿色，花序梗长 0.5～1 cm，无毛。花梗长 1～2 cm，萼筒筒状，长 6～8 毫米，几无毛，裂片 4，宽卵形或长圆形，长约 3 mm。雄蕊 8，2 轮，着生于萼筒中部以上。花盘常深裂成 2 或 4 鳞片，子房倒卵形或长椭圆形，无毛或顶端被淡黄色绒毛，花柱极短，柱头头状，果椭圆形，长 7～8 mm，无毛，成熟时暗紫黑或鲜红色。花果期 6～10 月。

三、了哥王抗特应性皮炎药理作用与机制[①]

1. 了哥王改善特应性皮炎症状

So-Yeon Lee等利用DNCB诱导建立特应性皮炎模型进行研究，发现了哥王乙醇提取物可改善DNCB诱导的特应性皮炎。给予了哥王治疗 2 周后，皮肤的红肿溃烂等症状得到改善。另外，So-Yeon Lee还观察了了哥王对特应性皮炎小鼠的皮肤病理变化的作用，结果显示了哥王降低了特应性皮炎小鼠的皮肤的厚度，降低了 33.5%。

2. 了哥王抑制特应性皮炎炎症因子

So-YeonLee等主要检测了IgE与Th2 细胞因子Il-4，结果显示，特应性皮炎模型小鼠血清IgE与IL-4 分别升高了 4.9 倍和 3.7 倍，而了哥王治疗可以显著降低IgE与IL-4，分别降低至原来的 33%和 34.2%。另外，给予了哥王治疗后，肥大细胞数量降低至原来的 33%。

3. 了哥王减少经皮失水，恢复皮肤屏障

So-Yeon Lee等发现特应性皮炎模型小鼠经皮失水是原来的 4 倍，达到了 103.15 g/m²/h，

---

① Lee S Y, Park N J, Jegal J, et al. Suppression of DNCB-induced atopic skin lesions in mice by Wikstroemia indica extract[J]. Nutrients, 2020, 12(1): 173. DOI: 10.3390/nu12010173.

皮肤的含水量只有 13%，而给予了哥王治疗后，经皮失水下降至模型组的 21%，含水量也提升到了 17.83%。

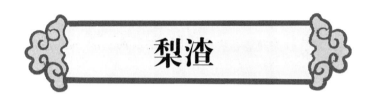

梨的品种多样，梨既是水果，也是一味中药。《中华本草》中提及梨可以治疗疮疡。有研究表明，梨去汁后梨渣的乙醇提取物具有抗特应性皮炎的作用。

一、中药梨

1. 中文名：梨（Lí）。

2. 别名：快果、果宗、玉乳、蜜父。

3. 性味归经：味甘，性凉；归肺、胃、心、肝经。

4. 功能主治：清肺化痰，生津止渴。主治肺燥咳嗽、热病烦燥、津少口干、消渴、目赤、疮疡、烫火伤、特应性皮炎。

5. 医家论述：（1）《本草便读》："性偏寒润、味属甘酸、解渴止醒、清心肺上焦之烦热、消痰快膈、治胃肠内扰之风消（梨味甘微酸，性寒滑，肺胃，清烦热，能利大肠，治热咳燥咳，除胸中热痰，解丹石毒酒毒，热极则生风，故能治风消等证，但生用能清热，熟用可养阴，亦如地黄之生熟异用耳）。"（2）《本草从新》："清喉降火（生之可清六腑之热、熟之可滋五脏之阴、实火宜生、虚火宜熟。）除烦解渴，润燥消风。"

6. 药用部位：蔷薇科植物白梨、沙梨、秋子梨等的果实。

7. 主要化学成分：沙梨含苹果酸、枸橼酸。

二、中药来源：植物沙梨

乔木，高达 7～15 m，小枝嫩时具黄褐色长柔毛或绒毛，不久脱落，二年生枝紫褐色或暗褐色，具稀疏皮孔。冬芽长卵形，先端圆钝，鳞片边缘和先端稍具长绒毛。叶片卵状椭圆形或卵形，长 7～12 cm，宽 4～6.5 cm，先端长尖，基部圆形或近心形，稀宽楔形，边缘有刺芒锯齿。微向内合拢，上下两面无毛或嫩时有褐色绵毛；叶柄长 3～4.5 cm，嫩时被绒毛，不久脱落；托叶膜质，线状披针形，长 1～1.5 cm，先端渐尖，全缘，边缘具有长柔毛，早落。伞形总状花序，具花 6～9 朵，直径 5～7 cm。总花梗和花梗幼时微具柔毛，花梗长 3.5～5 cm。苞片膜质，线形，边缘有长柔毛；花直径 2.5～

3.5 cm。萼片三角卵形，长约 5 mm，先端渐尖，边缘有腺齿。外面无毛，内面密被褐色绒毛。花瓣卵形，长 15～17 mm，先端啮齿状，基部具短爪，白色。雄蕊 20，长约等于花瓣之半。花柱 5，稀 4，光滑无毛，约与雄蕊等长。果实近球形，浅褐色，有浅色斑点，先端微向下陷，萼片脱落。种子卵形，微扁，长 8～10 mm，深褐色。花期 4 月，果期 8 月。

三、梨渣抗特应性皮炎药理作用与机制[①]

1. 梨渣减轻特应性皮炎症状

Mikyoung You利用DNCB连续给予小鼠处理 8 周，诱导建立特应性皮炎小鼠模型。与正常小鼠比较，8 周后特应性皮炎小鼠体重没有明显的差异，但是临床评分会显著升高，瘙痒行为也会增加，血液中IgE比正常小鼠升高了 7 倍，脾脏明显肿大。给予梨渣提取物 200、400 mg/kg剂量后，临床评分显著下降，瘙痒行为降低了 40%，血清中IgE浓度下降，皮肤和耳朵的厚度明显下降，脾脏的肿胀也得到了缓解。

2. 梨渣改善皮肤的病理表现

Mikyoung You利用HE和甲苯胺蓝染色观察了皮肤表皮的厚度以及肥大细胞的浸润情况。与正常小鼠比，特应性皮炎小鼠的表皮厚度明显增厚，肥大细胞浸润。给予梨渣提取物治疗后，表皮厚度减少，肥大细胞数量减少。

3. 梨渣抑制炎症相关蛋白的表达

Mikyoung You关注特应性皮炎小鼠皮肤炎症相关蛋白的表达情况，如RAGE、ERK、NF-κB以及iNOS。DNCB诱导皮炎成功后，RAGE、p-ERK/ERK、NF-κB以及iNOS的表达都显著上调，表明炎症的发生和加重。研究选取RAW 264.7 巨噬细胞作为研究对象，给予脂多糖模拟炎症。他们利用WB实验观察到RAW 264.7 细胞产生的NO，以及细胞内相关的酶iNOS和COX-2 在脂多糖的刺激下会限制升高。给予梨渣提取物治疗后，上述三者产生或者表达都显著下降。研究还发现脂多糖诱导刺激细胞后，ERK以及NF-κB磷酸化水平升高，而给予梨渣提取物后，ERK以及NF-κB磷酸化水平下降，证实梨渣提取物具有抗炎症的作用。

[①] You M, Wang Z, Kim H J, et al. Pear pomace alleviated atopic dermatitis in NC/Nga mice and inhibited LPS-induced inflammation in RAW 264.7 macrophages[J]. Nutrition Research and Practice, 2022, 16(5): 577. DOI: 10.4162/NRP.2022.16.5.577

荔枝草

荔枝草是唇形科鼠尾草属植物。中药荔枝草是荔枝草的全草，具有清热解毒、凉血散瘀、利水消肿的功效，可以治疗湿疹瘙痒。有研究表明，荔枝草可减轻特应性皮炎肿胀，改善皮肤病理，降低血清IgE以及组胺，抑制Th1/Th2/Th17细胞因子基因，抑制特应性皮炎。

一、中药荔枝草

1. 中文名：荔枝草（Lì Zhī Cǎo）。

2. 别名：荠宁、雪见草、雪里青、癞子草、癞团草、癞疙宝草、蛤蟆草、猪婆草。

3. 性味归经：味甘、苦，性凉；归肺、胃经。

4. 功能主治：清热解毒，凉血散瘀，利水消肿。主治感冒发热、咽喉肿痛、肺热咳嗽、咳血、吐血、尿血、崩漏、痔疮出血、肾炎水肿、白浊、痢疾痈肿疮毒、湿疹瘙痒、跌打损伤、蛇虫咬伤、皮炎。

5. 医家论述：（1）《药物图考》："治湿热风疹，阴痒、肾囊风，消肿利水。"（2）《草木便方》："解毒。治白秃，疥癞，风癣；除脚胫疮痒黄水，杀虫，调油涂。"

6. 药用部位：唇形科鼠尾草属植物荔枝草*Salvia plebeia* R. Br. 的全草。

7. 主要化学成分：全高车前苷、粗毛豚草素、楔叶泽兰素、咖啡酸。

二、中药来源：植物荔枝草

一年生或二年生直立草本，高 15～90 cm。多分枝。主根肥厚，向下直伸，有多数须根。茎方形，被灰白色倒向短柔毛。基生叶丛生，贴伏地面，叶片长椭圆形至披针形，叶面有明显的深皱折。茎生叶对生，叶柄长 0.4～1.5 cm，密被短柔毛。叶片长椭圆形或披针形，长 2～6 cm，宽 0.8～2.5 cm，先端钝或锐尖，基部楔形渐狭，边缘具小圆齿或钝齿，上面有皱折，被柔毛，下面密被微柔毛及金黄色小腺点，纸质。轮伞花序有 2～6 朵花，聚集成顶生及腋生的假总状或圆锥花序，花序轴被开展短柔毛和腺毛。苞片细小，卵形或披针形，略被毛。花萼钟形，长约 3 mm，外面密被黄褐色腺点，沿脉被开展短柔毛，二唇形，上唇半圆形，先端有 3 小尖头，下唇 2 裂片，为三角形，萼筒长约 2.5 mm；花冠紫色或淡紫色，长 5～6 mm，冠筒直伸，内面基部有毛环，上唇盔状，长圆形，长 1.8～2.5 mm，先端微凹，外面被有短柔毛，下唇长约 1.7～2 mm，有 3 裂片，侧裂片半圆形，中裂片大，倒心形，先端浅波状。能育雄蕊 2，花丝长约 1.5 mm，药隔长 1.5 ~ 2 mm，伸直或略弯，上、下臂近等长，2 下药室不育，膨大，互相黏合。花柱与花冠等长，先端不等 2 裂，子房 4 裂，花柱着生于子房底部。小坚果倒卵圆形，直径 0.4 mm，褐色，光滑，有小腺点。花期 4 ~ 5 月，果期 6 ~ 7 月。

三、荔枝草抗特应性皮炎药理作用与机制[①]

1. 荔枝草抑制耳朵肿胀

研究者将实验分四组：对照组、DNCB模型组、20 mg/kg荔枝草提取物组、100 mg/kg荔枝草提取物组。研究检测了耳朵的肿胀轻度，实验 3 周后，荔枝草开始显现抑制特应性皮炎耳朵肿胀的作用。在第 28 天，模型组小鼠耳朵出现显著肿胀，达到 0.4 mm 以上，100 mg/kg荔枝草提取物则可以显著降低耳朵肿胀，耳朵厚度降低到 0.3 mm以下。

2. 荔枝草减轻特应性皮炎病理表现

特应性皮炎模型组皮肤表皮增生，急性炎症细胞浸润。给予荔枝草提取物治疗后，表皮和真皮厚度下降，嗜酸性粒细胞和肥大细胞的数量也下降。表皮厚度从平均接近 10 μm降到 5 μm以下，真皮厚度从超过 70 μm降低到 40 μm以下。肥大细胞从每计算单位接近 30 个降低到 15 个。结果显示荔枝草提取物改善特应性皮炎病理表现。

3. 荔枝草降低血清 IgE 与组胺

Th1、Th2 的活化会促进IgE合成释放，IgE的升高会促进肥大细胞脱颗粒释放组胺。研究者检测了血清IgE以及组胺的浓度。结果显示，荔枝草提取物对IgE、IgG2a以及组胺都具有抑制作用。模型组总IgE平均超过 17 μg/mL，荔枝草提取物治疗后降低到 10 μg/mL左右。另外，荔枝草提取物将组胺浓度从平均 140 μg/mL降低到 100 μg/mL左右。

4. 荔枝草减少 CD4+IFN-γ、IL-4、IL-17 细胞

Th1、Th2、Th17 型T细胞通过释放炎症因子等参与特应性皮炎。研究发现，特应性皮炎模型组的CD4+IFN-γ（Th1）、IL-4（Th2）、IL-17（Th17）细胞与对照组比较都显著升高，荔枝草可以剂量依赖性地降低这些细胞数量。模型组检测到超过 3500 频次的CD4+IL-4 细胞，荔枝草提取物则能将其降低到 2500 以下。特应性皮炎模型组三种类型的细胞因子TNF-α、IFN-γ（Th1）、IL-4、IL-13、IL-31（Th2）以及IL-17（Th17）的基因表达都显著上调，荔枝草提取物降低了这些基因的表达。

---

① Choi J K, Oh H M, Lee S, et al. Salvia plebeia suppresses atopic dermatitis-like skin lesions[J]. The American journal of Chinese medicine, 2014, 42(04): 967-985. DOI: 10. 1142/s0192415x1450061x.

5. 荔枝草抑制角质形成细胞促炎症因子和趋化因子基因上调

研究者用TNF-α、IFN-γ诱导HaCaT建立特应性皮炎细胞模型。TNF-α联合IFN-γ刺激后，模型组的促炎症因子和趋化因子的基因显著升高，给予荔枝草治疗后则能降低促炎症因子TNF-α、IL-1β、IL-6和趋化因子CCL17、CCL22的基因表达。此外，模型组MAPKs、STAT1、NF-κB信号通路相关蛋白p38、JNK、STAT1、p65等的磷酸化水平升高，荔枝草提取物则能降低这些蛋白的表达。但是，荔枝草提取物不能影响ERK蛋白的表达。上述表明，荔枝草提取物通过抑制MAPKs（p38、JNK）、STAT1、NF-κB信号通路抑制促炎症因子、趋化因子的表达。

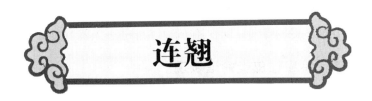

连翘是一味清热解毒、消肿散结、疏散风热的中药，可治疗疮痈肿毒。研究表明连翘提取物对皮肤不同细胞，如巨噬细胞、嗜碱性粒细胞、T细胞等具有抑制作用，可改善特应性皮炎。

一、中药连翘

1. 中文名：连翘（Lián Qiáo，见图19）。

2. 别名：连壳、黄花条、黄链条花、黄奇丹、青翘、落翘。

3. 性味归经：味苦，性微寒；归肺、心、小肠经。

4. 功能主治：清热解毒，消肿散结，疏散风热。主治疮痈肿毒、瘰疬痰核、风热外感、温病初起、热淋涩痛、皮炎。

5. 医家论述：（1）《神农本草经》："主寒热，鼠瘘，瘰疬，痈肿恶疮，瘿瘤，结热。"（2）《日华子本草》："通小肠，排脓。治疮疖，止痛，通月经。"

6. 药用部位：木犀科连翘属植物连翘*Forsytnia suspensa*（Thunb.）Vahl. 的干燥果实。

7. 主要化学成分：连翘苷、连翘苷元、右旋松脂酚、右旋松脂醇葡萄糖苷、芸香苷、齐墩果酸、熊果酸。

二、中药来源：植物连翘

落叶灌木，枝开展或下垂，棕色、棕褐色或淡黄褐色，小枝土黄色或灰褐色，略呈四棱形，疏生皮孔，节间中空，节部具实心髓。叶通常为单叶，或3裂至三出复叶，叶片卵形、宽卵形或椭圆状卵形至椭圆形，长 2～10 cm，宽 1.5～5 cm，先端锐尖，基部圆形、宽楔形至楔形，叶缘除基部外具锐锯齿或粗锯齿，上面深绿色，下面淡黄绿色，两面无毛。叶柄长 0.8～1.5 cm，无毛。花通常单生或 2 至数朵着生于叶腋，先于叶开放；花梗长 5～6 mm；花萼绿色，裂片长圆形或长圆状椭圆形，长（5）6～7 mm，先端钝或锐尖，边缘具睫毛，与花冠管近等长；花冠黄色，裂片倒卵状长圆形或长圆形，长 1.2～2 cm，宽 6～10 mm；在雌蕊长 5～7 mm 花中，雄蕊长 3～5 mm，在雄蕊长 6～7 mm 的花中，雌蕊长约 3 mm。果卵球形、卵状椭圆形或长椭圆形，长 1.2～2.5 cm，宽 0.6～1.2 cm，先端喙状渐尖，表面疏生皮孔；果梗长 0.7～1.5 cm。花期为 3～4 月，果期为 7～9 月。

三、连翘抗特应性皮炎药理作用与机制[①]

1. 连翘的抗炎作用

Yujin Kwon利用脂多糖诱导巨噬细胞RAW264.7 细胞合成NO以及促炎症因子，并筛选有效药物。从 20 种植物中筛选出连翘提取物（FVE），对NO的抑制效果最好，给药后NO的浓度低于原来的 50%。连翘提取物对NO的抑制具有剂量依赖性，100 μg/mL 连翘提取物的抑制会导致NO的浓度降低，与原来比较低于 40%。研究继续探索了连翘提取物对诱导型一氧化氮合酶（iNOS）、COX-2、前列腺素PGE-2、5-LOX等炎症相关酶的作用，发现连翘的提取物对它们也有剂量依赖性抑制作用。此外，Yujin Kwon观察了连翘提取物对促炎症因子，以及趋化因子的抑制作用。100 μg/mL的连翘提取物能够显著减少IL-1β、IL-6、TNF-α，以及CCL3 的基因表达。

脂多糖激活TLR4 受体后会激活MAPK以及NF-κB信号通路。Yujin Kwon考察了连翘对巨噬细胞RAW264.7 细胞MAPK以及NF-κB信号通路相关蛋白IκB-α、NF-κB、ERK、JNK以及p38 的磷酸化水平的作用，证明连翘提取物可抑制上述蛋白的磷酸化水平。巨噬细胞会向促炎症的M1 以及抗炎的M2 分化，连翘抑制M1 标志物IL-1β、IL-6、TNF-α、iNOS，上调M2 标志物IL-10、MRC-1，显示连翘提取物具有抗炎作用。脂多糖刺激会增加活性氧，而连翘提取物则可以清除活性氧，上调NRF2 信号通路HO-1 和NQO1 蛋白，抑制负性调节蛋白KEAP1。

2. 连翘抑制嗜碱性粒细胞释放细胞因子

嗜碱性粒细胞是特应性皮炎炎症因子的重要来源，Yujin Kwon用IgE激活RBL-2H3 细胞诱导释放炎症因子，观察连翘的作用。连翘提取物抑制β-氨基己糖苷酶的释放，说明连翘提取物抑制了肥大细胞脱颗粒。连翘提取物也抑制了细胞因子IL-4、IL-13、

[①] Kwon Y, Kang Y J, Kwon J, et al. Forsythia velutina Nakai extract: A promising therapeutic option for atopic dermatitis through multiple cell type modulation[J]. Allergy, 2023. DOI: 10. 1111/ALL.15967

TNF-α的释放。IgE主要激活FcεRI信号通路，而连翘抑制了FcεRI信号通路相关蛋白Lyn、Syk、ERK、JNK、p38、PLCγ1的表达。

3. 连翘抑制角质形成细胞释放趋化因子

角质形成细胞是参与维持皮肤屏障的重要细胞，也能释放炎症因子。巨噬细胞以及嗜碱性粒细胞释放的炎症因子会导致角质形成细胞相关屏障蛋白以及细胞紧密连接蛋白的破坏。TNF-α刺激角质形成细胞会下调紧密连接蛋白ZO-1和Occludin，但是连翘提取物能逆转TNF-α的作用。连翘还能抑制角质形成细胞释放的趋化因子RANTES（CCL5）、TARC（CCL17）、MDC（CCL22）、细胞因子IL-33和丝聚蛋白Filaggrin的基因表达。

4. 连翘抑制特应性皮炎症状以及改善病理表现

连翘提取物显著减少了DNCB诱导的特应性皮炎模型皮肤的巨噬细胞和肥大细胞、嗜酸性粒细胞的浸润以及它们的数量，减轻表皮以及基底层的厚度。连翘也能降低特应性皮炎的临床评分以及脾脏指数，并降低小鼠血清的IL-4、IL-13浓度。

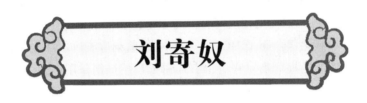

刘寄奴

刘寄奴是一种止血化瘀药，为菊科植物奇蒿的全草。有研究证明其可解除平滑肌痉挛、加速血液循环和促进凝血。另外，其在临床可用于治疗急性传染性肝炎、烧伤，以及具有抗特应性皮炎作用。

一、中药刘寄奴

1. 中文名：刘寄奴（Liú Jì Nú，见图20）。

2. 别名：金寄奴、乌藤菜、六月雪、九里光、白花尾、炭包包、千粒米、斑枣子、细白花草、九牛草、苦连婆。

3. 性味归经：味辛、微苦，性温；归心、肝、脾经。

4. 功能主治：破瘀通经，止血消肿，消食化积。主治经闭、痛经、产后瘀滞腹痛、恶露不尽、癥瘕、跌打损伤、金疮出血、风湿痹痛、便血、尿血、痈疮肿毒、烫伤、食积腹痛、泄泻痢疾。

5. 医家论述：（1）《日华子本草》："治心腹痛，下气水胀、血气，通妇人经脉症结，止霍乱水泻。"（2）《开宝本草》："疗金疮，止血为要药；产后余疾，下血、止痛。"

6. 药用部位：菊科植物奇蒿 *Artemisia anomala* S. Moore的全草。

7. 主要化学成分：奇蒿黄酮、香豆精、5,7-二羟基-6,3,4-三甲氧基黄酮、小麦黄素、脱肠草素、东莨菪素、伞形花内酯。

二、中药来源：植物奇蒿

一年生草本，高达 60（~80）cm，干后黑色，密被锈色毛。茎单条，基部常有少数膜质鳞片。枝 1~6 对，细长，坚挺，叶对生，无柄或有短柄。叶厚纸质，宽卵形，长 0.8~5.5 cm，宽 0.4~6 cm，一回羽状全裂，裂片约 3 对，小裂片 1~3，线形。花对生于茎枝上部，苞片叶状。花梗短，有 2 小苞片。花萼筒长 1~1.5 cm，主脉 10 条粗，凸起，脉间凹入成沟，萼齿 5，长为萼筒 1/4~1/3。花冠长 2.2~2.5 cm，上唇红紫色，下唇黄色，上唇背部被长纤毛，下唇褶襞瓣状。雄蕊 2 强，花丝基部被毛。蒴果长约 1.5 cm，黑褐色，种子黑色。

三、刘寄奴抗特应性皮炎药理作用与机制[①]

1. 刘寄奴缓解特应性皮炎症状

Ju-Hye Yang等用DNCB诱导建立小鼠特应性皮炎模型，给予刘寄奴提取物治疗，观察它对特应性皮炎的作用。研究显示，刘寄奴提取物改善了特应性皮炎的红斑、渗液、结痂、剥脱等症状，也能降低皮肤、耳朵的厚度。同时，Ju-Hye Yang等还发现刘寄奴提取物能抑制DNCB引起的脾脏增大，说明刘寄奴具有改善特应性皮炎症状的作用。

2. 刘寄奴抑制角质形成细胞释放趋化因子和炎症因子

Ju-Hye Yang等用刘寄奴提取物作用角质形成细胞 1 小时，再用TNF-α/IFN-γ处理 24 小时，观察角质形成细胞释放炎症、趋化因子的情况。结果显示，刘寄奴提取物抑制RANTES、IL-8、TARC和IL-6 四个炎症因子和趋化因子。在 50 μg/mL剂量下，刘寄奴提取物处理后，将RANTES、IL-8、TARC和IL-6 的浓度分别降低至 21%、22.5%、24.5%和 8.2%。此外，刘寄奴还可抑制TNF-α和IFN-γ表达。

3. 刘寄奴对 MAPK 和 STAT1 信号通路的作用

Ju-HyeYang等检测了MAPK和STAT1 通路的相关蛋白，发现刘寄奴提取物剂量依赖性抑制STAT-1 和ERK蛋白的表达，但是不能影响MAPK通路P38、JNK蛋白的表达。这说明刘寄奴可能通过抑制MAPK/STAT1 信号通路发挥抗特应性皮炎的作用。

---

① Yang J H, Kim K Y, Kim Y W, et al. Artemisia anomala herba alleviates 2, 4-dinitrochlorobenzene-induced atopic dermatitis-like skin lesions in mice and the production of pro-inflammatory mediators in tumor necrosis factor alpha-/interferon gamma-induced HaCaT cells[J]. Molecules, 2021, 26(17): 5427. DOI: 10.3390/ molecules 26175427.

芦根

芦根是芦苇的根茎，具有清热泻火等功效。有研究指出，富含多糖的芦根提取物能改善特应性皮炎症状，抑制特应性皮炎瘙痒。

一、中药芦根

1. 中文名：芦根（Lú Gēn，见图 21）。

2. 别名：芦茅根、苇根、芦菰根、顺江龙、水蓈蓠、芦柴根、芦通、苇子根、芦芽根、甜梗子、芦头。

3. 性味归经：味甘，性寒；归肺、胃经。

4. 功能主治：清热泻火，生津止渴，除烦，止呕，利尿。主治热病烦渴、胃热呕哕、肺热咳嗽、肺痈吐脓、热淋涩痛、皮炎。

5. 医家论述：（1）《天宝本草》："清心益肾，去目雾，头晕，耳鸣，疮毒，夜梦颠倒，遗精。"（2）《医林纂要》："能渗湿行水，疗肺痈。"

6. 药用部位：禾本科芦苇属植物芦苇*Phragmites australis*（Cav.）Trin. ex Steud. 的新鲜或干燥根茎。

7. 主要化学成分：芦根多糖、阿魏酸、咖啡酸。

二、中药来源：植物芦苇

多年生高大草本，高 1～3 m。地下茎粗壮，横走，节间中空，节上有芽。茎直立，中空。叶 2 列，互生；叶鞘圆筒状，叶舌有毛；叶片扁平，长 15～45 cm，宽 1～3.5 cm，边缘粗糙。穗状花序排列成大型圆锥花序，顶生，长 20～40 cm，微下垂，下部梗腋间具白色柔毛；小穗通常有 4～7 花，长 10～16 cm，第 1 花通常为雄花，颖片披针形，不等长，第 1 颖片长为第 2 颖片之半或更短。外稃长于内稃，光滑开展。两性花，雄蕊 3，雌蕊 1，花柱 2，柱头羽状。颖果椭圆形至长圆形，与内稃分离。花、果期 7～10 月。

三、芦根抗特应性皮炎药理作用与机制[①]

1. 芦根改善特应性皮炎症状

Yunsung Nam利用屋尘螨提取物刺激NC/Nga小鼠背部 3 周，建立特应性皮炎模型。

---

① Nam Y, Chung Y H, Chu L Y, et al. Inhibitory effects of polysaccharide-rich extract of Phragmites rhizoma on atopic dermatitis-like skin lesions in NC/Nga mice[J]. Life sciences, 2013, 92(14-16): 866-872. DOI: 10. 1016/j.lfs.2013.03.001.

屋尘螨提取物刺激3周后，模型组小鼠皮肤出现红斑、出血、水肿、鳞屑、皮肤干燥、脱毛、损伤和破损等特应性皮炎的症状，而芦根提取物组则可以减轻这些特应性皮炎症状。模型组的皮肤临床评分在第一周达到高峰，随后轻微回落，在第三周也达到平均 6.7±0.5 分，芦根提取物治疗后，评分则降低至平均 4.7±0.2 分。

2. 芦根抑制特应性皮炎瘙痒

在第 0、1、6、11、16、21 天记录小鼠 1 小时的搔抓次数。特应性皮炎模型组小鼠在第 11 天搔抓次数达到峰值，超过了 600 次。在第 21 天，搔抓次数达到 381.4±112.3 次。芦根提取物显著降低特应性皮炎小鼠的搔抓次数，在第 21 天，搔抓次数仅为 31.0±15.9 次。

3. 芦根减轻特应性皮炎病理表现

Yunsung Nam利用HE以及甲苯胺蓝染色法观察了芦根提取物对特应性皮炎病理的影响。建立特应性皮炎模型后，皮肤细胞肿大，角化过度皮肤厚度达到平均 100 μm，芦根提取物组皮肤厚度不到 60 μm。模型组肥大细胞浸润，细胞数量超过 100 个。芦根提取物组的肥大细胞数量显著下降，只有约 40 个。模型组多形核白细胞数量增加，单位视野下超过 60 个，芦根提取物组单位视野下仅有约 30 个。研究者还利用PGP9.5 染色神经纤维，观察到芦根提取物可以减少神经纤维的增生。上述表明，芦根可以改善特应性皮炎的病理表现。

4. 芦根降低特应性皮炎小鼠血清 IgE

Yunsung Nam检测了不同组别小鼠血清的IgE，特应性皮炎模型组小鼠IgE浓度达到了 29.1±2.6 ng/mL，芦根提取物则显著降低IgE浓度，IgE浓度只有 21.2±2.1 ng/mL。

5. 芦根降低特应性皮炎小鼠炎症细胞因子

Yunsung Nam收集了各组小鼠腋淋巴结，并进行培养，用屋尘螨提取物刺激淋巴结细胞，收取上清液观测IFN-γ、IL-4、IL-10 的浓度。特应性皮炎模型组的淋巴结明显比芦根提取物组要大，同时IFN-γ、IL-4、IL-10 的浓度与正常对照组比较显著升高，但是芦根提取物则显著降低IFN-γ、IL-4、IL-10 的浓度。

M

马齿苋

马齿苋是一种常见的中药材，具有清热解毒、消肿止痛、利尿通淋等功效，可用于治疗各种感冒、发热、咽喉肿痛、尿路感染等疾病。有研究表明，马齿苋通过抑制免疫细胞、炎症介质和细胞因子的表达，可抑制特应性反应并缓解特应性皮炎症状。

一、中药马齿苋

1. 中文名：马齿苋（Mǎ Chǐ Xiàn，见图 22）。

2. 别名：马齿草、马苋、马齿菜、马齿龙芽、五方草、长命菜、九头狮子草、灰苋、马踏 菜、酱瓣草、安乐菜、酸苋、豆板菜、瓜子菜、长命苋、酱瓣豆草、蛇草、酸味菜、猪母菜、狮子草、地马菜、马蛇子菜、蚂蚁菜、长寿菜、耐旱菜。

3. 性味归经：味酸，性寒；归肝、大肠经。

4. 功能主治：清热解毒，凉血止血。可用于治疗热毒血痢、痈肿疔疮、湿疹、丹毒、蛇虫咬伤、便血、痔血和崩漏下血、特应性皮炎。

5. 医家论述：（1）《滇南本草》："益气，清暑热，宽中下气，润肠，消积滞，杀虫，疗疮红肿疼痛。"（2）《生草药性备要》："治红痢症，清热毒，洗痔疮疳疔。"（3）《本草纲目》："散血消肿，利肠滑胎，解毒通淋，治产后虚汗。"

6. 药用部位：马齿苋科植物马齿苋 *Portulaca oleracea* L. 的全草。

7. 主要化学成分：甲肾上腺素、多巴胺、多巴、甜菜红色素、芹菜素、山柰酚、黄豆苷元、槲皮素、杨梅素、木犀草素、染料木素、染料木苷、橙皮苷。

二、中药来源：植物马齿苋

多年生草本或稍亚灌木状，植株有浓香。茎有少数短分枝；茎、枝被灰色蛛丝状柔毛；叶上面被灰白色柔毛，兼有白色腺点与小凹点，下面密被白色蛛丝状线毛；基生叶具长柄；茎下部叶近圆形或宽卵形，羽状深裂，每侧裂片 2～3，裂片有 2～3 小裂齿，干后下面主、侧脉常深褐或锈色，叶柄长 0.5～0.8 cm；中部叶卵形、三角状卵形或近菱形，长 5～8 cm，一（二）回羽状深裂或半裂，每侧裂片 2～3，裂片卵形、卵状披针形或披针形，宽 2～3（4）mm，干后主脉和侧脉深褐或锈色，叶柄长 0.2～0.5 cm；上部叶与苞片叶羽状半裂、浅裂、3 深裂或不裂；头状花序椭圆形，径 2.5～3（3.5）mm，排成穗状花序或复穗状花序，在茎上常组成尖塔形窄。圆锥花序。总苞片背面密被灰白色蛛丝状绵毛，边缘膜质；雌花 6～10。两性花 8～12，檐部紫色。瘦果长卵圆形或长圆形。花果期为 7～10 月。

三、马齿苋抗特应性皮炎药理作用与机制[①]

1. 马齿苋减轻特应性皮炎症状

Wei-Jie Lv 等通过水和醇提取马齿苋的有效成分并用提取物治疗 DNCB 诱导的特应性皮炎。研究发现，马齿苋水提物和醇提物都可降低特应性皮炎皮肤的临床评分，评分从平均 8 分以上降低至 3 分以下，而且能显著抑制瘙痒。此外，马齿苋水提物和醇提物还能降低特应性皮炎小鼠的皮肤厚度。

2. 马齿苋抑制神经纤维

神经纤维的增加能加重瘙痒。Wei-Jie Lv 等针对神经纤维的密度变化进行研究，检测了马齿苋对神经纤维标志物 PGP9.5 蛋白密度的影响。结果显示，马齿苋提取物减少特应性皮炎 PGP9.5 蛋白密度，这表明马齿苋提取物减少神经纤维密度，可能通过减少神经纤维密度抑制瘙痒。

3. 马齿苋抑制炎症细胞及其相关因子

炎症细胞数量及其释放的瘙痒因子也是瘙痒的重要因素。Wei-Jie Lv 等检测了肥大细胞数量及 IgE、IFN-γ、TNF-α 等因子，结果显示马齿苋减少炎症肥大细胞数量，并降低 IgE 的浓度，相关的炎症因子 IFN-γ，TNF-α 也被抑制。另外，研究者还对瘙痒细胞因子 IL-31、IL-4、TSLP 进行检测，马齿苋对皮肤上的 IL-31、IL-4、TSLP 基因具有显著的抑制作用。

4. 马齿苋改善特应性皮炎的皮肤屏障

研究者对丝聚蛋白和兜甲蛋白两种屏障蛋白进行检测，发现马齿苋增加丝聚蛋白和兜甲蛋白的基因表达，表明马齿苋可改善皮肤屏障，缓解特应性皮炎。

[①] Lv W, Huang J, Li S, et al. Portulaca oleracea L. extracts alleviate 2,4-dinitrochlorobenzene-induced atopic dermatitis in mice[J]. Frontiers in Nutrition, 2022, 9: 986943.DOI: 10.3389/fnut.2022.986943.

马铃薯

马铃薯也称为土豆、洋芋，是常见食物，也有药用价值。马铃薯可用于治疗湿疹、烫伤。有研究报道，马铃薯具有抗特应性皮炎的作用，能抑制瘙痒，降低IgE和相关细胞因子浓度。

二、中药马铃薯

1. 中文名：马铃薯（Mǎ Líng Shǔ）。

2. 别名：阳芋、山药蛋、洋番薯、土豆、洋芋、山洋芋、地蛋、洋山芋、荷兰薯、薯仔、茨仔。

3. 性味归经：味甘，性平。

4. 功能主治：和胃健中，解毒消肿。主治胃痛、痄肋、痈肿、湿疹、烫伤。

5. 医家论述：（1）《湖南药物志》："补气，健脾，消炎。"（2）《食物中药与便方》："和胃，调中，健脾，益气。"

6. 药用部位：茄科茄属植物马铃薯Solanum tuberosum L. 的块茎。

7. 主要化学成分：花青苷、槲皮素、咖啡酸。

二、中药来源：植物马铃薯

一年生草本，高 30～80 cm。无毛或被疏柔毛。地下块茎椭圆形、扁圆形或长圆形，直径 3～10 cm，外皮黄白色，内白色，具芽眼，着生于匍匐茎上，成密集状。奇数不相等的羽状复叶；总叶柄长 3～5 cm；小叶 6～8 对，常大小相间，卵形或矩圆形，最大者长约 6 cm，最小者长宽均不及 1 cm，先端钝尖，基部稍不等，全缘，两面均被白色疏柔毛。伞房花序顶生，后侧生。花萼钟形，5 裂，裂片披针形。花冠辐射状，白色或蓝紫色，花冠筒隐于萼内，先端 5 裂，裂片略呈三角形。雄蕊 5，花丝短，花药长圆形。雌蕊 1，子房上位，2 室，花柱较雄蕊稍长，柱头头状，结实少。浆果圆球形，熟时红色。种子扁圆形。花期夏季。

三、马铃薯抗特应性皮炎药理作用与机制[1][2][3]

1. 马铃薯缓解特应性皮炎症状

Gabsik Yang等对三种不同的马铃薯进行了研究，实验分为对照组、特应性皮炎模型组、阳性药物组以及马铃薯组。利用屋尘螨提取物或者DNCB刺激小鼠建立特应性皮炎模型，给予马铃薯提取物观察效果。特应性皮炎模型组在数周后出现皮肤增厚、增生及炎性细胞浸润等症状，评分显著升高。Gabsik Yang、Myung ah Kang、Eun-Hyeong Shim都发现马铃薯提取物可以改善皮炎的症状，减少皮肤增厚，减少炎性细胞数量，皮炎评分从平均接近 8 分降低至平均 3 分以下。此外，马铃薯提取物也能降低小鼠耳朵的肿胀程度。Gabsik Yang还发现马铃薯提取物可减少肥大细胞的数量。Myung ah Kang、Eun-Hyeong Shim发现马铃薯提取物可抑制小鼠特应性皮炎的慢性瘙痒，在第 2 周，模型组小鼠瘙痒达到每 30 分钟 80 次，马铃薯提取物则能降低至 50 次。马铃薯提取物还能降低表皮厚度，减少嗜酸性粒细胞和肥大细胞的数量。

2. 马铃薯降低血清 IgE

Gabsik Yang等发现马铃薯提取物降低血清IgE浓度。Myung ah Kang与Eun-Hyeong Shim进一步对马铃薯提取物对IgG亚类抗体IgG1（Th2）和IgG2a（Th1）的作用进行了研究，发现马铃薯提取物降低IgG1 水平，提高IgG2a水平，IgG1/IgG2a比例显著下降。这表明马铃薯通过调节Th1/Th2 平衡影响IgE。

3. 马铃薯降低趋化因子与细胞因子

Gabsik Yang发现特应性皮炎模型组血清的TRAC趋化因子升高，马铃薯提取物降低了TRAC的浓度，从 100 pg/mL降低至 80 pg/mL。Myung ah Kang、Eun-Hyeong Shim则认为马铃薯提取物可调节eotaxin-1、CCR3、MCP-1、CCR4 等趋化因子。Th2 细胞被认为是参加特应性皮炎的关键因子。特应性皮炎模型组皮肤的Th2 细胞因子TSLP、IL-4、IL-5、IL-13 的基因和浓度都升高，马铃薯则抑制TSLP、IL-4、IL-5、IL-13 的基因表达以及降低它们的浓度。Myung ah Kang、Eun-Hyeong Shim进一步对Th1、Th17 细胞因子进行了检测，研究发现马铃薯也能抑制Th1、Th17 细胞因子的基因表达，降低IFN-γ、IL-12、IL-17 的浓度。

① Shim E H, Choung S Y. Inhibitory effects of Solanum tuberosum L. var. vitelotte extract on 2, 4-dinitrochlorobenzene-induced atopic dermatitis in mice[J]. Journal of Pharmacy and Pharmacology, 2014, 66(9): 1303-1316. DOI: 10. 1111/jphp.12254.

② Yang G, Cheon S Y, Chung K S, et al. Solanum tuberosum L. cv Jayoung epidermis extract inhibits mite antigen-induced atopic dermatitis in NC/Nga mice by regulating the Th1/Th2 balance and expression of filaggrin[J]. Journal of medicinal food, 2015, 18(9): 1013-1021. DOI: 10. 1089/jmf.2014.3338.

③ Kang M A, Choung S Y. Solanum tuberosum L. cv Hongyoung extract inhibits 2, 4-dinitrochlorobenzene-induced atopic dermatitis in NC/Nga mice[J]. Molecular medicine reports, 2016, 14(4): 3093-3103. DOI: 10.3892/mmr.2016.5595.

4. 马铃薯恢复特应性皮炎皮肤屏障

丝聚蛋白是皮肤屏障重要的蛋白，特应性皮炎会导致屏障蛋白减少。研究观察到马铃薯提取物能升高皮肤丝聚蛋白的表达，表明马铃薯具有恢复皮肤屏障的功能。

5. 马铃薯抑制 NF-κB 信号通路

NF-κB信号通路是参与特应性皮炎的重要通路，激活NF-κB会上调炎症因子等的表达。Gabsik Yang发现特应性皮炎模型组NF-κB信号通路的细胞核中P65蛋白表达量显著升高，而马铃薯降低细胞核中P65蛋白表达，表明马铃薯抑制了NF-κB信号通路。

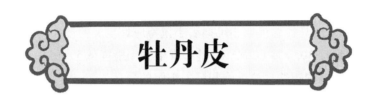

牡丹皮

牡丹皮是一种常见的中药材，含有多种活性成分，包括牡丹皮素、牡丹皮酮、牡丹皮苷等。这些成分具有抗炎、抗菌、抗氧化等作用，有助于促进伤口愈合、减轻疼痛、消肿止痛等。有研究发现，其能抑制干皮症、抗特应性皮炎瘙痒。

一、中药牡丹皮

1. 中文名：牡丹皮（Mǔ Dān Pí，见图 24）。

2. 别名：丹皮、粉丹皮、木芍药、条丹皮、洛阳花。

3. 性味归经：味辛、苦，性凉、微寒；归心、肝、肾、肺经。

4. 功能主治：清热，活血散瘀。主治温热病热入血分、发斑、吐衄、热泪盈眶、病菌后期热伏阴分发热、阴虚骨蒸潮热、血滞经闭、痛经、痈肿疮毒、跌扑伤痛、风湿热痹、皮炎。

5. 医家论述：（1）《本草纲目》："和血，生血，凉血。治血中伏火，除烦热。"（2）《名医别录》："除时气头痛，客热五劳，劳气头腰痛，风噤，癫疾。"

6. 药用部位：毛茛科植物牡丹 *Paeonia suffruticosa* Andr. 的干燥根皮。

7. 主要化学成分：牡丹酚、牡丹酚苷、牡丹酚原苷、芍药苷。

二、中药来源：植物牡丹

落叶灌木。茎高达 2 m；分枝短而粗。叶通常为二回三出复叶，偶尔近枝顶的叶为 3 小叶。顶生小叶宽卵形，长 7~8 cm，宽 5.5~7 cm，3 裂至中部，裂片不裂或 2~3

浅裂，表面绿色，无毛，背面淡绿色，有时具白粉，沿叶脉疏生短柔毛或近无毛，小叶柄长 1.2～3 cm。侧生小叶狭卵形或长圆状卵形，长 4.5～6.5 cm，宽 2.5～4 cm，不等 2 裂至 3 浅裂或不裂，近无柄。叶柄长 5～11 cm，和叶轴均无毛。花单生枝顶，直径 10～17 cm；花梗长 4～6 cm。苞片 5，长椭圆形，大小不等。萼片 5，绿色，宽卵形，大小不等。花瓣 5，或为重瓣，玫瑰色、红紫色、粉红色至白色，通常变异很大，倒卵形，长 5～8 cm，宽 4.2～6 cm，顶端呈不规则的波状。雄蕊长 1～1.7 cm，花丝紫红色、粉红色，上部白色，长约 1.3 cm，花药长圆形，长 4 mm。花盘革质，杯状，紫红色，顶端有数个锐齿或裂片，完全包住心皮，在心皮成熟时开裂。心皮 5，稀更多，密生柔毛。蓇葖长圆形，密生黄褐色硬毛。花期 5 月，果期 6 月。

三、牡丹皮抗特应性皮炎药理作用与机制[1][2][3][4][5][6]

1. 牡丹皮抑制干皮症慢性瘙痒

Wen Wang等用丙酮-乙醚-水（AEW）建立干皮症模型，给予牡丹皮成分丹皮酚治疗，观察瘙痒行为。结果显示，丹皮酚抑制干皮症瘙痒。此外，研究发现干皮症也出现细胞浸润、皮肤增厚的症状，血清中的促炎因子浓度升高。丹皮酚治疗后，促炎因子IL-1β、IL-4、IL-6 浓度下降。

2. 牡丹皮抑制 CXCR3 受体和 CXCL10 趋化因子

CXCR3 趋化因子受体以及它的激动剂CXCL10 都参与慢性瘙痒。Robert LaMotte 等证实了CXCL10/CXCR3 参与干皮症瘙痒。而高永静和Bautista等分别在接触性皮炎、特应性皮炎中证明CXCL10/CXCR3 参与瘙痒。在接触性皮炎模型中，CXCL10 直接激活CXCR3 引起背根节神经元的兴奋诱导瘙痒，脊髓的CXCR3 敲除后，干皮症、接触性皮炎瘙痒行为下降。研究发现，丹皮酚可抑制CXCL10/CXCR3 表达，给予丹皮酚可

① Wang W, Li Q, Zhao Z, et al. Paeonol ameliorates chronic itch and spinal astrocytic activation via CXCR3 in an experimental dry skin model in mice[J]. Frontiers in Pharmacology, 2022, 12: 805222. DOI: 10.3389/fphar.2021.805222.

② Qu L, Fu K, Shimada S G, et al. Cl− channel is required for CXCL10-induced neuronal activation and itch response in a murine model of allergic contact dermatitis[J]. Journal of neurophysiology, 2017, 118(1): 619-624. J Neurophysiol. DOI: 10. 1152/jn.00187.2017.

③ Jing P B, Cao D L, Li S S, et al. Chemokine Receptor CXCR3 in the Spinal Cord Contributes to Chronic Itch in Mice[J].Neuroscience Bulletin, 2017.DOI: 10. 1007/ s12264-017-0128-z.

④ Qu L, Fu K, Yang J, et al. CXCR3 chemokine receptor signaling mediates itch in experimental allergic contact dermatitis[J]. Pain, 2015, 156(9): 1737-1746. DOI: 10. 1097/j.pain.0000000000000208.

⑤ Walsh C M, Hill R Z, Schwendinger-Schreck J, et al. Neutrophils promote CXCR3- dependent itch in the development of atopic dermatitis[J]. Elife, 2019, 8: e48448. DOI: 10.7554/eLife.48448.

⑥ 符代兵. 皮敏消胶囊联合丹皮酚软膏治疗皮肤瘙痒症疗效研究[J]. 临床医药文献电子杂志, 2018, 5(84): 8-9.DOI: 10. 16281/j.cnki.jocml.2018.84.004.

阻断瘙痒。但是，敲除小鼠CXCR3受体，丹皮酚阻断瘙痒的效应则会消失，这证明丹皮酚可以通过调节CXCR3阻断瘙痒。

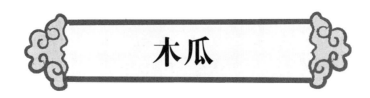

木瓜

木瓜是人们常吃的水果，药用价值也很高，素有"万寿果"之称。中医认为，木瓜可以用来治疗风湿痹痛、筋脉拘挛、脚气肿痛等疾病。也有现代研究证实，木瓜可以治疗特应性皮炎，它通过抑制炎症因子和趋化因子而缓解特应性皮炎症状。

一、中药木瓜

1. 中文名：木瓜（Mù Guā）。

2. 别名：海棠、木李、楔楂、木瓜海棠。

3. 性味归经：酸，温；归肝、脾经。

4. 功能主治：平肝舒筋，和胃化湿。用于治疗湿痹拘挛、腰膝关节酸重疼痛、吐泻转筋、脚气水肿。

5. 医家论述：（1）《本草正义》："木瓜，用此者用其酸敛，酸能走筋，敛能固脱，得木味之正，故尤专入肝益筋走血。疗腰膝无力，脚气，引经所不可缺，气滞能和，气脱能固。以能平胃，故除呕逆、霍乱转筋，降痰，去湿，行水。以其酸收，故可敛肺禁痢，止烦满，止渴。"（2）《本草新编》："木瓜，但可臣、佐、使，而不可以为君，乃入肝益筋之品，养血卫脚之味，最宜与参、术同施，归、熟（地）并用。"（3）《得配本草》："血为热迫，筋转而痛，气为湿滞，筋缓而软，木瓜凉血收脱，故可并治。"

6. 药用部位：蔷薇科植物木瓜*Pseudocydonia sinensis*（Thouin）C. K. Schneid.或者贴梗海棠（皱皮木瓜）*Chaenomeles speciosa*（Sweet）Nakai.的干燥近成熟果实，主要以皱皮木瓜入药。

7. 主要化学成分：含苹果酸、酒石酸、枸橼酸、皂苷及黄酮类，齐墩果酸。

二、中药来源：植物木瓜

灌木，高 2 ~ 3 m。枝棕褐色，有刺，皮孔明显。叶柄长 3 ~ 15 mm。托叶近半圆形，变化较大，往往脱落。叶片卵形至椭圆状披针形，长 2.5 ~ 14 cm，宽 1.5 ~ 4.5 cm，先端尖或钝圆形。基部宽楔形至近圆形，边缘有腺状汉锯齿，有时有不整齐的重锯齿，上面绿色，下面淡绿色，两面均无毛，或幼时在下面中肋上有淡棕色柔毛。花数朵簇生，绯红色，也有白色或粉红色，花梗极短。萼片5，直立，紫红色，近于长圆形，长约5 mm，边缘和内面有黄色柔毛。花瓣5，近圆形，长约1.7 cm。雄蕊多数，约分4层，花药背着，长圆形，2室。雌蕊1，子房下位，5室，花柱5，下部稍连合。梨果卵形或球形，长约8 cm，黄色或黄绿色，芳香。花期3～4月。果期9～10月。

三、木瓜抗特应性皮炎药理作用与机制[1]

1. 木瓜对皮肤损伤以及组织病理的影响

Kyung-Jae Cha等人利用DNCB诱导建立了特应性皮炎小鼠模型，观察到模型组小鼠出现了明显的特应性皮炎症状，包括出血、水肿、抓伤、结垢和表皮肥大角化过度等组织病理学改变。在应用木瓜提取物治疗后，上述症状得到了改善。同时，还检测了血清中丙氨酸氨基转移酶（ALT）和天冬氨酸氨基转移酶（AST）的水平，但这两个指标没有显著改变，这表明木瓜提取物对特应性皮炎模型小鼠具有治疗作用且没有肝脏损伤。

2. 木瓜抑制细胞因子与趋化因子

细胞因子在特应性皮炎发病中扮演着重要角色。研究者使用TNF-α和IFN-γ诱导构建HaCaT细胞模型，发现TARC、MCP-1和IL-8的分泌增加。给予木瓜提取物后，上述因子的释放减少了。此外，研究者还评估了木瓜提取物在DNCB诱导的小鼠中的抗炎作用是否与脾细胞的炎症细胞因子释放相关。结果显示，经过DNCB处理后，IL-4、IL-5、IL-13和嗜酸性细胞的表达量增加，但在木瓜提取物处理后，上述炎症细胞因子和嗜酸性细胞的表达明显受到抑制。这些结果表明，木瓜提取物能够抑制特应性皮炎临床状态中细胞因子和趋化因子的表达，从而改善特应性皮炎症状。

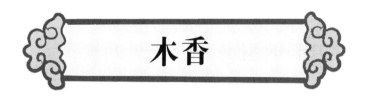

木香是菊科植物的木香的根，也是一味带着香味的中药。木香常用来治疗胃痛，木香的提取物可以抗组胺，具有治疗特应性皮炎的潜在功效。

---

① Cha K J, Song C S, Lee J S, et al. Chaenomeles sinensis Koehne extract suppresses the development of atopic dermatitis-like lesions by regulating cytokine and filaggrin expression in NC/Nga mice[J]. International Journal of Medical Sciences, 2019, 16(12): 1604. DOI: 10.7150/ijms.37854.

二、中药木香

1. 中文名：木香（Mù Xiāng）。
2. 别名：蜜香、青木香、五香、五木香、南木香、广木香。
3. 性味归经：味辛、苦，性温；归肺、肝、脾经。
4. 功能主治：具有行气止痛，调中导滞的功效。主治胸胁胀满、脘腹胀痛、呕吐泄泻、泻痢后重、皮炎。
5. 医家论述：（1）《神农本草经》："主邪气，辟毒疫，强志，主淋露。"（2）《本草经集注》："疗毒肿，消恶气。"
6. 药用部位：菊科云木香属植物木香 *Aucklandia lappa* Decne. 的根。
7. 主要化学成分：去氢木香内酯、木香烯内酯、二氢木香内酯。

二、中药来源：植物木香

多年生高大草本，高达 1 m 左右。主根粗壮，圆柱形，稍木质，外皮褐色，有稀疏侧根。茎有细纵棱，疏被短刺状毛，或近于无毛。基生叶具长柄，叶片三角状卵形或长三角形，长 30～100 cm，宽 15～30 cm，基部下延直达叶柄基部，成不规则分裂的翅状，叶缘呈不规则浅裂或波状，疏生短刺，上面深绿色，被短毛，下面淡绿，带褐色，被短毛。茎有细纵棱，被短柔毛，茎上叶有短柄或无柄抱茎。夏、秋开花，头状花序 2～3 个簇生茎顶，几无总梗，腋生者单一并有短或极长的总梗。总苞片约 10 层。三角状披针形或长披针形，长 9～25 mm，外层较短，先端长锐尖如刺，疏被微柔毛。花全为管状花，暗紫色，花冠管长 1.5 cm，先端 5 裂。雄蕊 5 个，花药联合，上端稍分离，有 5 尖齿。子房下位，花柱伸出花冠之外，柱头 2 裂。花托有长硬毛。瘦果条形，有棱，上端生一轮黄色直立的羽状冠毛，果熟时多脱落。

三、木香抗特应性皮炎药理作用与机制[①]

1. 木香治疗特应性皮炎的基因组学分析

研究将实验分五组：对照组、屋尘螨模型组、阳性组、木香提取物组（100、300 mg/kg组）。研究对模型组和给药组进行了皮肤的基因分析，在 24 000 个基因组中，4255 个基因存在差异，分布在 173 生物信号通路中。木香提取物可以上调或者下调一些基因。研究者将目光聚焦在细胞因子相关的通路以及JAK-STAT信号通路。

2. 木香上调特应性皮炎细胞因子相关基因

Hye-Sun Lim选取了激酶插入结构域蛋白受体（KDR）、IL13Rα2、IFN-α1、TSLP和

① Lim H S, Ha H, Shin H K, et al. The genome-wide expression profile of Saussurea lappa extract on house dust mite-induced atopic dermatitis in Nc/Nga mice[J]. Molecules and cells, 2015, 38(9): 765-772. DOI: 10. 14348/molcells.2015.0062.

CXCL11进行检测，发现木香能够上调这些基因。但是，最近有研究表明IL13Rα2、TSLP等在特应性皮炎中是上调的，木香上调这些基因有可能加重特应性皮炎。因此，木香对特应性皮炎的作用还有待进行深入研究。

3. 木香下调特应性皮炎细胞因子相关基因

研究还指出，木香可以下调CCR1、IL2Rβ、PI3Kca和IL20Rβ。在这些基因中，PI3Kca与特异性皮炎关系密切。用TNF-α和IFN-γ诱导角质形成细胞，木香的五种成分木香内酯、香芹烯、木香酸、木香酮和去氢木香内酯对PI3Kca具有抑制作用，但是对IL20Rβ基因表达没有影响。

千里光

千里光又名九里明，是一种路边常见植物，主要生长于我国南方地区。它可以入药，具有清热解毒、消肿止痛的功效，可用于治疗风热感冒、咽喉肿痛、急性扁桃体炎、牙龈肿痛、湿疹瘙痒等症状。此外，千里光还用于治疗痈疽疔疮、疖肿、痔疮出血等症状，具有抗特应性皮炎作用。

一、中药千里光

1. 中文名：千里光（Qiān Lǐ Guāng）。

2. 别名：千里及、千里急、黄花演、眼明草、九里光、金钗草、九里明、黄花草、九岭光、一扫光、九龙光、千里明、百花草、九龙明、黄花母、七里光、黄花枝草、粗糠花、野菊花、天青红、白苏杆、箭草、青龙梗、木莲草、软藤黄花草、光明草、千家药。

3. 性味归经：味苦、辛，性寒。

4. 功能主治：清热，解毒，杀虫，明目。主治各种急性炎症性疾病、风火赤眼、目翳、伤寒、菌痢、大叶肺炎、扁桃体炎、肠炎、黄疸、流行性感冒、毒血症、败血症、痈肿疔毒、干湿癣疮、丹毒、湿疹、烫伤、滴虫性阴道炎。用于治疗风热感冒、目赤肿痛、泄泻痢疾、皮肤湿疹疮疖。

5. 医家论述：（1）《贵州草药》："清热解毒，祛风除湿。治风热感冒，急性风湿关节痛，无名肿毒，痔疮，肾囊风，湿疹。"（2）《四川中药志》："杀虫止痒。治瘰疬及一切皮肤痒疹（外洗）。"

6. 药用部位：菊科千里光属植物千里光*Senecio scandens* Buch.-Ham. ex D. Don.全草。

7. 主要化学成分：毛茛黄素、菊黄质、千里光宁碱、千里光菲灵碱、氢酯、对-羟基苯乙酸、香草酸、水杨酸、焦粘酸。

二、中药来源：植物千里光

多年生攀援草本。茎长 2～5 m，多分枝，被柔毛或无毛。叶卵状披针形或长三角形，长 2.5～12 cm，基部宽楔形、平截、戟形，稀心形，边缘常具齿，稀全缘，有时具细裂或羽状浅裂，近基部具 1~3 对较小侧裂片，两面被柔毛至无毛，侧脉 7~9 对，叶柄被柔毛或近无毛，无耳或基部有小耳。上部叶变小，披针形或线状披针形。头状花序有舌状花，排成复聚伞圆锥花序。分枝和花序梗被柔毛，花序梗具苞片，小苞片 1~10，线状钻形。总苞圆柱状钟形，长 5~8 mm，外层苞片约 8，线状钻形，长 2~3 mm，总苞片 12~13，线状披针形。舌状花 8~10，管部长 4.5 mm，舌甜黄色，长圆形，长 0.9~1 cm。管状花多数，花冠黄色，长 7.5 mm。瘦果圆柱形，被柔毛，冠白色。花期 8 月到来年 4 月。

三、千里光抗特应性皮炎药理作用与机制[①]

1. 千里光抑制接触性皮炎瘙痒

叶凡等利用噁唑酮诱导建立的过敏性接触性皮炎（ACD）模型。这种模型是一种慢性瘙痒模型，其主要临床表现就是抓挠。给予小鼠灌胃千里光水提液后，可以明显减少ACD模型小鼠抓挠频次，这表明千里光能抑制瘙痒。肥大细胞以及MrgprB2 受体参与慢性瘙痒性皮肤疾病。叶凡等利用肥大细胞及MrgprB2 受体验证千里光的作用。当小鼠肥大细胞上MrgprB2 受体敲除后，千里光抑制瘙痒行为的作用会减少，效果较千里光对WT小鼠差，叶凡等又选择了MrgprB2 受体激动剂化合物 48/80 作为急性瘙痒激动剂建立急性模型，结果发现千里光能有效地抑制化合物 48/80 诱导的急性瘙痒，提示千里光抑制ACD模型瘙痒与肥大细胞以及MrgprB2 受体有关。

2. 千里光抑制肥大细胞数量

叶凡等观察了千里光对肥大细胞的富集作用。利用甲苯胺蓝染色法对ACD模型小鼠皮肤进行组织切片染色，发现千里光显著抑制肥大细胞的富集。用千里光治疗后的小鼠皮肤肥大细胞数量显著性减少，千里光对化合物 48/80 诱导急性瘙痒皮肤中肥大细胞富集也显示同样的抑制作用。

3. 千里光抑制 MrgprB2 受体

叶凡等提取分离小鼠腹膜肥大细胞，利用钙离子成像实验技术，进一步检测了千里光对肥大细胞MrgprB2 受体生理功能的影响。研究发现千里光抑制小鼠腹膜肥大细胞MrgprB2 受体激活介导的钙离子内流。研究还通过全细胞膜片钳技术记录到千里光抑制肥大细胞MrgprB2 受体激活引起的电压依赖性电流。此外，通过HEK293 细胞转染 MrgprB2 和MrgprX2（MrgprB2 受体人源蛋白）受体，都显示千里光能很好地抑制 MrgprB2/X2 受体激活引起的钙离子内流，而且具有良好的剂量依赖性。

---

① Ye F, Jiang Y, Zhang J, et al. Water Extract of Senecio scandens Buch.-Ham Ameliorates Pruritus by Inhibiting MrgprB2 Receptor[J]. Journal of Inflammation Research, 2022: 5989-5998. DOI: 10.2147/JIR.S384661.

蔷薇根

蔷薇根又称蔷薇药材，是一种活血化瘀药，具有活血化瘀、清热解毒、消肿止痛的功效，主要用于治疗瘀血瘀结、跌打损伤、痈肿疮疡、痔疮出血等病症。此外，蔷薇根还具有调节女性生理周期、缓解经期不适、促进血液循环、抗特应性皮炎等作用。蔷薇根通过抑制Th2细胞因子、减少氧化应激而缓解特应性皮炎。

一、中药蔷薇根

1. 中文名：蔷薇根（Qiáng Wēi Gēn）。

2. 别名：倒钩刺根。

3. 性味归经：味苦，性凉；归脾、胃、肾经。

4. 功能主治：清热利湿、祛风、活血、解毒。主治肺痈、消渴、痢疾、关节炎、瘫痪、便血、尿频、遗尿、月经不调、跌打损伤、疮疖疥癣。

5. 医家论述：（1）《日华子本草》："治热毒风，痈疽恶疮，牙齿痛，治邪气，通血经，止赤白痢，肠风泻血，恶疮疥癣，小儿疳虫肚痛。"（2）《得配本草》："除风火湿热，疗遗尿血痢，治喉痹疮癣，能生肌杀虫。"

6. 药用部位：蔷薇科植物野蔷薇 *Rosa multiflora* Thunb. 的根。

7. 主要化学成分：β-谷甾醇、委陵菜酸。

二、中药来源：植物野蔷薇

攀援灌木，小枝无毛，有粗短稍弯曲皮刺。小叶 5~9，倒卵形、长圆形或卵形，有尖锐单锯齿。花圆锥花序，萼片披针形，有时中部具 2 个线形裂片，花瓣白色，宽倒卵形，先端微凹。花柱结合成束，稍长于雄蕊。蔷薇果近球形，径 6~8 mm，熟时红褐或紫褐色，有光泽，无毛，萼片脱落。

三、蔷薇根抗特应性皮炎药理作用与机制[1]

1. 蔷薇根缓解特应性皮炎症状

Kwan Hee Park等利用尘螨提取物刺激NC/Nga小鼠背部建立特应性皮炎模型，每周

---

[1] Park K H, Jeong M S, Park K J, et al. Topical application of Rosa multiflora root extract improves atopic dermatitis-like skin lesions induced by mite antigen in NC/Nga mice[J]. Biological and Pharmaceutical Bulletin, 2014, 37(1): 178-183. DOI: 10. 1248/bpb.b13-00619.

2次，直到18周。采用改良SCORAD法对特应性皮炎的皮肤病变的红斑、出血、水肿、剥落、损伤、糜烂、鳞屑、干燥等 7 种主要临床症状进行评分。结果显示，局部应用蔷薇根提取物治疗显著改善特应性皮炎的皮肤病变，并显著降低临床皮肤严重程度评分。上述表明，蔷薇根提取物有效改善尘螨诱导NC/Nga小鼠的特异性皮炎样皮肤损伤。

2. 蔷薇根抑制特应性皮炎小鼠过敏反应

薇根提取物降低特应性皮炎的过敏反应。Kwan Hee Park等进一步检测了与特应性皮炎或者过敏相关的IgE以及嗜酸性细胞的数量。结果显示，局部应用蔷薇根提取物治疗，显著降低了血清中嗜酸性粒细胞比值和血清IgE水平。

3. 蔷薇根抑制特应性皮炎小鼠的 iNOS、COX-2

iNOS和COX-2 是与炎症相关的两种重要酶。Kwan Hee Park等检测了 iNOS 和 COX-2 的mRNA水平。特应性皮炎模型组小鼠iNOS和COX-2 基因表达水平升高，蔷薇根提取物则显著降低iNOS和COX-2 的mRNA水平，这表明蔷薇根抑制特应性皮炎中的 iNOS和COX-2。

4. 蔷薇根调节 Th2 细胞因子

Th2 细胞因子与特应性皮炎也密切相关。蔷薇根提取物通过调节Th2 细胞因子缓解特应性皮炎。Kwan Hee Park等研究了蔷薇根提取物对Th2 细胞因子IL-4、IL-5 和IL-13 的作用，发现蔷薇根提取物显著降低了血清中Th2 细胞因子（IL-4、IL-5 和IL-13）的水平。另外，蔷薇根提取物局部治疗后，血清IL-10 水平显著升高。

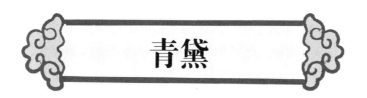

青黛是一种颜色为青色的中药，具有清热凉血的功效，常用来治疗皮肤病，如银屑病，它由多种植物叶子加工而成。有研究指出，青黛也具有治疗特应性皮炎的作用，它通过抑制MAPK以及NF-κB信号通路，降低炎症因子浓度而缓解特应性皮炎症状。

一、中药青黛

1. 中文名：青黛（Qīng Dài）。
2. 别名：靛花、青蛤粉、青缸花、蓝露、淀花、靛沫花、靛、靛花、靛沫、蓝靛。

3. 性味归经：味咸，性寒；归肝、肺、胃经。

4. 功能主治：清热解毒，凉血止血，清肝泻火。主治热毒斑疹、咽喉肿痛、丹毒疮肿、蛇虫咬伤、特应性皮炎。

5. 医家论述：（1）《岭南采药录》："可涂疮及疿腮。又治眼热有膜及吐血，内服之。"（2）《开宝本草》："主解诸药毒，小儿诸热，惊痫发热，天行头痛寒热，煎水研服之。亦摩敷热疮、恶肿、金疮、下血、蛇犬等毒。"

6. 药用部位：本品为爵床科植物马蓝 *Baphicacanthus cusia*（Nees.）Bremek.、蓼科植物蓼蓝 *Persicaria tinctorium*（Aiton.）Spach. 或十字花科植物菘蓝 *Isatis tinctorium* L. 的叶或茎叶经加工制得的干燥粉末或团块。

7. 主要化学成分：靛玉红、靛蓝、靛苷、松蓝苷、青黛酮。

二、中药来源：植物蓼蓝

一年生草本，茎直立，通常分枝，高 50～80 cm。叶卵形或宽椭圆形，长 3～8 cm，宽 2～4 cm，干后呈暗蓝绿色，顶端圆钝，基部宽楔形，边缘全缘，具短缘毛，上面无毛，下面有时沿叶脉疏生伏毛。叶柄长 5～10 mm；托叶鞘膜质，稍松散，长 1～1.5 cm，被伏毛，顶端截形，具长缘毛。总状花序呈穗状，长 2～5 cm，顶生或腋生。苞片漏斗状，绿色，有缘毛，每苞内含花 3～5。花梗细，与苞片近等长。花被 5 深裂，淡红色，花被片卵形，长 2.5～3 mm；雄蕊 6～8，比花被短，花柱 3，下部合生。瘦果宽卵形，具 3 棱，长 2～2.5 mm，褐色，有光泽，包于宿存花被内。花期 8～9 月，果期 9～10 月。

三、青黛抗特应性皮炎药理作用与机制[1][2]

1. 青黛减轻特应性皮炎症状

Na-Ra Han、Ga-Yul Min等利用DNCB或者DNFB建立特应性皮炎模型，特应性皮炎模型组小鼠出现红斑、水肿、糜烂和干燥等症状。给予青黛治疗后，可减轻特应性皮炎模型小鼠的皮肤症状，特应性皮炎模型小鼠皮损处的红斑、水肿、糜烂和干燥都得到缓解。脾脏的重量和大小是慢性炎症的重要指标之一，青黛可减轻特应性皮炎模型小鼠脾脏的重量和大小。

2. 青黛降低皮肤厚度以及炎症细胞浸润

研究者还利用HE染色观察了皮肤的真皮和表皮的厚度，嗜酸性粒细胞以及肥大细

---

① Han N R, Park J Y, Jang J B, et al. A natural dye, Niram improves atopic dermatitis through down-regulation of TSLP[J]. Environmental Toxicology and Pharmacology, 2014, 38(3): 982-990. DOI: 10. 1016/j.etap.2014.10.011.

② Min G Y, Kim J H, Kim T I, et al. Indigo Pulverata Levis (Chung-Dae, Persicaria tinctoria) alleviates atopic dermatitis-like inflammatory responses in vivo and in vitro[J]. International Journal of Molecular Sciences, 2022, 23(1): 553. DOI: 10.3390/ijms 23010553.

胞浸润的状况，结果显示，青黛降低特应性皮炎皮肤的厚度，肥大细胞和嗜碱性粒细胞浸润减轻。用高浓度的青黛治疗后，特应性皮炎小鼠的表皮厚度从平均 60 μm 降到至 40 μm。

3. 青黛降低特应性皮炎 IgE 和组胺浓度

Ga-Yul Min和Na-Ra Han的研究发现，青黛降低了特应性皮炎血清中IgE和组胺浓度。特应性皮炎小鼠的IgE和组胺浓度超过了 4000 ng/mL，给予青黛治疗则可以降低到 2000 ng/mL以下。

4. 青黛降低促炎症因子与趋化因子

青黛对Th1、Th2 细胞因子都具有作用，可降低促炎症因子TNF-α、L-4、IL-6 及IL-13 的浓度和基因表达。Na-Ra Han的研究发现青黛可降低TSLP。此外，研究还发现青黛还可抑制角质形成细胞相关趋化因子RANTES、TARC、MDC、MCP-1 以及MIP-3α的基因表达。

5. 青黛抑制 MAPK/NF-κB 信号通路

Ga-Yul Min发现青黛抑制MAPK/NF-κB通路的p-ERK、p-P38、p-P65 蛋白的表达。研究者认为对趋化因子的作用可能与MAPK/NF-κB通路相关。Na-RaHan则发现，青黛通过调节caspase-1/rip2，抑制TSLP。

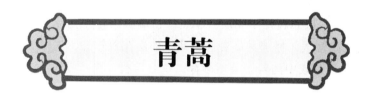

青蒿

中药青蒿和植物青蒿有所不同。中药青蒿的正品来自植物黄花蒿，黄花蒿含有青蒿素，而植物青蒿不含有青蒿素，植物青蒿也可当作中药非正品来使用。植物青蒿可以治疗特应性皮炎，它通过抑制炎症因子和趋化因子而改善特应性皮炎症状。

一、中药青蒿

1. 中文名：青蒿（Qīng Hāo）。
2. 别名：蒿、草蒿、方溃、臭蒿、香蒿。
3. 性味归经：味苦、辛，性寒；归肝、胆经。
4. 功能主治：具有清透虚热、凉血除蒸、解暑、截疟的功效。主治温邪伤阴、夜热早凉、阴虚发热、劳热骨蒸、暑热外感、发热口渴、疟疾寒热、皮炎。

5. 医家论述：（1）《神农本草经》："主疥瘙痂痒，恶疮，杀虫，留热在骨节间，明目。"（2）《生草药性备要》："治小儿食积，洗疥癞。"

6. 药用部位：菊科植物黄花蒿 *Artemisia annua* L. 或者青蒿 *Artemisia caruifolia* Buch.-Ham. ex Roxb. 的干燥地上部分。

7. 主要化学成分：青蒿素、青蒿琥酯、青蒿酸、山奈酚、槲皮素、木犀草素、万寿菊素。

二、中药来源：植物青蒿

一年生草本，植株有香气。主根单一，垂直，侧根少。茎单生，高 30～150 cm，上部多分枝，幼时绿色，有纵纹，下部稍木质化，纤细，无毛。叶两面青绿色或淡绿色，无毛。基生叶与茎下部叶三回栉齿状羽状分裂，有长叶柄，花期叶凋谢；中部叶长圆形、长圆状卵形或椭圆形，长 5～15 cm，宽 2～5.5 cm，二回栉齿状羽状分裂，第一回全裂，每侧有裂片 4～6 枚，裂片长圆形，基部楔形，每裂片具多枚长三角形的栉齿或为细小、略呈线状披针形的小裂片，先端锐尖，两侧常有 1～3 枚小裂齿或无裂齿，中轴与裂片羽轴常有小锯齿，叶柄长 0.5～1 cm，基部有小形半抱茎的假托叶。上部叶与苞片叶一（至二）回栉齿状羽状分裂，无柄。头状花序半球形或近半球形，直径 3.5～4 mm，具短梗，下垂，基部有线形的小苞叶，在分枝上排成穗状花序式的总状花序，并在茎上组成中等开展的圆锥花序。总苞片 3～4 层，外层总苞片狭小，长卵形或卵状披针形，背面绿色，无毛，有细小白点，边缘宽膜质，中层总苞片稍大，宽卵形或长卵形，边宽膜质，内层总苞片半膜质或膜质，顶端圆。花序托球形，花淡黄色。雌花 10～20 朵，花冠狭管状，檐部具 2 裂齿，花柱伸出花冠管外，先端 2 叉，叉端尖。两性花 30～40 朵，孕育或中间若干朵不孕育，花冠管状，花药线形，上端附属物尖，长三角形，基部圆钝，花柱与花冠等长或略长于花冠，顶端 2 叉，叉端截形，有睫毛。瘦果长圆形至椭圆形。花果期 6～9 月。

三、青蒿抗特应性皮炎药理作用与机制[①]

1. 青蒿抑制角质形成细胞释放炎症因子与趋化因子

促炎症因子与趋化因子在特应性皮炎中扮演了重要的角色。研究利用 TNF-α/IFN-γ 刺激角质形成细胞（HaCaT 细胞）建立特应性皮炎细胞模型，用青蒿提取物预孵育细胞 1 小时，随后 10 ng/mL 的 TNF-α/IFN-γ 刺激 2 小时，检测细胞上清液中的 RANTES、

---

① Yang J H, Lee E, Lee B H, et al. Ethanolic extracts of Artemisia apiacea Hance improved atopic dermatitis-like skin lesions in vivo and suppressed TNF-alpha/IFN-gamma–induced proinflammatory chemokine production in vitro[J]. Nutrients, 2018, 10(7): 806. DOI: 10.3390/nu10070806.

IL-8、IL-6、TARC的浓度。研究发现，青蒿提取物能够剂量依赖抑制角质形成细胞释放RANTES、IL-8、IL-6、TARC。用TNF-α/IFN-γ刺激细胞后，IL-8显著升高，平均超过了2500 pg/mL，而100 μg/mL青蒿提取物显著降低IL-8，IL-8的浓度降低至1300 pg/mL左右。

2. 青蒿抑制角质形成细胞释放促炎症因子与趋化因子机制

MAPK、NF-κB、STAT1信号通路与促炎症因子和趋化因子的合成表达有关。研究探讨了青蒿是否通过调节MAPK、NF-κB、STAT1信号通路抑制促炎症因子和趋化因子的合成与释放。青蒿提取物能够抑制MAPK信号通路蛋白ERK和p38的磷酸化，但是不能影响JNK的磷酸化。青蒿提取物还能够上调NF-κB通路的IκB-α蛋白，表明青蒿素提取物抑制NF-κB通路的激活。此外，青蒿提取物不影响STAT1蛋白的表达。上述表明，青蒿提取物通过抑制MAPK、NF-κB信号通路抑制促炎症因子和趋化因子的合成。研究还观察P65进入细胞核的情况。若NF-κB通路被激活，P65蛋白会转位进入核内。青蒿提取物可以抑制P65的核转位，说明青蒿提取物抑制NF-κB信号通路激活。

3. 青蒿抑制特应性皮炎症状

研究利用DNCB诱导BALB/c小鼠建立特应性皮炎模型，结果发现青蒿提取物能够减轻特应性皮炎皮损症状，耳朵以及背部皮肤厚度降低，表明青蒿提取物能够抑制特应性皮炎。

4. 青蒿化学成分

研究检测了青蒿提取物里面的关键成分，有三个化学成分被鉴定可能与抗特应性皮炎有关，分别是槲皮素-3D葡萄糖苷、槲皮素以及滨蒿内酯。

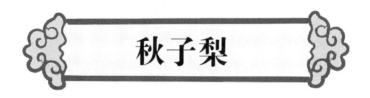

秋子梨

秋子梨是一种食药两用果品，中国北方多有分布，果叶皆可入药，它主要用来治疗咳嗽，具有清热化痰，燥湿健脾的功效。有研究报道秋子梨具有抗特应性皮炎作用。

一、中药秋子梨

1. 中文名：秋子梨（qiū zǐ lí）。
2. 别名：花盖梨、山梨、野梨。

3. 性味归经：果：味甘、酸、涩，性凉；叶：味微苦，性平。

4. 功效：清热化痰，燥湿健脾，和胃止呕，止泻，利水，消肿。

5. 医家论述：（1）《食品保健美容词典》："下肢溃疡、足：鲜秋子梨300克，捣烂后煎汁洗患处，每日2～3次。"

6. 药用部位：蔷薇科植物秋子梨 *Pyrus ussuriensis* Maxim. 的果实及叶。

7. 主要化学成分：皂苷、木犀草素-7-葡萄糖、犀草素-4'-葡萄糖苷、熊果苷、绿原酸、芦丁。

二、中药来源：植物秋子梨

乔木，高达 15 m，树冠宽广。嫩枝无毛或微具毛，二年生枝条黄灰色至紫褐色，老枝转为黄灰色或黄褐色，具稀疏皮孔。冬芽肥大，卵形，先端钝，鳞片边缘微具毛或近于无毛。叶片卵形至宽卵形，长 5～10 cm，宽 4～6 cm，先端短渐尖，基部圆形或近心形，稀宽楔形，边缘具有带刺芒状尖锐锯齿，上下两面无毛或在幼嫩时被绒毛，不久脱落。叶柄长 2～5 cm，嫩时有绒毛，不久脱落。托叶线状披针形，先端渐尖，边缘具有腺齿，长 8～13 mm，早落。花序密集，有花 5～7 朵，花梗长 2～5 cm，总花梗和花梗在幼嫩时被绒毛，不久脱落。苞片膜质，线状披针形，先端渐尖，全缘，长 12～18 mm。花直径 3～3.5 cm，萼筒外面无毛或微具绒毛。萼片三角披针形，先端渐尖，边缘有腺齿，长 5～8 mm，外面无毛，内面密被绒毛。花瓣倒卵形或广卵形，先端圆钝，基部具短爪，长约 18 mm，宽约 12 mm，无毛，白色。雄蕊 20，短于花瓣，花药紫色。花柱 5，离生，近基部有稀疏柔毛。果实近球形，黄色，直径 2～6 cm，萼片宿存，基部微下陷，具短果梗，长 1～2 cm。花期 5 月，果期 8～10 月。

三、秋子梨抗特应性皮炎药理作用与机制[①]

1. 秋子梨抑制炎症因子释放

研究利用巨噬细胞系RAW264.7 细胞和HaCaT细胞作为研究对象建立炎症细胞模型。脂多糖刺激RAW 264.7 细胞可促进NO的释放，秋子梨提取物对脂多糖诱导RAW 264.7 细胞释放NO具有剂量依赖抑制作用。100 μg/mL秋子梨提取物处理后，脂多糖刺激产生的NO的浓度降低至原来的69.9%。秋子梨提取物对TNF-α处理的HaCaT细胞释放IL-6、IL-1β同样具有抑制作用。结果表明，秋子梨提取物具有抗炎作用。研究还对秋子梨抑制脾脏细胞释放Th2 细胞因子进行了探索。用抗CD3 与抗CD28 的抗体刺激脾脏细胞 24 小时，IL-4 和IL-13 的浓度水平分别显著升高至约 95.10、479.43 pg/mL。给予

① Cho K H, Parveen A, Kang M C, et al. Pyrus ussuriensis Maxim. leaves extract ameliorates DNCB-induced atopic dermatitis-like symptoms in NC/Nga mice[J]. Phytomedicine, 2018, 48: 76-83. DOI: 10. 1016/j.phymed.2018.05.006.

8 μg/mL秋子梨提取物处理后，脾脏细胞IL-4和IL-13的释放分别被抑制了23.68%和68.95%。这表明秋子梨提取物可抑制Th2细胞因子IL-4和IL-13。

2. 秋子梨改善特应性皮炎症状

KyoHee Cho等人利用DNCB刺激NC/Nga小鼠11周，建立特应性皮炎模型。建立模型后，小鼠皮肤临床评分显著升高至平均9.5分，秋子梨提取物能改善皮肤的特应性皮炎症状，降低临床评分，评分降低至7.15分，降低了19%。秋子梨提取物抑制特应性皮炎瘙痒行为。在实验的最后一天记录不同组别的瘙痒时间，模型组小鼠瘙痒时间达到419.77±71.56 s，1%秋子梨提取物组的瘙痒时间降低至144.21±17.06 s，瘙痒抓挠时间减少了70.8%。另外，秋子梨提取物可降低小鼠血清IgE的浓度。特应性皮炎模型组血清的IgE浓度显著升高，达到9750.86±516.38 ng/mL，给予秋子梨提取物治疗后，IgE浓度降低了78%。研究还发现特应性皮炎模型小鼠经皮失水增加以及皮肤含水量减少，秋子梨提取物则能减少经皮失水以及促进皮肤的水合作用。

3. 秋子梨的抗特应性皮炎成分

KyoHee Cho等人对秋子梨提取物中的熊果苷、绿原酸以及芦丁进行了分析。熊果苷、绿原酸以及芦丁对TNF-α处理的HaCaT细胞释放IL-6、IL-1β的作用较差，只有高浓度芦丁能够降低IL-6的浓度。

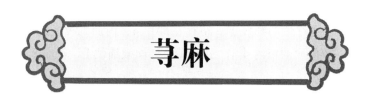

荨麻

中药荨麻可治疗荨麻疹，也可改善特应性皮炎的症状，抑制促炎症因子和趋化因子基因，降低瘙痒症状。

一、中药荨麻

1. 中文名：荨麻（Qián Má）。

2. 别名：白蛇麻、火麻、蛇麻草、透骨风、白活麻。

3. 性味归经：味辛、苦，性温；有毒。

4. 功能主治：祛风通络，平肝定惊，消积通便，解毒。可以治疗特应性皮炎、荨麻疹。

5. 医家论述：（1）《内蒙古中草药》："治荨麻疹：麻叶荨麻鲜苗，捣汁涂擦。"（2）

《本草纲目》："风疹初起，以此点之。"

6. 药用部位：荨麻科植物宽叶荨麻*Urtica Laetevirens* Maxim.、荨麻*Urtica fissa* E. Pritz.、狭叶荨麻*Urtica angustifolia* Fisch ex Hornem.、麻叶荨麻*Urtica cannabina* L.的全草。

7. 主要化学成分：香叶木苷、小苏碱、咖啡酸、阿魏酸。

二、中药来源：植物荨麻

多年生草本，有横走的根状茎。茎自基部多出，四棱形，密生刺毛和被微柔毛，分枝少。叶近膜质，宽卵形、椭圆形、五角形或近圆形轮廓，长 5～15 cm，宽 3～14 cm，先端渐尖或锐尖，基部截形或心形，边缘有 5～7 对浅裂片或掌状 3 深裂（此时每裂片又分出 2-4 对不整齐的小裂片），裂片自下向上逐渐增大，三角形或长圆形，长 1～5 cm，先端锐尖或尾状，边缘有数枚不整齐的牙齿状锯齿，上面绿色或深绿色，疏生刺毛和糙伏毛，下面浅绿色，被稍密的短柔毛，在脉上生较密的短柔毛和刺毛，钟乳体杆状、稀近点状，基出脉 5 条，上面一对伸达中上部裂齿尖，侧脉 3～6 对。叶柄长 2～8 cm，密生刺毛和微柔毛。托叶草质，绿色，2 枚在叶柄间合生，宽矩圆状卵形至矩圆形，长 10～20 mm，先端钝圆，被微柔毛和钟乳体，有纵肋 10～12 条。雌雄同株，雌花序生上部叶腋，雄的生下部叶腋，稀雌雄异株；花序圆锥状，具少数分枝，有时近穗状，长达 10 cm，序轴被微柔毛和疏生刺毛。雄花具短梗，在芽时直径约 1.4 mm，开放后径约 2.5 mm。花被片 4，在中下部合生，裂片常矩圆状卵形，外面疏生微柔毛。退化雌蕊碗状，无柄，常白色透明。雌花小，几乎无梗。瘦果近圆形，稍双凸透镜状，长约 1 mm，表面有带褐红色的细疣点。宿存花被片 4，内面二枚近圆形，与果近等大，外面二枚近圆形，较内面的短约 4 倍，边缘薄，外面被细硬毛。花期 8～10 月，果期 9～11 月。

三、荨麻抗特应性皮炎药理作用与机制[①]

1. 荨麻抑制促炎症因子和趋化因子

荨麻提取物具有抗炎症作用。研究者选用HaCaT作为细胞模型，用TNF-α和IFN-γ诱导细胞炎症模型，检测了两种促炎症趋化因子TARC和MDC。结果发现，与未受刺激的细胞相比，TNF-α/IFN-γ刺激后，HaCaT细胞释放的TARC和MDC分别增加了 579.4% 和 1193.0%。使用 100 μg/mL的荨麻提取物则抑制了 57.7%的TARC和 68.7%的MDC的释放。同时，研究者还研究了相关的细胞因子和趋化因子，包括IL-8、TARC、MDC和RANTES等的基因表达，发现荨麻提取物抑制了这些细胞因子和趋化因子的基因上调。

---

① Ngo H T T, Fang M, Hwang E, et al. Inhibitory Effects of Urtica thunbergiana Ethanol Extract on Atopic Dermatitis-Induced NC/Nga Mice[J]. Antioxidants, 2020, 9(3): 197. DOI: 10.3390/antiox9030197.

2. 荨麻抑制 NF-κB/STAT1 和 MAPK 信号通路

荨麻提取物抗炎作用可能通过抑制NF-κB/STAT1 和MAPK炎症通路的激活来实现。研究者检测了HaCaT细胞的NF-κB/STAT1 和MAPK相关蛋白，发现荨麻提取物可以抑制NF-κB通路的NF-κB、IκBα、IκKα/β蛋白以及STAT1 的磷酸化，同时也抑制了MAPK通路的P38、ERK和JNK蛋白的磷酸化。

3. 荨麻减轻特应性皮炎症状

荨麻提取物可以治疗皮肤相关的炎症。研究者在给特应性皮炎小鼠身上涂抹荨麻提取物后，发现荨麻提取物可以改善小鼠皮肤红斑、水肿、损伤、干燥和苔藓化等，抑制瘙痒行为，抑制脾脏肿大等特应性皮炎症状，且荨麻提取物无毒理作用。

4. 荨麻改善皮肤的病理变化

研究者进一步发现荨麻提取物可以改善皮肤的病理变化。研究发现HE染色和探针方法显示荨麻提取物降低了皮肤厚度。另外，荨麻提取物可以减少肥大细胞的数量，降低IgE的浓度，还可以减少皮肤的经皮失水状况。

R

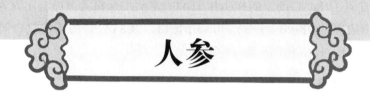

人参

人参是常用中药，能补五脏，安精神，定魂魄，止惊悸，除邪气，明目开心益智，久服轻身延年。人参对特应性皮炎具有较好的治疗作用，它通过抑制炎症细胞因子减轻瘙痒，缓解特应性皮炎症状。

一、中药人参

1. 中文名：人参（Rén Shēn）。

2. 别名：棒锤、山参、园参。

3. 性味归经：味甘，温；归肺、脾，肾经。

4. 功能主治：顺气止痛，温肾散寒。用于治疗补气、固脱、生津、安神、益智、特应性皮炎。

5. 医家论述：（1）《神农本草经》："主补五脏，安精神，止惊悸，除邪气，明目，开心益智。"（2）《滇南本草》："治阴阳不足，肺气虚弱。"

6. 药用部位：五加科植物人参*Panax ginseng* C. A. Mey. 的根。

7. 主要化学成分：人参皂苷。

二、中药来源：植物人参

多年生草本，根状茎（芦头）短，直立或斜上，不增厚成块状。主根肥大，纺锤形或圆柱形。地上茎单生，高 30～60 cm，有纵纹，无毛，基部有宿存鳞片。叶为掌状复叶，3～6 枚轮生茎顶，幼株的叶数较少。叶柄长 3～8 cm，有纵纹，无毛，基部无托叶。小叶片 3～5，幼株常为 3，薄膜质，中央小叶片椭圆形至长圆状椭圆形，长 8～12 cm，宽 3～5 cm，最外一对侧生小叶片卵形或菱状卵形，长 2～4 cm，宽 1.5～3 cm，先端长渐尖，基部阔楔形，下延，边缘有锯齿，齿有刺尖，上面散生少数刚毛，刚毛长约 1 mm，下面无毛，侧脉 5～6 对，两面明显，网脉不明显。小叶柄长 0.5～2.5 cm，侧生者较短。伞形花序单个顶生，直径约 1.5 cm，有花 30～50 朵，稀 5～6 朵。总花梗通常较叶长，长 15～30 cm，有纵纹。花梗丝状，长 0.8～1.5 cm。花淡黄绿色，萼无毛，边缘有 5 个三角形小齿。花瓣 5，卵状三角形。雄蕊 5，花丝短。子房 2 室，花柱 2，离生。果实扁球形，鲜红色，长 4~5 mm，宽 6~7 mm。种子肾形，乳白色。

三、人参抗特应性皮炎药理作用与机制[①]

1. 人参减轻特应性皮炎症状

Sang Hyun Cho观察了第一次和第二次皮炎诱导（第 7 天和第 10 天）的情况，发现特应性皮炎模型组在这两天的临床评分显著升高。然而，人参提取物治疗后显著降低临床评分。耳朵的肿胀程度是反映皮炎的重要指标。特应性皮炎模型组第 7 天耳朵的厚度达到 0.34 mm，而人参提取物组的耳朵厚度仅有 0.27 mm。另外，研究观察到特应性皮炎模型组表皮过度增生、角化过度、表皮角化不全、真皮明显白细胞浸润和水肿。给予人参提取物治疗后，表皮增厚减少，肥大细胞浸润也减少。特应性皮炎的皮肤经皮失水会增加。研究显示人参可减少特应性皮炎小鼠的经皮失水。人参提取物组第 10 天的经皮失水为 48.02 ± 1.26 g/m^2·h，远低于特应性皮炎模型组的 60.17 ± 5.29 g/m^2·h。

2. 人参抑制特应性皮炎瘙痒

瘙痒行为是特应性皮炎的一个重要临床症状。Sang Hyun Cho特别设置了两个组别（限制和自由搔抓组）进行研究，如果人参仅仅直接抑制瘙痒行为，限制搔抓组的炎症水平应不会发生明显的变化。然而研究发现人参限制搔抓的小鼠炎症水平增加。另外，给予人参提取物治疗后，自由搔抓和限制搔抓的小鼠都表现出瘙痒行为的下降，尤其在第 7 天效果明显。因此，Sang Hyun Cho认为人参通过间接的方式抑制瘙痒，即人参可能通过抑制炎症反应而缓解瘙痒。

3. 人参提取物对细胞因子的影响

特应性皮炎模型组小鼠的IgE显著升高，而给予人参提取物后，IgE水平明显下降。促炎症因子TNF-α、Th1 代表因子IFN-γ，以及与瘙痒相关的细胞因子TSLP和IL-31 在特应性皮炎发病中扮演重要角色。特应性皮炎模型组TNF-α、IFN-γ、TSLP和IL-31 的基因表达明显增加。在给予人参提取物治疗后，TNF-α、IFN-γ、TSLP和IL-31 的基因表达量明显下降。血清中IL-31 的浓度从 2241.29 ± 80.41 pg/mL降低至 1524.18 ± 75.49 pg/mL。这些结果表明，人参提取物可降低细胞因子的水平，尤其是瘙痒相关的细胞因子。研究认为人参提取物可通过抑制瘙痒细胞因子的方式减少特应性皮炎小鼠的瘙痒行为。

① Lee H J, Cho S H. Therapeutic effects of Korean red ginseng extract in a murine model of atopic dermatitis: anti-pruritic and anti-inflammatory mechanism[J]. Journal of Korean Medical Science, 2017, 32(4): 679. DOI: 10.3346/jkms.2017.32.4.679.

肉桂

肉桂又称桂皮，是一种具有温阳散寒、活血化瘀、理气止痛等功效的中药材，主要用于治疗寒热不调、腹痛腹泻、经期不调、风寒感冒等症状。肉桂还可以提高人体的免疫力，增强体质，对于一些慢性疾病和疲劳症状也有一定的辅助治疗作用。有研究报道，肉桂具有抗特应性皮炎的作用，它通过抑制炎症细胞因子而改善特应性皮炎症状。

一、中药肉桂

1. 中文名：肉桂（Ròu Guì，见图 25）。

2. 别名：牡桂、紫桂、大桂、辣桂、桂皮、玉桂。

3. 性味归经：味甘、辛，性热；归肾、脾、心、肝经。

4. 功能主治：补火助阳，引火归源、散寒止痛、活血通经。用于治疗阳痿、宫冷、腰膝冷痛、肾虚作喘、阳虚眩晕、目赤咽痛、心腹冷痛、虚寒吐泻、寒疝、奔豚、经闭、痛经、银屑病、特应性皮炎。

5. 医家论述：（1）《药性论》："主治九种心痛，杀三虫，主破血，通利月闭，治软脚、痹、不仁，胞衣不下，除咳逆，结气、痛痹，止腹内冷气，痛不可忍，主下痢，鼻息肉。杀草木毒。"（2）《中药通报》："治牛皮癣：官桂、良姜、细辛各五分，斑蝥十个（研碎）。白酒三两，浸渍七天，每天震摇一次，浸出有效成分，滤取清汁，为缓和白酒的局部刺激，加入甘油三十毫升。先将患处用温水洗软，再用药水涂擦，每日或隔日一次。不宜饮酒和吃刺激性食品。"

6. 药用部位：樟科植物肉桂 *Cinnamomum cassia*（L.）D. Don. 的干燥树皮。

7. 主要化学成分：桂皮醛、乙酸桂皮酯、桂皮酸乙酯、苯甲酸苄酯。

二、中药来源：植物肉桂

乔木，树皮灰褐色，老树皮厚达 1.3 cm；长椭圆形或近披针形，长 8～16（34）cm，先端稍骤尖，基部楔形，下面疏被黄色绒毛，边缘内卷，离基三出脉。叶柄长 1.2～2 cm，被黄色绒毛。花序长 8～16 cm，花序梗与序轴均被黄色绒毛。花梗长 3～6 mm，被黄褐色绒毛。花被片卵状长圆形，两面密被黄褐色绒毛。能育雄蕊长 2.3～2.7 mm，花丝被柔毛，退化雄蕊连柄长约 2 mm，三角状箭头形，柄扁平，长约 1.3 mm，被柔毛。果椭圆形，长约 1 cm，黑紫色，无毛。果托浅杯状，高 4 mm，径达 7 mm，边缘平截或稍具齿。

三、肉桂抗特应性皮炎药理作用与机制[①]

1. 肉桂减轻特应性皮炎症状

Yoon-Young Sung等用尘螨提取物建立特应性皮炎模型，特应性皮炎模型组小鼠出现皮肤干燥，轻度红斑、出血和水肿等特应性皮炎样症状。应用肉桂提取物治疗后，上述皮损情况得到改善。其中皮损评分在第 14 天显著下降，表明肉桂提取物对NC/Nga模型小鼠自发性皮炎有抑制作用。

2. 肉桂减轻特应性皮炎病理表现

HE和TB染色结果显示，特应性皮炎模型组小鼠表皮增厚、角化过度、细胞内水肿、炎症细胞浸润。给予肉桂提取物治疗后，表皮和炎症情况得到改善，肥大细胞的数量也显著减少。

3. 肉桂抑制炎症因子

Yoon-Young Sung等检测了血清中IgE以及相关炎症因子。研究显示，特应性皮炎模型组小鼠的IgE显著升高，而给予肉桂治疗后，IgE明显下降。另外，特应性皮炎模型组的血清以及皮肤的肿瘤坏死因子（TNF-α）、组胺的表达都显著升高，给予肉桂提取物治疗则降低这些炎症相关因子的浓度，表明肉桂通过抑制炎症因子改善特应性皮炎。

肉桂提取物降低了细胞因子和趋化因子的水平，抑制了炎症细胞浸润介导的皮肤炎症。Yoon-Young Sung等检测了小鼠背部皮肤细胞因子和趋化因子mRNA表达。研究发现，经过尘螨提取物处理后，IL-4 的mRNA表达明显增加，但正常组和肉桂提取物组均未检测到IL-4的表达。研究还发现，肉桂提取物抑制了趋化因子TARC的表达。通过TNF-α/IFN-γ诱导的人角质形成细胞建立模型，观察相关趋化因子的变化，结果发现，与正常对照组相比，IFN-γ/TNF-α刺激 24 小时后，CCL17、CCL22、RANTES的浓度分别增加了 14 倍、6 倍和 7 倍。但在肉桂提取物治疗的细胞中，CCL17（TARC）、CCL22（MDC）、RANTES的增加都被肉桂剂量依赖性抑制。因此，肉桂提取物可能通过抑制Th2 细胞和嗜酸性粒细胞的浸润来预防特应性皮炎。

---

① Sung Y Y, Yoon T, Jang J Y, et al. Inhibitory effects of Cinnamomum cassia extract on atopic dermatitis-like skin lesions induced by mite antigen in NC/Nga mice[J]. Journal of Ethnopharmacology, 2011, 133(2): 621-628. DOI: 10. 1016/j.jep.2010.10.043.

S

三升米

中药三升米也叫华茶藨、华蔓茶藨子，是虎耳草科植物华茶藨的根，主要用来凉血清热调经。研究报道它能抑制T细胞的转录因子，能抑制急性瘙痒与特应性皮炎的慢性瘙痒，对过敏性炎症具有抑制作用。

一、中药三升米

1. 中文名：三升米（Sān Shēng Mǐ）。
2. 别名：华茶藨、大蔓茶藨。
3. 性味归经：味甘、苦，性平；归心、脾经。
4. 功能主治：凉血清热，调经。治疗虚热乏力、月经不调、痛经、皮炎。
5. 药用部位：虎耳草科植物华茶藨的 *Ribes fasciculatum* var.chinense. 的根。
6. 主要化学成分：槲皮苷。

二、中药来源：植物华茶藨

常绿灌木，株高达 1.5 m。小枝灰褐色，皮稍剥裂，嫩枝开展，被较密柔毛，无刺。芽小，卵圆形或长卵圆形，长 2～5 mm，先端急尖，具数枚棕色或褐色鳞片，外面无毛。叶近圆形，长 3～4 cm，宽 3.5～10 cm，基部截形至浅心脏形，两面被较密柔毛，边缘掌状 3～5 裂，裂片宽卵圆形，先端稍钝或急尖，顶生裂片与侧生裂片近等长或稍长，具粗钝单锯齿。叶柄长 1～3 cm，被疏柔毛。花单性，雌雄异株，组成几无总梗的伞形花序。雄花序具花 2～9 朵。雌花 2～4 朵簇生，稀单生。花梗长 5～9 mm，具关节，被较密柔毛。苞片长圆形，长 5～8 mm，宽 2～3.5 mm，先端钝或稍微尖，微被短柔毛，具单脉，早落；花萼黄绿色，外面无毛，有香味。萼筒杯形，长 2～3 mm，宽稍大于长或几相等，萼片卵圆形或舌形长 2～4 mm，宽 1.5～3 mm，先端圆钝，花期反折。花瓣近圆形或扇形，长 1.5～2 mm，宽稍大于长，先端圆钝或平截，雄蕊长于花瓣，花丝极短，花药扁椭圆形。雌花的雄蕊不发育，花药无花粉。子房梨形，光滑无毛，雄花的子房退化。花柱先端 2 裂。果实近球形，直径 7 ~ 10 mm，红褐色，无毛。

三、华茶藨抗特应性皮炎药理作用与机制[①]

1. 华茶藨抑制急性瘙痒

Ji-Wook Jung探索了华茶藨提取物对全身过敏反应的作用。注射 8 mg/kg化合物48/80，23 分钟后观察小鼠的死亡率达到 100%。提前给予 200 mg/kg华茶藨提取物，则死亡率降低到 55.6%。结果表明，华茶藨提取物具有抗全身性过敏的作用。研究者利用组胺以及化合物 48/80 建立急性瘙痒模型。空白组小鼠单位时间内搔抓的次数平均不到25 次，100 μg/kg组胺可以诱导小鼠搔抓接近 175 次，而 50 μg/kg化合物 48/80 则可以诱导小鼠搔抓接近 200 次。给予 200 mg/kg华茶藨提取物预处理后，组胺引起的搔抓降低到 100 次以下，抑制了 46.11%。化合物 48/80 引起的瘙痒则降低到 125 次以下，抑制率接近 45.83%，这说明华茶藨提取物具有抑制急性瘙痒的作用。

2. 华茶藨抑制特应性皮炎

研究者也观察了华茶藨提取物对DNCB诱导特应性皮炎的作用，研究将实验分为四组：空白组、模型组、华茶藨提取物组、阳性对照组。2 周后，模型组小鼠背部溃烂，皮肤出现增厚、结痂、红肿等症状，而华茶藨提取物组小鼠的这些特应性皮炎症状减轻。检测各组小鼠血清中的IgE发现模型组小鼠血清IgE浓度升高，接近 0.25 ng/mL，而华茶藨提取物组血清IgE不到 0.2 ng/mL，两者存在显著性差异。这表明华茶藨提取物抑制DNCB诱导的特应性皮炎。

3. 华茶藨抑制巨噬细胞释放炎症细胞因子

研究报道利用脂多糖刺激巨噬细胞释放TNF-α以及IL-6，华茶藨提取物可抑制巨噬细胞释放肿瘤坏死因子TNF-α以及IL-6。研究继续探索了华茶藨提取物对NF-κB信号通路的作用，脂多糖促进核中的NF-κB蛋白转位，但是华茶藨提取物减少了核中的NF-κB的转位，提示可能与调节炎症因子释放有关。

---

① Jung J W, Kim S J, Ahn E M, et al. Ribes fasciculatum var. chinense attenuated allergic inflammation in vivo and in vitro[J]. Biomolecules & therapeutics, 2014, 22(6): 547. DOI: 10.4062/biomolther.2014.015.

桑白皮

桑树不同部位，包括根、桑叶、桑子等都能入药。桑的干燥根皮——桑白皮在临床上的应用最为广泛，能泻肺平喘、行水消肿，并具有降压、抗炎等多种药理作用。有研究报道，桑白皮有抗特应性皮炎作用，它通过抑制炎症细胞因子与抗氧化应激而缓解特应性皮炎症状。

一、中药桑白皮

1. 中文名：桑白皮（Sāng Bái Pí，见图 26）。

2. 别名：桑根白皮、桑根皮、桑皮、白桑皮。

3. 性味归经：味甘，性寒；归肺经。

4. 功能主治：泻肺平喘，利水消肿。用于治疗肺热喘咳、水肿胀满、面目肌肤浮肿。

5. 医家论述：（1）《名医别录》："去肺中水气，唾血，热渴，水肿，腹满胪胀，利水道，去寸白，可以缝金疮。"（2）《药性论》："治肺气喘满，水气浮肿，主伤绝，利水道，消水气，虚劳客热，头痛，内补不足。"

6. 药用部位：桑科植物桑 *Morus alba* L. 的干燥根皮。

7. 主要化学成分：桑素、桑色烯、环桑素、环染色烯、桑根皮素、环桑根皮素、氧化二氢桑根皮素、桑黄酮、桑白皮素、桑根酮、桑色呋喃、伞形花内酯、东莨菪素、桑糖朊、乙酰胆碱类似物。

二、中药来源：植物桑

乔木或为灌木，高 3～10 m 或更高，胸径可达 50 cm，树皮厚，灰色，具不规则浅纵裂；冬芽红褐色，卵形，芽鳞覆瓦状排列，灰褐色，有细毛；小枝有细毛。叶卵形或广卵形，长 5～15 cm，宽 5～12 cm，先端急尖、渐尖或圆钝，基部圆形至浅心形，边缘锯齿粗钝，有时叶为各种分裂，表面鲜绿色，无毛，背面沿脉有疏毛，脉腋有簇毛。叶柄长 1.5～5.5 cm，具柔毛。托叶披针形，早落，外面密被细硬毛。花单性，雌雄异株，雌雄花序均为穗状，腋生或生于芽鳞腋内，与叶同时生出；雄花序下垂，长 2～3.5 cm，密被白色柔毛，雄花花被片宽椭圆形，淡绿色。花丝在芽时内折，花药 2 室，球形至肾形，纵裂；雌花序长 1～2 cm，被毛，总花梗长 5～10 mm，被柔毛，雌花无梗，花被片倒卵形，顶端圆钝，外面和边缘被毛，两侧紧抱子房，无花柱，柱头 2 裂，内面有乳头状突起。聚花果卵状椭圆形，长 1～2.5 cm，成熟时红色或暗紫色。每个小浆果内有种子，扁卵形，黄褐色或淡黄色，由种皮、胚和胚乳组成。

三、桑白皮抗特应性皮炎药理作用与机制[1][2][3][4]

1. 桑白皮降低 RAW 264.7 细胞中 NO 与 PGE2 的浓度

一氧化氮（Nitric Oxide，NO）由诱导型一氧化氮合酶（Inductible Nitric Oxide Synthase，iNOS）合成，前列腺素E2（Prostaglandin E2，PGE2）由环氧化酶-2（Cyclooxygenase-2，COX-2）产生。NO与PGE2 都具有舒张血管、促凝血、调节免疫的功能，也会加重特应性皮炎的炎症反应。Lim HS基于RAW264.7 炎症细胞模型检测特应性皮炎模型组、桑白皮提取物给药组的NO与PGE2 的浓度变化，结果发现 100 μg/mL的桑白皮提取物给药组中，NO与PGE2 的浓度明显低于模型组，表明桑白皮可抑制炎症中的NO与PGE2。

2. 桑白皮降低 HaCaT 细胞中 TARC 的浓度

胸腺活化调节趋化因子TARC由角质形成细胞产生，会过度表达在特应性皮炎小鼠的病变部位。其水平过高可导致Th1/Th2 免疫失衡，加重特应性皮炎。研究发现，桑白皮提取物可剂量依赖性地降低HaCaT细胞中TARC的水平。

3. 桑白皮改善特应性皮炎小鼠的皮肤损伤

研究者利用含屋尘螨提取物的软膏构建了NC/Nga小鼠的特应性皮炎模型，并给予桑白皮提取物进行干预。结果显示相较于模型组，桑白皮提取物给药组小鼠的特应性皮炎样症状在 4 周后得到明显改善，皮损评分也在第 3 周后开始下降。

4. 桑白皮改善特应性皮炎小鼠的病理表现

研究发现特应性皮炎模型组小鼠出现表皮增生、角化不全和角化过度，以及真皮水肿等 症状，而桑白皮提取物给药组小鼠的表皮增生与真皮炎细胞浸润明显减少，表明桑白皮提取物可改善特应性皮炎的病理表现。

5. 桑白皮降低特应性皮炎小鼠的血清炎症因子浓度

研究还发现特应性皮炎小鼠模型组IgE和组胺浓度水平明显升高，而桑白皮提取物给药后IgE和组胺浓度水平显著降低。这表明桑白皮提取物能够抑制特应性皮炎小鼠中的血清IgE和组胺。

① Lim H S, Ha H, Lee H, et al. Morus alba L. suppresses the development of atopic dermatitis induced by the house dust mite in NC/Nga mice[J]. BMC complementary and alternative medicine, 2014, 14: 1-8. DOI: 10. 1186/1472-6882-14-139.

② Moncada S, Palmer R M L, Higgs E A. Nitric oxide: physiology, pathophysiology, and pharmacology[J]. Pharmacological reviews, 1991, 43(2): 109-142.

③ Sandoval - López G, Teran L M. TARC: novel mediator of allergic inflammation[J]. Clinical & Experimental Allergy, 2001, 31(12): 1809-1812. DOI: 10. 1046/j.1365-2222.2001. 01268.x.

④ Yang G, Lee K, Lee M H, et al. Inhibitory effects of Chelidonium majus extract on atopic dermatitis-like skin lesions in NC/Nga mice[J]. Journal of ethnopharmacology, 2011, 138(2): 398-403. DOI: 10. 1016/j.jep.2011.09.028.

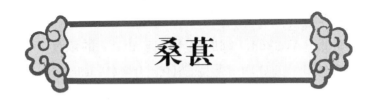

桑葚常用于制作果酱、果汁、果脯和蜜饯等食品，也可以直接生吃，具有提高免疫力、预防心血管疾病、抗氧化和抗炎等作用。桑葚也是一味中药，具有补肝肾、益气补血、润肺止咳等功效。有研究报道，桑葚具有抗特应性皮炎作用，它通过抑制JAK/STAT和MAPK信号通路而减少炎症细胞因子的释放。

一、中药桑葚

1. 中文名：桑葚（Sāng Shèn）。

2. 别名：桑枣、葚、桑实、桑果、桑葚子。

3. 性味归经：味甘，性微寒；归肺经。

4. 功能主治：滋阴补血，安魂镇神。能够提高免疫力、改善睡眠、延缓衰老、降血糖、降血脂、预防动脉粥样硬化。

5. 医家论述：（1）《食疗本草》："食之补五脏，耳目聪明，利关节，和经脉，通血气，益精神。"

6. 药用部位：桑科植物桑 *Morus alba* L. 的成熟果实。

7. 主要化学成分：葡萄糖、果糖、鞣质、苹果酸、芸香苷、花青素苷、胡萝卜素、菸酸、亚油酸、维生素B、维生素C。

二、中药来源：植物桑

乔木或为灌木，高 3～10 m 或更高，胸径可达 50 cm，树皮厚，灰色，具不规则浅纵裂。冬芽红褐色，卵形，芽鳞覆瓦状排列，灰褐色，有细毛。小枝有细毛。叶卵形或广卵形，长 5～15 cm，宽 5～12 cm，先端急尖、渐尖或圆钝，基部圆形至浅心形，边缘锯齿粗钝，有时叶为各种分裂，表面鲜绿色，无毛，背面沿脉有疏毛，脉腋有簇毛。叶柄长 1.5～5.5 cm，具柔毛。托叶披针形，早落，外面密被细硬毛。花单性，腋生或生于芽鳞腋内，与叶同时生出；雄花序下垂，长 2～3.5 cm，密被白色柔毛，雄花花被片宽椭圆形，淡绿色。花丝在芽时内折，花药 2 室，球形至肾形，纵裂；雌花序长 1～2 cm，被毛，总花梗长 5～10 mm 被柔毛，雌花无梗，花被片倒卵形，顶端圆钝，外面和边缘被毛，两侧紧抱子房，无花柱，柱头 2 裂，内面有乳头状突起。聚花果卵状椭圆形，长 1～2.5 cm，成熟时红色或暗紫色。花期 4～5 月，果期 5～8 月。

三、桑葚抗特应性皮炎药理作用与机制[①②③④]

1. 桑葚缓解特应性皮炎症状和改善病理表现

白桑葚提取物对DNCB诱导的NC/Nga小鼠的特应性皮炎模型具有明显的治疗效果，减轻了皮肤水肿、瘢痕、干燥、红斑、表皮脱落和糜烂等特应性皮炎样症状，并减少了瘙痒行为。研究还发现，白桑葚提取物改善小鼠脾肿大，并降低血清IgE浓度。在白桑葚提取物干预的小鼠中，皮肤表皮厚度降低，肥大细胞的浸润减少，且这些效应呈剂量依赖性。另外，皮肤屏障功能障碍是特应性皮炎的重要发生原因。研究发现，白桑葚提取物治疗组小鼠的皮肤经皮水分丢失减少，丝聚蛋白、兜甲蛋白、外皮蛋白等皮肤屏障蛋白的表达量明显上升。这些表明，白桑葚提取物通过改善皮肤屏障功能缓解特应性皮炎的症状。研究对HaCaT炎症细胞模型中丝聚蛋白、兜甲蛋白、外皮蛋白的mRNA水平和蛋白表达量也进行了检测，结果发现白桑葚提取物给药后，丝聚蛋白、兜甲蛋白、外皮蛋白的mRNA水平和蛋白表达量升高（尤其是兜甲蛋白和外皮蛋白）。透明质酸合成酶在透明质酸的产生中起到核心作用，而透明质酸的平衡对于角质形成细胞的增殖、分化和迁移十分重要，因此透明质酸合成酶是衡量表皮屏障功能的指标之一。研究发现，白桑葚提取物给药后，透明质酸合成酶的mRNA水平均呈剂量依赖性上升。结果说明白桑葚提取物通过减少经皮水分散失和上调皮肤屏障功能相关因子的表达，恢复特应性皮炎小鼠的皮肤屏障功能。

2. 桑葚提取物抑制 HaCaT 中炎性细胞因子和趋化因子的表达

研究者应用qPCR检测相关炎症因子的基因，发现在白桑葚提取物给药组中TNF-α、IL-13、IL-17A、IL-22、TSLP、CCL17 等细胞因子和趋化因子的mRNA水平均呈剂量依赖性下降，说明在特应性皮炎发生发展的过程中，白桑葚提取物通过调控炎症相关的细胞因子与趋化因子，减轻炎症反应。

3. 桑葚抑制 JAK/STAT、MAPK 信号通路

过敏性炎症由JAK/STAT和MAPK信号通路介导，研究者检测了小鼠皮肤上和细胞

① Kim H M, Kang Y M, ** B R, et al. Morus alba fruits attenuates atopic dermatitis symptoms and pathology in vivo and in vitro via the regulation of barrier function, immune response and pruritus[J]. Phytomedicine, 2023, 109: 154579. DOI: 10. 1016/j.phymed. 2022.154579.

② Malaisse J, Bourguignon V, De Vuyst E, et al. Hyaluronan metabolism in human keratinocytes and atopic dermatitis skin is driven by a balance of hyaluronan synthases 1 and 3[J]. Journal of Investigative Dermatology, 2014, 134(8): 2174-2182. DOI: 10. 1038/jid.2014.147.

③ Mishra S K, Wheeler J J, Pitake S, et al. Periostin activation of integrin receptors on sensory neurons induces allergic itch[J]. Cell reports, 2020, 31(1). DOI: 10. 1016/j. celrep. 2020.03.036.

④ Furue M. Regulation of filaggrin, loricrin, and involucrin by IL-4, IL-13, IL-17A, IL-22, AHR, and NRF2: pathogenic implications in atopic dermatitis[J]. International journal of molecular sciences, 2020, 21(15): 5382. DOI: 10.3390/ijms21155382.

中JAK/STAT和MAPK通路相关蛋白的表达量。结果发现白桑葚提取物抑制JAK2/STAT1和MAPK/MAPKK的磷酸化。TSLP-骨膜蛋白的相互激活在特应性皮炎瘙痒的发生中起着关键作用。另外，TSLP可激活STAT1、JAK1和JAK2，促进皮肤成纤维细胞中的IL-4和IL-13表达上调，激发Th2免疫反应以及对骨膜蛋白的反应。这种刺激会导致STAT-TSLP-骨膜蛋白的循环，加重炎症与瘙痒。Hyeun-Kyoo Shin的研究表明白桑葚提取物在小鼠皮肤和HaCaT细胞中均对TSLP/骨膜蛋白的表达具有抑制作用。

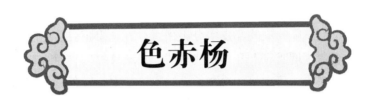

色赤杨

色赤杨也叫辽东桤木，老百姓叫水冬瓜。它的树皮入药，常用来治疗慢性气管炎。发酵色赤杨提取物有抗氧化以及抗炎作用，口服发酵色赤杨提取物可抑制特应性皮炎，它通过抑制炎症因子的释放而缓解特应性皮炎症状。

一、中药色赤杨

1. 中文名：色赤杨（Sè Chì Yáng）。
2. 别名：水冬瓜。
3. 性味归经：味苦，性凉；归肺经。
4. 功能主治：消热，止咳，化痰，平喘。主治慢性气管炎、皮炎。
5. 医家论述：《吉林医科大学通讯》："治老年慢性支气管炎。"
6. 药用部位：桦木科植物辽东桤木 *Alnus hirsuta* Turcz. ex Rupr. 的树皮。
7. 主要化学成分：二芳庚烷、Muricarpone B。

二、中药来源：辽东桤木

落叶乔木，高 6～20 m。树皮灰褐色，光滑。枝条暗灰色，有棱。小枝褐色，密生灰色柔毛。芽有柄，芽鳞 2 枚，有毛。叶柄长 1.5～5.5 cm；叶片近圆形，稀卵形，长 4～9 cm，宽 2.5～9 cm，先端圆形，稀锐尖，基部圆形或宽楔形，边缘有波状缺刻，或为粗重锯齿，上面疏生毛，下面粉绿色，密生褐色毛或无毛，有时脉腋间簇生髯毛。侧脉 5～10 对，直伸齿端。花单性，雌雄同株；果序 2～8 枚，呈总状或圆锥状排列，果序梗极短，长 2～3 mm或几无梗；果苞木质，先端微圆，有 5 枚浅裂片，小坚果宽卵形，长约 3 mm。果翅厚纸质，极狭，宽为果的1/4。花期 5 月，果期 8～9 月。

三、色赤杨抗特应性皮炎药理作用与机制[1]

1. 色赤杨抗氧化

氧化应激是活性氧（ROS）的产生和抗氧化防御之间的失衡，过量的ROS会损害细胞蛋白质、DNA和脂质，导致特应性皮炎。研究通过DPPH和NBT法考查色赤杨发酵提取物清除超氧自由基的能力，色赤杨发酵提取物以及它的化学成分二芳庚烷、Muricarpone B表现出较强的清除自由基活性，表明色赤杨通过抑制氧化应激而减轻特应性皮炎症状。

2. 色赤杨抗炎症

NO的浓度可以反映炎症的程度。研究利用LPS刺激的RAW264.7 细胞上产生NO，观察色赤杨发酵提取物对炎症的影响。研究发现，色赤杨发酵提取物以及它的主要化学成分二芳庚烷、Muricarpone B可降低NO的生成。炎症因子也是炎症重要参与者，色赤杨发酵提取物抑制RAW264.7 细胞释放IFN-γ、IL-4，同时能抑制RBL-2H3 细胞释放IL-10、TNF-α，促进释放IL-12。

3. 色赤杨改善特应性皮炎症状

DNCB诱导的特应性皮炎模型出现皮肤干燥、红肿等症状，瘙痒行为增加。色赤杨发酵提取物可改善皮肤干燥、红肿等症状，降低瘙痒行为，并降低临床评分。另外，色赤杨发酵提取物也能降低血清的IgE、IL-4、IFN-γ浓度。

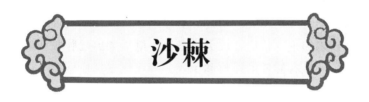

沙棘是一种古老的植物，在我国西北、华北广泛种植，被用作药食两用的植物。它的果浆被制成饮料，还具有抗特应性皮炎的功效。

一、中药沙棘

1. 中文名：沙棘（Shā Jí）。
2. 别名：达尔、沙枣、醋柳果、大尔卜兴、醋柳、酸刺子、酸柳柳、其察日嘎纳、

---

① Yin J, Yoon S H, Ahn H S, et al. Inhibitory activity of allergic contact dermatitis and atopic dermatitis-like skin in BALB/c mouse through oral administration of fermented barks of Alnus sibirica[J]. Molecules, 2018, 23(2): 450. DOI: 10.3390/molecules23020450

酸刺、黑刺、黄酸刺、酸刺刺。

3. 性味归经：味酸，性温。

4. 功效：止咳化痰，健胃消食，活血散瘀。主治咳嗽痰多、肺脓肿、消化不良、食积腹痛、胃痛、肠炎、闭经、跌打瘀肿、皮炎。

5. 医家论述：（1）《晶珠本草》："治肺病、喉病……益血。"（2）《如意宝树》："沙棘果治消化不良，肝病。"

6. 药用部位：胡颓子科沙棘属植物沙棘 *Hippophae rhamnoides* L. 的干燥成熟果实。

7. 主要化学成分：异鼠李素、芸香苷、紫云英苷、槲皮素、山奈酚。

二、中药来源：植物沙棘

落叶灌木或乔木，高 1～5 m，高山沟谷可达 18 m。棘刺较多，粗壮，顶生或侧生。嫩枝褐绿色，密被银白色而带褐色鳞片或有时具白色星状毛，老枝灰黑色，粗糙。芽大，金黄色或锈色。单叶通常近对生。叶柄极短，叶片纸质，狭披针形或长圆状披针形，长 3～8 cm，宽约 1 cm，两端钝形或基部近圆形，上面绿色，初被白色盾形毛或星状毛，下面银白色或淡白色，被鳞片。果实圆球形，直径 4～6 mm，橙黄色或橘红色。果梗长 1～2.5 mm。种子小，黑色或紫黑色，有光泽。花期 4～5 月，果期 9～10 月。

三、沙棘抗特应性皮炎药理作用与机制[①]

1. 沙棘缓解特应性皮炎症状

Dian-Dong Hou 等对沙棘果实、种子提取的沙棘油进行了研究，利用 DNCB 刺激小鼠背部或者耳朵建立特应性皮炎。研究分对照组、特应性皮炎模型组、溶剂对照组、地塞米松组以及沙棘油组。特应性皮炎模型组小鼠耳朵出现肿胀和红斑，皮肤出现红斑、瘙痒和出血，并伴有异常的抓痕和干燥。特应性皮炎模型组小鼠耳朵的厚度在第30 天达到 0.6 mm 以上，沙棘油组则降低至 0.4 mm 以下。另外，与特应性皮炎模型组比较，用沙棘油治疗后，皮肤红斑、瘙痒和出血得到缓解，临床评分平均 8 分降低至 4分左右，但是对体重没有明显影响。

2. 沙棘改善特应性皮炎病理表现

病理学结果显示，特应性皮炎模型组真皮增厚，表皮增生，肥大细胞浸润增加，沙棘油则可降低真皮和表皮厚度，减少肥大细胞浸润。其中，表皮厚度从平均接近 50 μm降低至 20 μm，真皮厚度从平均接近 250 μm 降低至 100 μm，肥大细胞从平均 70 个降至 30 个左右。模型组的脾脏以及淋巴结重量增加，沙棘油能降低脾脏以及淋巴结重量。

---

① Hou D D, Di Z H, Qi R Q, et al. Sea buckthorn (Hippophaë rhamnoides L.) oil improves atopic dermatitis-like skin lesions via inhibition of NF-κB and STAT1 activation[J]. Skin pharmacology and physiology, 2017, 30(5): 268-276. DOI: 10. 1159/000479528.

用沙棘油治疗后，脾脏重量从平均 0.25 g 降低至 0.2 g，淋巴结重量从平均 0.20 mg 降低至 0.15 mg 以下，表明沙棘油减小脾脏和淋巴结肿大。研究还检测了淋巴结中朗格汉斯细胞（Langerhans cell，LCs）的分化，DNCB 诱导的特应性皮炎模型组上颌下淋巴结中 CD207/CD326、CD86、CD86、OX40L 和 MHCIIon 和朗格汉斯细胞细胞表达均升高，沙棘油能降低这些细胞的分化。

3. 沙棘抑制特应性皮炎炎症因子

研究检测了小鼠皮肤的 IL-4、IFN-γ、TNF-α、TSLP，发现特应性皮炎小鼠皮肤 IL-4、IFN-γ、TNF-α、TSLP 的表达都显著升高，而沙棘油则降低了 IL-4、IFN-γ、TNF-α、TSLP 的表达。沙棘油还能降低淋巴结中 IL-4、IFN-γ、TNF-α 的表达。在角质形成细胞模型上，用 TNF-α 和 IFN-γ 刺激后，趋化因子 TARC 与 MDC 升高，沙棘油能降低 TARC 与 MDC 的浓度。此外，沙棘油还能降低血清的 IgE 浓度。

4. 沙棘抑制 NF-κB、JAK2-STAT1、MAPK 信号通路

用 TNF-α 和 IFN-γ 刺激角质形成细胞后，NF-κB 信号通路的 IκBα、p65 蛋白、JAK/STAT 信号通路的 JAK2、STAT1 蛋白和 MAPK 信号通路的 p38 蛋白的磷酸化水平升高，沙棘油可减少这些信号通路蛋白的磷酸化，但是同时降低了细胞质 IκBα。因此，沙棘油通过抑制 NF-κB、JAK2-STAT1、MAPK 信号通路抑制炎症。

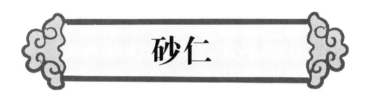

砂仁也叫缩砂密，为姜科砂仁属植物阳春砂、绿壳砂或海南砂的干燥成熟果实，是常用于治疗胃病的一味中药。它性温，可治疗脾胃虚寒，具有抗过敏的功效。砂仁的提取物能改善特应性皮炎，它通过抑制 MAPKs、STAT1、NF-κB 信号通路抑制炎症。

一、中药砂仁

1. 中文名：砂仁（Shā Rén）。

2. 别名：缩沙蜜、缩砂仁、缩砂密。

3. 性味归经：味辛，性温；归脾、胃、肾经。

4. 功能主治：具有化湿行气，温中止泻，安胎的功效。主治脾胃气滞、湿阻中焦、脾胃虚寒、呕吐泻泄、胎动不安、妊娠恶阻、皮炎。

5. 医家论述：（1）《药性论》："主冷气腹痛，止休息气痢，劳损，消化水谷，温暖

脾胃。"（2）《本草拾遗》："主上气咳嗽，奔豚，惊痫邪气。"

6. 药用部位：姜科砂仁属植物阳春砂 *Amomum villosum* Lour. 、绿壳砂 *Amomum villosum* Lour. var. *xanthioides* T. L. Wu et Senjen 或海南砂 *Amomum longiligulare* T. L. Wu 的干燥成熟果实。

7. 主要化学成分：橙花叔醇、樟脑、乙酰龙脑酯、芳樟醇、龙脑、樟脑烯。

二、中药来源：植物缩砂密

株高 1.5～3 m，茎散生。根茎匍匐地面，节上被褐色膜质鳞片。中部叶片长披针形，长 37 cm，宽 7 cm，上部叶片线形，长 25 cm，宽 3 cm，顶端尾尖，基部近圆形，两面光滑无毛，无柄或近无柄。叶舌半圆形，长 3～5 mm。叶鞘上有略凹陷的方格状网纹。穗状花序椭圆形，总花梗长 4～8 cm，被褐色短绒毛。鳞片膜质，椭圆形，褐色或绿色。苞片披针形，长 1.8 mm，宽 0.5 mm，膜质。小苞片管状，长 10 mm，一侧有一斜口，膜质，无毛。花萼管长 1.7 cm，顶端具三浅齿，白色，基部被稀疏柔毛。花冠管长 1.8 cm；裂片倒卵状长圆形，长 1.6～2 cm，宽 0.5～0.7 cm，白色。唇瓣圆匙形，长宽约 1.6～2 cm，白色，顶端具二裂、反卷、黄色的小尖头，中脉凸起，黄色而染紫红，基部具二个紫色的痂状斑，具瓣柄。花丝长 5～6 mm，花药长约 6 mm。药隔附属体三裂，顶端裂片半圆形，高约 3 mm，宽约 4 mm，两侧耳状，宽约 2 mm。腺体 2 枚，圆柱形，长 3.5 mm。子房被白色柔毛。蒴果成熟时绿色，果皮上的柔刺较扁。花期 5～6 月，果期 8～9 月。

三、砂仁抗特应性皮炎药理作用与机制[①]

1. 砂仁抗特应性皮炎作用

Young-ae choi 等利用屋尘螨和 DNCB 联合刺激小鼠耳朵建立特应性皮炎，研究分对照组、模型组、他克莫司组以及砂仁水提物组（2，10，50 mg/kg）。从第二周开始，模型组的耳朵出现肿胀和红斑，砂仁水提物可减少耳朵的红肿，耳朵的厚度从 0.5 mm 降低至 0.3 mm。病理结果也显示，砂仁水提物能降低真皮和表皮厚度，表皮厚度从平均 9 μm 降低至 5 μm，表明砂仁提取物可减少皮肤的增生。砂仁水提物还可减少特应性皮炎模型组小鼠嗜酸性粒细胞和肥大细胞的数量，小鼠皮肤单位面积的嗜酸性粒细胞从平均 14 个降至 9 个以下，肥大细胞从平均 60 个降至 30 个以下。研究还发现，特应性皮炎模型组小鼠淋巴结的 CD4+/IFN-γ+、CD4+/IL-4+、CD4+/IL-17A+T 细胞增加，砂仁水提物能减少上述 T 辅助细胞的数量。

[①] Choi Y, Choi J K, Jang Y H, et al. Anti-inflammatory effect of Amomum xanthioides in a mouse atopic dermatitis model[J]. Molecular Medicine Reports, 2017, 16(6): 8964-8972. DOI: 10.3892/mmr.2017.7695.

2. 砂仁降低 IgE 与组胺浓度

研究发现，特应性皮炎模型组血清中组胺、IgE、抗屋尘螨-IgE、IgG2a的浓度都显著升高，砂仁水提物则能降低血清中组胺、IgE、抗屋尘螨-IgE、IgG2a的浓度。模型组的组胺浓度达到 180 μg/mL，高浓度砂仁水提物组的组胺浓度可降低至 140 μg/mL 以下。

3. 砂仁抑制细胞因子

特应性皮炎的角质形成细胞、淋巴细胞等参与免疫的细胞都会释放Th1、Th2、Th17细胞因子。研究发现，特应性皮炎小鼠皮肤IL-4、IL-13、IL-31、TNF-α、Il-17A基因都显著升高，砂仁水提物则可降低IL-4、IL-13、IL-31、TNF-α、Il-17A基因的表达。

4. 砂仁抑制 MAPK/NF-κB/STAT 信号通路

利用TNF-α和IFN-γ刺激HaCaT细胞建立模型，Young-ae choi等发现促炎因子以及趋化因子TNF-α、IL-1β、IL-6、IL-8、CCL17、CCL22 的基因表达上调，砂仁水提物能降低这些促炎因子、趋化因子的基因表达。此外，TNF-α和IFN-γ刺激后，MAPKs、STAT1、NF-κB信号通路的ERK、p38、STAT1 蛋白的磷酸化水平升高，细胞质的IκBα减少，NF-κB向细胞核内移位增加，砂仁水提物则能减少这些信号通路蛋白的磷酸化，增加细胞质IκBα，减少NF-κB核移位。这表明砂仁水提物通过抑制MAPKs、STAT1、NF-κB信号通路抑制炎症。

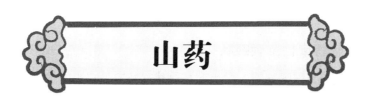

山药是寻常百姓家的美味佳肴，也是一味中药。李时珍说它益肾气、健脾胃、止泄痢、化痰涎、润皮毛。山药还具有抗特应性皮炎的作用，它可减少经皮失水，减少炎症因子释放。

一、中药山药

1. 中文名：山药（shān yào，见图 27）。

2. 别名：薯蓣。

3. 性味归经：味甘，性温；归肺、脾、肾经。

4. 功能主治：补脾养胃，生津益肺，补肾涩精。主治脾虚食少、久泻不止、肺虚喘咳、肾虚遗精、带下、尿频、虚热消渴、特应性皮炎。

5. 医家论述：（1）《普济方》："肿毒初起，带泥山药、蓖麻子、糯米等分，水浸研，敷之即散也。"（2）《儒门事亲》："手足冻疮，山药一截，磨泥，敷之。"

6. 药用部位：薯蓣科植物薯蓣*Dioscorea polystachya* Turcz. 的根茎。

7. 主要化学成分：山药碱、薯蓣皂苷元。

二、中药来源：植物山药

缠绕草质藤本。块茎长圆柱形，垂直生长，长可达 1 米多，断面干时白色。茎通常带紫红色，右旋，无毛。单叶，在茎下部的互生，中部以上的对生，很少 3 叶轮生。叶片变异大，卵状三角形至宽卵形或戟形，长 3～9（16）cm，宽 2～7（14）cm，顶端渐尖，基部深心形、宽心形或近截形，边缘常 3 浅裂至 3 深裂，中裂片卵状椭圆形至披针形，侧裂片耳状，圆形、近方形至长圆形。幼苗时一般叶片为宽卵形或卵圆形，基部深心形。叶腋内常有珠芽。雌雄异株。雄花序为穗状花序，长 2～8 cm，近直立，2～8 个着生于叶腋，偶尔呈圆锥状排列。花序轴明显地呈"之"字状曲折，苞片和花被片有紫褐色斑点，雄花的外轮花被片为宽卵形，内轮卵形，较小，雄蕊 6。雌花序为穗状花序，1～3 个着生于叶腋。蒴果不反折，三棱状扁圆形或三棱状圆形，长 1.2～2 cm，宽 1.5～3 cm，外面有白粉。种子着生于每室中轴中部，四周有膜质翅。花期为 6～9 月，果期为 7～11 月。

三、山药抗特应性皮炎药理作用与机制[①]

1. 山药减轻特应性皮炎症状

Jonghwan Jegal利用噁唑酮刺激小鼠耳朵建立特应性皮炎小鼠模型，外涂 1%山药提取物 3 周观测药效。噁唑酮导致耳朵皮肤增厚、红斑、干燥。给予山药提取物治疗后，耳朵皮肤增厚、红斑、干燥症状减轻，表明山药能减轻特应性皮炎症状。

2. 山药改善特应性皮炎皮肤病理表现

皮肤组织学染色结果显示山药可改善特应性皮炎皮肤病理。特应性皮炎模型组的耳朵表皮层增厚，淋巴细胞浸润，用山药提取物治疗后减轻皮肤的厚度，耳朵厚度降低了 25%，表皮厚度降低了 79%，淋巴细胞的浸润也减少。

3. 山药抑制特应性皮炎 IgE 与 IL-4

IgE与IL-4是参与炎症反应的重要因子。Jonghwan Jegal收集各组小鼠的血清进行了检测，发现特应性皮炎模型组血清中的IgE与IL-4 浓度明显升高。山药提取物则可以明

---

① Jegal J, Park N J, Bong S K, et al. Dioscorea quinqueloba ameliorates oxazolone-and 2, 4-dinitrochlorobenzene-induced atopic dermatitis symptoms in murine models[J]. Nutrients, 2017, 9(12): 1324. DOI: 10.3390/nu9121324.

显抑制它们的升高。山药提取物将IgE从平均值 180 μg/mL 降低到 135 μg/mL。IL-4 则从平均值 25 μg/mL 以上降低到 20 μg/mL。这表明山药提取物通过抑制IgE与IL-4 降低炎症。

4. 山药抑制特应性皮炎经皮失水

特应性皮炎模型组小鼠的经皮失水为 79.8 J（g/m² · h），用山药提取物治疗后降低到 59.5 J（g/m² · h）。与对照组相比，特应性皮模型组皮肤水合水平降低 65.8%，而山药提取物使皮肤水合水平升高至 68%。此外，山药治疗后皮肤pH值也明显下降。

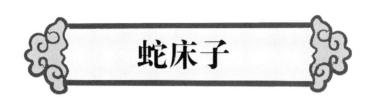

蛇床子

蛇床子是蛇床的果实，具有活血化瘀、祛风散寒、通经止痛、温肾壮阳等功效，常用于治疗风湿关节痛、痛经、阳痿早泄、腰膝酸软、跌打损伤等症状。此外，蛇床子还被用于皮肤疾病的治疗，如湿疹、疮疡等。蛇床子还具有抗特应性皮炎作用，它通过抑制TLR2信号通路、TRPV3通道减轻特应性皮炎症状。

一、中药蛇床子

1. 中文名：蛇床子（Shé Chuáng Zǐ，见图 28）。

2. 别名：蛇米、蛇珠、蛇粟、蛇床仁、蛇床实、气果、双肾子、癞头花子、野茴香。

3. 性味归经：味辛、苦，性温；归肾、脾经。

4. 功效：温肾壮阳，燥湿，祛风，杀虫。用于治疗阳痿、宫冷、寒湿带下、湿痹腰痛、外治外阴湿疹、妇人阴痒、滴虫性阴道炎。

5. 医家论述：（1）《神农经》："虽称其苦辛。然主治妇人阴中肿痛，男子阴痿湿痒，则皆主寒湿言之，必也肾阳不振，寒水弥漫，始可以为内服之品。"（2）《名医别录》："辛甘无毒；今详其气味，当必兼温燥，阳也。故主妇人阴中肿痛，男子阴痿湿痒，除痹气，利关节，恶疮。"

6. 药用部位：伞形科植物蛇床 *Cnidium monnieri*（L.）Spreng. 的干燥成熟果实。

7. 主要化学成分：蒎烯、莰烯、异戊酸龙脑酯、异龙脑、蛇床子素、蛇床明素、异虎耳草素、佛手柑内酯、二氢山芹醇及其当归酸酯、乙酸酯和异戊酸酯、蛇床定、异丁酰氧基二氢山芹醇乙酸酯。

二、中药来源：植物蛇床

一年生草本，高 10～60 cm。根圆锥状，较细长。茎直立或斜上，多分枝，中空，表面具深条棱，粗糙。下部叶具短柄，叶鞘短宽，边缘膜质，上部叶柄全部鞘状。叶片轮廓卵形至三角状卵形，长 3～8 cm，宽 2～5 cm，2～3 回三出式羽状全裂，羽片轮廓卵形至卵状披针形，长 1～3 cm，宽 0.5～1 cm，先端常略呈尾状，末回裂片线形至线状披针形，长 3～10 mm，宽 1～1.5 mm，具小尖头，边缘及脉上粗糙。复伞形花序直径 2～3 cm，总苞片 6～10，线形至线状披针形，长约 5 mm，边缘膜质，具细睫毛。伞辐 8～20，不等长，长 0.5～2 cm，棱上粗糙。小总苞片多数，线形，长 3～5 mm，边缘具细睫毛。小伞形花序具花 15～20，萼齿无。花瓣白色，先端具内折小舌片，花柱基略隆起，花柱长 1～1.5 mm，向下反曲。分生果长圆状，长 1.5～3 mm，宽 1～2 mm，横剖面近五角形，主棱 5，均扩大成翅。每棱槽内油管 1，合生面油管 2，胚乳腹面平直。花期 4～7 月，果期 6～10 月。

三、蛇床子抗特应性皮炎药理作用与机制[1][2][3][4][5][6]

1. 蛇床子抑制 DNFB 引起的接触性皮炎

Hideaki Matsuda等利用DNFB诱导ICR鼠建立特应性皮炎，并利用乙醇提取蛇床子有效成分对特应性皮炎进行治疗。研究发现，蛇床子醇提物和它的主要成分蛇床子素都能显著抑制耳朵的肿胀，200、500 mg/kg蛇床子醇提物显著抑制DNFB诱导的慢性瘙痒。

2. 蛇床子抑制瘙痒细胞因子

Xi Chen等证实蛇床子乙酸乙酯提取物也可改善皮肤的皮炎症状，且能显著抑制慢

① Matsuda H, Tomohiro N, Ido Y, et al. Anti-allergic effects of cnidii monnieri fructus (dried fruits of Cnidium monnieri) and its major component, osthol[J]. Biological and Pharmaceutical Bulletin, 2002, 25(6): 809-812. DOI: 10. 1248/bpb.25.809.

② Chen X, Zhu C, Zhang Y, et al. Antipruritic effect of ethyl acetate extract from fructus cnidii in mice with 2, 4-dinitrofluorobenzene-induced atopic dermatitis[J]. Evidence-Based Complementary and Alternative Medicine, 2020, 2020. DOI: 10. 1155/2020/6981386.

③ Yu Z, Deng T, Wang P, et al. Ameliorative effects of total coumarins from the fructus of Cnidium monnieri (L.) Cuss. on 2, 4‐dinitrochlorobenzene‐induced atopic dermatitis in rats[J]. Phytotherapy Research, 2021, 35(6): 3310-3324. DOI: 10. 1002/ptr.7052.

④ Fu X, Hong C. Osthole attenuates mouse atopic dermatitis by inhibiting thymic stromal lymphopoietin production from keratinocytes[J]. Experimental Dermatology, 2019, 28(5): 561-567. DOI: 10. 1111/exd.13910.

⑤ Qu Y, Wang G, Sun X, et al. Inhibition of the warm temperature–activated Ca2+-permeable transient receptor potential vanilloid TRPV3 channel attenuates atopic dermatitis[J]. Molecular pharmacology, 2019, 96(3): 393-400. DOI: 10. 1124/mol.119.116962.5.

⑥ Kordulewska N K, Topa J, Stryiński R, et al. Osthole inhibits expression of genes associated with toll-like receptor 2 signaling pathway in an organotypic 3D skin model of human epidermis with atopic dermatitis[J]. Cells, 2021, 11(1): 88. DOI: 10.3390/ cells11010088.

性瘙痒。另外，蛇床子乙酸乙酯提取物减少肥大细胞数量，并降低血清中相关瘙痒因子TSLP、IL-17、IL-33和IL-31的浓度。此外，Zhijie Yu等在2021年针对蛇床子的香豆素也进行了类似的研究，观察到香豆素降低瘙痒相关的细胞因子IL-1β、IL-4、IL-31和TSLP等浓度。Xiangping Fu等发现蛇床子素抑制Th2细胞的反应，但是不影响Th1以及Th17的反应。此外，研究者还证实蛇床子素抑制角质形成细胞产生的TSLP，蛇床子素通过下调角质形成细胞产生的TSLP来缓解特应性皮炎。

3. 蛇床子抑制 TRPV3 通道

Yaxuan Qu等利用TRPV3敲除小鼠通过DNFB诱导建立特应性皮炎模型，证实TRPV3通道参与特应性皮炎。TRPV3激动剂增加特应性皮炎症状，而蛇床子素能够抑制TRPV3，缓解特应性皮炎的症状，提示蛇床子素通过抑制TRPV3通道缓解特应性皮炎。

4. 蛇床子抑制 TLR2 信号通路

Natalia Karolina Kordulewska等研究发现蛇床子素抑制促炎症因子、趋化因子IL-1β、CCL2/MCP-1、IL-6、CCL 5/RANTES、COX-2、TNF-a、IL-8的释放。蛇床子素抑制TLR2（Toll-like receptor 2）信号通路的TLR2、TIRAP、MyD88、IRAK1、TRAF6、IκBα、NFκB等基因的表达。研究认为，蛇床子素通过抑制TLR2信号通路减少促炎症因子、趋化因子的释放。

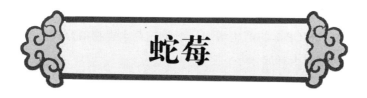

蛇莓

蛇莓可以清热、凉血、消肿、解毒，治疗热病、惊痫、咳嗽、吐血、咽喉肿痛、痢疾、痈肿、疔疮、蛇虫咬伤、汤火伤等。蛇莓还可通过抑制炎症细胞因子而用于治疗特应性皮炎。

一、中药蛇莓

1. 中文名：蛇莓（Shé Méi）。

2. 别名：蛇泡草、蛇盘草、蛇果草、龙吐珠、宝珠草、三匹风、三叶莓、地杨梅、三爪风、三爪龙、三脚虎、红顶果。

3. 性味归经：味甘、酸，性寒；有小毒。

4. 功能主治：清热解毒，散瘀消肿。用于治疗感冒发热、咳嗽、小儿高热惊风、咽喉肿痛、白喉、黄疸型肝炎、细菌性痢疾、阿米巴痢疾、月经过多；外用治腮腺炎、毒蛇咬伤、眼结膜炎、疔疮肿毒、带状疱疹、湿疹。

5. 医家论述：（1）《四川中药志》："凉血，通经。治惊痫寒热，疗咽喉肿痛。"（2）《生草药性备要》："治跌打，消肿止痛，去瘀生新，浸酒壮筋骨。"

6. 药用部位：蔷薇科蛇莓属植物蛇莓 *Duchesnea indica*（Andr.）Focke. 全草。

7. 主要化学成分：三萜及其苷类、香豆素类、黄酮类、甾醇类。

二、中药来源：植物蛇莓

多年生草本，根茎粗壮。有多数长而纤细的匍匐枝。掌状复叶具长柄，疏离。托叶叶状，与叶柄分离。小叶通常 3 枚，罕有 5 枚，膜质，无柄或具短柄，倒卵形，长1.5～4 cm，宽 1～3 cm，两侧小叶较小而基部偏斜，边缘有钝齿或锯齿，基部楔尖而全缘，上面近秃净，下面被疏长毛。花单生于叶腋，直径 12～15 mm。花柄通常长于叶柄，柔弱，被疏长毛；萼片卵形或披针形，与小苞片同被疏长毛。小苞片阔，通常长于萼片，三角状倒卵圆形，3～5 裂，很少全缘；花瓣黄色，倒卵形。花托球形或长椭圆形，鲜红色，覆以无数红色的小瘦果，并为宿萼所围绕。花期 4 月，果熟期 5 月。

三、蛇莓抗特应性皮炎药理作用与机制[①]

1. 蛇莓抑制细胞因子的释放

蛇莓能减轻特应性皮炎细胞因子的释放。用屋尘螨建立特应性皮炎动物模型后，THP-1 细胞中IL-6 和MCP-1 的产生增加。给予蛇莓水提物治疗后，蛇莓水提物呈剂量依赖性抑制上述细胞因子释放。

2. 蛇莓减轻特应性皮炎症状

蛇莓对特应性皮炎皮肤症状具有改善作用。用DNCB建立小鼠特应性皮炎模型，出现瘙痒、红斑、出血、水肿、表皮脱落、糜烂和脱屑等特应性皮炎皮肤症状，皮肤病理也表现表皮角化过度和炎性细胞浸润。而给予蛇莓水提物治疗后则减轻了上述症状。IgE在过敏性疾病（如特应性皮炎）发病中起着核心作用。在DNCB诱导的小鼠中，与未处理组小鼠相比，处理组小鼠血清中IgE水平显著上调。而蛇莓水提物能显著降低血清中升高的IgE水平（约43%），并且蛇莓水提物的抑制作用与地塞米松相当。

3. 蛇莓调节细胞因子和趋化因子

为了更清晰地评估蛇莓在DNCB诱导的Nc/Nga小鼠中的治疗作用，研究者对小鼠脾

---

① Lee J S, Kim I S, Ryu J S, et al. The Inhibitory Effect of Duchesnea chrysantha Extract on the Development of Atopic Dermatitis‐like Lesions by Regulating IgE and Cytokine Production in Nc/Nga Mice[J]. Phytotherapy Research, 2012, 26(2): 284-290. DOI: 10.1002/ptr.3545.

细胞中细胞因子和趋化因子水平进行了检测。结果显示，在经过DNCB处理后，脾细胞中IL-4、IL-5、IL-13、MCP-1 和IFN-γ的合成增加，而在给予蛇莓水提物治疗后，IL-5、IL-13、MCP-1 和IFN-γ的合成减少，但IL-4 的释放并未改变。综上所述，蛇莓水提取物能够调节特应性皮炎临床状态中细胞因子和趋化因子的表达来减轻特应性皮炎的进展。

蛇葡萄

蛇葡萄也叫野葡萄或者山葡萄，是一种清热解毒的中药。它的根、茎叶都可以入药，《植物名实图考》认为蛇葡萄可以治疗疮毒。有研究认为，蛇葡萄变种东北蛇葡萄的根与茎的提取物可通过抑制MAPK以及NF-κB信号通路调节炎症因子而用于治疗特应性皮炎。

一、中药蛇葡萄

1. 中文名：蛇葡萄（Shé Pú Tao）。

2. 别名：蛇白蔹、假葡萄、野葡萄、山葡萄、绿葡萄、见毒消。

3. 性味归经：味苦，性凉；归肺、胃、心、肝经。

4. 功能主治：清热利湿，散瘀止血，解毒。主治肾炎水肿、小便不利、风湿痹痛、跌打瘀肿、内伤出血、疮毒、特应性皮炎。

5. 医家论述：（1）《植物名实图考》："洗疮毒，《江苏药材志》：藤茎，煎服，治风疹块。"

6. 药用部位：葡萄科植物蛇葡萄 Ampelopsis sinica（Mig.）W. T. Wang的根茎。

7. 主要化学成分：桦木素、桦木素酸、β-谷甾醇、二氢山奈酚儿茶素、没食子酸、香草酸、丁香酸。

二、中药来源：植物东北蛇葡萄

木质藤本。小枝圆柱形，有纵棱纹。卷须 2～3 叉分枝，相隔 2 节间断与叶对生。叶为单叶，心形或卵形，3～5 中裂，常混生有不分裂者，长 3.5～14 cm，宽 3～11 cm，顶端急尖，基部心形，基缺近呈钝角，稀圆形，边缘有急尖锯齿，叶片上面无毛，下面脉上被稀疏柔毛，边缘有粗钝或急尖锯齿。基出脉 5，中央脉有侧脉 4～5 对，网脉不明显突出，叶柄长 1～7 cm，被疏柔毛。花序梗长 1～2.5 cm，被疏柔毛。花梗长 1～3 mm，疏生短柔毛。花蕾卵圆形，高 1～2 mm，顶端圆形。萼碟形，边缘波状浅齿，外面疏生短柔毛。花瓣 5，卵椭圆形，高 0.8～1.8 mm，外面几无毛。雄蕊 5，花药长椭圆形，长甚于宽。花盘明显，边缘浅裂。子房下部与花盘合生，花柱明显，基部略粗，柱头不扩大。果实近球形，直径 0.5～0.8 cm，有种子 2～4 颗；种子长椭圆形，顶端近圆形，基部有短喙，种脐在种子背面下部向上渐狭呈卵椭圆形，上部背面种脊突出，腹部中棱脊突出，两侧洼穴呈狭椭圆形，从基部向上斜展达种子顶端。花期 7～8 月，果期 9～10 月。

三、蛇葡萄抗特应性皮炎药理作用与机制[1][2]

1. 蛇葡萄减轻特应性皮炎症状

Mun Chual Rho用乙醇提取蛇葡萄，屋尘螨提取物或者DNCB刺激耳朵建立特应性皮炎小鼠模型，发现蛇葡萄提取物可缓解特应性皮炎的表观症状。给予不同浓度的蛇葡萄茎提取物治疗，耳朵厚度增加、肿胀、发红和鳞屑等症状都得到缓解，耳朵厚度从平均 0.4 mm降低到 0.25 mm。特应性皮炎小鼠会引起严重的炎症反应，病理学观察显示表皮和真皮的厚度都显著增加，肥大细胞浸润也显著增加，蛇葡萄则可以降低表皮和真皮厚度，减少肥大细胞浸润。蛇葡萄提取物降低特应性皮炎小鼠血清中相关分子。特应性皮炎小鼠血清中的组胺、IgE、IgG1 以及IgG2a都显著升高，蛇葡萄能降低它们的浓度，组胺从平均超过 80 ng/mL降低至 40 ng/mL以下。皮肤CD4T细胞可极化成Th1 以及Th2 细胞，从而促进炎症。特应性皮炎小鼠的皮肤CD4+IFN-γ+以及CD4+IL-4+细胞都显著增加，蛇葡萄根提取物则降低这些细胞的数量。

2. 蛇葡萄抑制促炎症因子与趋化因子

通过角质形成细胞和动物实验，研究发现细胞上清液或皮肤趋化因子CCL17、CCL22 和促炎症因子IL-1β、IL-6、IL-8、TSLP、IL-4 的基因以及表达量都显著增加，给予蛇葡萄茎提取物治疗则可以降低上述趋化因子和促炎症因子。而Young-Ae Choi则发现蛇葡萄根提取可抑制TNF-α、IFN-γ、IL-4、IL-13、IL-31 基因的表达。

3. 蛇葡萄抑制 MAPK 以及 NF-κB 信号通路

通过细胞实验和动物实验证实，特应性皮炎小鼠模型的ERK、JNK、NF-κB蛋白的磷酸化水平升高，而给予蛇葡萄则可以降低磷酸化ERK、JNK、NF-κB蛋白水平，表明蛇葡萄提取物通过抑制MAPK以及NF-κB信号通路调节炎症因子。

---

[1] Choi Y A, Yu J H, Jung H D, et al. Inhibitory effect of ethanol extract of Ampelopsis brevipedunculata rhizomes on atopic dermatitis-like skin inflammation[J]. Journal of ethnopharmacology, 2019, 238: 111850. DOI: 10. 1016/j.jep.2019.111850.

[2] Bak S G, Lim H J, Won Y S, et al. Effect of Ampelopsis brevipedunculata (Maxim.) Trautv extract on a model of atopic dermatitis in HaCaT cells and mice[J]. Food Science & Nutrition, 2023, 11(10): 6616-6625. DOI: 10. 1002/FSN3.3610

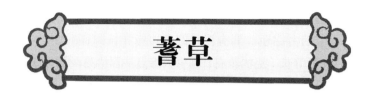

蓍草

蓍草又名地椒、地黄、地丁，是一种具有活血化瘀、消肿止痛、清热解毒等功效的中药材，属于多年生草本植物。它主要产于中国、印度、缅甸等地。蓍草常用于治疗痈疽肿痛、瘰疬、瘀血痛经、跌打损伤等疾病。此外，蓍草还可提高免疫力、促进血液循环、调节内分泌等。蓍草还能通过阻断TRPV3通道而抑制特应性皮炎瘙痒症状。

一、中药蓍草

1. 中文名：蓍草（Shī Cǎo）。

2. 别名：蓍、蜈蚣草、飞天蜈蚣、乱头发、土一支蒿、羽衣草、千条蜈蚣、锯草、一枝蒿蒿。

3. 性味归经：味辛、苦，性平。

4. 功能主治：祛风止痛，活血，解毒。主治感冒发热、头风痛、牙痛、风湿痹痛、血瘀经闭、腹部痞块、跌打损伤、毒蛇咬伤、痈肿疮毒。

5. 医家论述：（1）《新修本草》："此草所在有之，以其茎可为筮。陶误用楮实为之。"（2）《神农本草经》："味苦。楮实味甘，其楮实移在木部也。"

6. 药用部位：菊科蓍属植物蓍草*Achillea alpina* L.、千叶蓍*A. millefolium* L. 和西南蓍草*A. wilsoniana*（Heim.）Heim. 的全草。

7. 主要化学成分：琥珀酸、延胡索酸、α-呋喃甲酸、乌头酸。

二、中药来源：植物蓍草

多年生草本，有短的根状茎。茎直立，高 35～100 cm，下部变无毛，中部以上被较密的长柔毛，不分枝或有时上部分枝，叶腋常有不育枝。叶无柄，下部叶在花期凋落，中部叶矩圆形，长 4～6.5 cm，宽 1～2 cm，二回羽状全裂，一回裂片多数，几接近，椭圆状披针形，长 5～10 mm，宽 2～4 mm，二回裂片少数，下面的较大，披针形，有少数齿，上面的较短小，近无齿或有单齿，齿端具白色软骨质小尖头，叶上面绿色，疏生柔毛和凹入的腺点，下面被较密的柔毛。叶轴宽约 1.5 mm，全缘或上部裂片间有单齿。头状花序多数，集成复伞房花序；总苞宽钟形或半球形，直径 4～6 mm；总苞片 3 层，覆瓦状排列，外层短，卵状披针形，长 2.3 mm，宽约 1.2 mm，顶端稍尖，中层卵状椭圆形，长 2.5 mm，宽约 1.8 mm，内层长椭圆形，长 4 mm，宽约 1.8 mm，顶端钝或圆形，有褐色膜质边缘，中间绿色，有凸起的中肋，被长柔毛。托片披针形，舟状，长

4.5 mm，具稍带褐色的膜质透明边缘，背部稍带绿色，被少数腺点，上部疏生长柔毛。边花 6～8（16）朵。舌片白色，偶有淡粉红色边缘，长宽各约 2.2 mm，顶端具深或浅的 3 齿，管部与舌片近等长，翅状压扁，具少数腺点。管状花淡黄色或白色，长约 3 mm，管部压扁具腺点。瘦果矩圆状楔形，长 2.5 mm，宽约 1.1 mm，具翅。花果期 7～9 月。

三、蓍草抗特应性皮炎药理作用与机制[①]

1. 蓍草选择性抑制 TRPV3 通道

Hang Qi 等用工具细胞 HEK293 转染 TRPV3，给予 TRPV3 激动剂诱导激活电流，再给予蓍草提取物 IAA 和 IAB，观察电流变化，结果发现 IAA 和 IAB 能够剂量依赖抑制 TRPV3 激动剂 2-APB 引起的电流。另外，研究还通过单通道记录方法证实上述观点，IAA 和 IAB 抑制 TRPV3 通道。此外，为了研究蓍草提取物对 TRPV3 通道的选择性，HangQi 等还检测了与痒觉相关的 TRPV1、TRPV4、TRPA1 通道。研究发现，IAA 和 IAB 对这些通道未显示抑制作用，表明 IAA 和 IAB 可以选择性阻断 TRPV3 通道。

2. 蓍草提取物 IAA 和 IAB 与 TRPV3 通道的分子结合位点

通过分子对接的方法，筛选到 L635、T636、V662、T665、F666 和 L669 残基可能与 IAA 和 IAB 有相互作用。研究者将这几个残基突变掉，变成 L635A、T636A、V662A、T665A、F666A、和 L669A。结果显示突变后的 T636 和 F666 阻断效应消失。这说明 T636 和 F666 是 IAA 和 IAB 与 TRPV3 结合位点。

3. 蓍草抑制瘙痒

Hang Qi 等通过 TRPV3 激动剂诱导建立慢性瘙痒模型，研究发现给予 IAA 和 IAB 治疗后 IAA 和 IAB 抑制了 TRPV3 激动剂引起的慢性瘙痒。

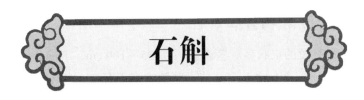

石斛是药食两用植物，《名医别录》认为它可以逐皮肤邪热痱气，《玉楸药解》则指出它能排痈疽脓血，疗阴囊湿痒。石斛还可通过调节 NF-κB 与 MAPKs 通路抑制炎症因子和趋化因子而改善特应性皮炎的症状。

① Qi H, Shi Y, Wu H, et al. Inhibition of temperature-sensitive TRPV3 channel by two natural isochlorogenic acid isomers for alleviation of dermatitis and chronic pruritus[J]. Acta Pharmaceutica Sinica B, 2022, 12(2): 723-734. DOI: 10. 1016/j.apsb.2021.08.002.

一、中药石斛

1. 中文名：石斛（Shí Hú）。
2. 别名：林兰、禁生、杜兰、石蓬、悬竹、千年竹。
3. 性味归经：味甘，性寒；归胃、肺肾经。
4. 功能主治：益胃生津，滋阴清热。用于治疗阴伤津亏、口干烦渴、食少干呕、病后虚热、目暗不明、特应性皮炎。
5. 医家论述：（1）《名医别录》："逐皮肤邪热痱气。"（2）《玉楸药解》："石斛下气通关，泻湿逐痹，温肾壮阳，暖腰健膝，治发热自汗，排痈疽脓血，疗阴囊湿痒，通小便淋漓。"
6. 药用部位：兰科植物金钗石斛、美花石斛、铁皮石斛、束花石斛、马鞭石斛的茎。
7. 主要化学成分：石斛碱、石斛胺、石斛次碱、石斛星碱、石斛因碱、6-羟石斛星碱。

二、中药来源：植物石斛

茎直立，肉质状肥厚，稍扁的圆柱形，长 10～60 cm，粗达 1.3 cm，上部多少回折状弯曲，基部明显收狭，不分枝，具多节，节有时稍肿大；节间多少呈倒圆锥形，长 2～4 cm，干后金黄色。叶革质，长圆形，长 6～11 cm，宽 1～3 cm，先端钝并且不等侧 2 裂，基部具抱茎的鞘。总状花序从具叶或落了叶的老茎中部以上部分发出，长 2～4 cm，具 1～4 朵花。花序柄长 5～15 mm，基部被数枚筒状鞘。花苞片膜质，卵状披针形，长 6～13 mm，先端渐尖。花梗和子房淡紫色，长 3～6 mm。花大，白色带淡紫色先端，有时全体淡紫红色或除唇盘上具 1 个紫红色斑块外，其余均为白色；中萼片长圆形，长 2.5～3.5 cm，宽 1～1.4 cm，先端钝，具 5 条脉。侧萼片相似于中萼片，先端锐尖，基部歪斜，具 5 条脉。萼囊圆锥形，长 6 mm。花瓣多少斜宽卵形，长 2.5～3.5 cm，宽 1.8～2.5 cm，先端钝，基部具短爪，全缘，具 3 条主脉和许多支脉。唇瓣宽卵形，长 2.5～3.5 cm，宽 2.2～3.2 cm，先端钝，基部两侧具紫红色条纹并且收狭为短爪，中部以下两侧围抱蕊柱，边缘具短的睫毛，两面密布短绒毛，唇盘中央具 1 个紫红色大斑块；蕊柱绿色，长 5 mm，基部稍扩大，具绿色的蕊柱足。药帽紫红色，圆锥形，密布细乳突，前端边缘具不整齐的尖齿。花期 4～5 月。

三、石斛抗特应性皮炎药理作用与机制[①]

1. 石斛可减轻特应性皮炎症状

研究者对特应性皮炎小鼠以及石斛治疗的小鼠进行比较。石斛可改善皮肤溃烂、

[①] Hong S, Kim E Y, Lim S E, et al. Dendrobium nobile Lindley ministration attenuates atopic dermatitis-like lesions by modulating immune cells[J]. International Journal of Molecular Sciences, 2022, 23(8): 4470.

红肿、增生、瘙痒等特应性皮炎症状。特应性皮炎模型组小鼠的评分平均达到 8 分以上，而给予 1 mg/kg 石斛治疗后，评分降低至平均 6 分以下。此外，石斛具有显著的止痒作用，石斛组小鼠与特应性皮炎模型组小鼠比较，瘙痒行为从平均超过 200 次降低至不到 50 次。

2. 石斛改善特应性皮炎的病理表现

研究者对特应性皮炎小鼠的皮肤进行病理观察，发现特应性皮炎小鼠出现皮肤表皮增厚，肥大细胞增多，嗜酸性细胞增多，给予石斛治疗后则改善了这些病理改变。在相同统计单位下，石斛治疗后，肥大细胞个数从 150 个降低至 100 个以下。不仅如此，免疫组化结果显示，特应性皮炎模型组的CD4+以及CD8+细胞显著升高并出现浸润的状况，石斛治疗后则减少CD4+以及CD8+细胞的数量和浸润状况。

3. 石斛抑制炎症介质

研究者分别观察了石斛对动物血清、皮肤和角质形成细胞、肥大细胞的炎症因子以及趋化因子的调节。特应性皮炎小鼠血清的IgE显著升高，特应性皮炎小鼠皮肤以及刺激物诱导后角质形成细胞、肥大细胞的IL-6、IL-4、M-CSF、MCP-1、TNF-α的基因表达上调。给予石斛治疗后，降低了血清的IgE，皮肤和角质形成细胞、肥大细胞IL-6、IL-4、M-CSF、MCP-1、TNF-α的基因表达以及浓度也显著降低。

4. 石斛抑制 NF-κB 与 MAPKs 信号通路

研究发现，特应性皮炎的动物模型和细胞模型中，NF-κB与MAPKs这两条通路的相关蛋白上调，石斛则可抑制这两条通路蛋白的表达，这表明石斛过调节NF-κB与MAPKs通路抑制炎症因子和趋化因子。

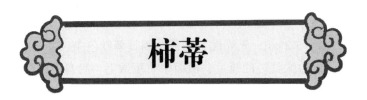

柿蒂

柿蒂是柿子的宿萼，是入中国药典的中药，有收敛止血、涩肠止泻、清热解毒的功效。在中医药中，柿蒂常用于治疗腹泻、痢疾、出血等症状。柿蒂也可以用于治疗特应性皮炎。

一、中药柿蒂

1. 中文名：柿蒂（Shì Dì，见图 30）。

172

2. 别名：柿钱、柿丁、柿子把、柿蒂。

3. 性味归经：味苦涩，性平；归肺、胃经。

4. 功能主治：降逆下气，呃逆。

5. 医家论述：（1）《本草求真》："柿蒂，虽与丁香同为止呃之味，然一辛热而一营平，合用深得寒热兼济之妙。"（2）《济生》："柿蒂散加以丁香、生姜之辛热，以开痰散郁，盖从治之法，而昔人亦常用之收效矣。"

6. 药用部位：柿树科植物柿 *Diospyros kaki* Thunb. 的干燥宿萼。

7. 主要化学成分：山奈酚、槲皮素、三叶豆苷、金丝桃苷、木栓酮、齐墩果酸。

二、中药来源：植物柿

落叶乔木；高达 14（27）m，枝冬芽卵圆形，先端钝。叶纸质，卵状椭圆形、倒卵形或近圆形，新叶疏被柔毛，老叶上面深绿色，有光泽，无毛，下面绿色，有柔毛或无毛，中脉在上面凹下，有微柔毛。花雌雄异株，稀雄株有少数雌花，雌株有少数雄花。聚伞花序腋生，雄花序长 1～1.5 cm，弯垂，被柔毛或绒毛，有 3（5）花。花序梗长约 5 mm，有微小苞片。雄花长 0.5～1 cm，花梗长约 3 mm。花萼钟状，两面有毛，4 深裂，裂片卵形，长约 7 mm，有睫毛。花冠钟形，不长过花萼 2 倍，黄白色，被毛，4 裂，裂片卵形或心形，开展。雄蕊 16～24。退化子房微小，果形种种，有球形、扁球形、球形而略呈方形、卵形等，基部通常有棱，嫩时绿色，后变黄色，橙黄色，果肉较脆硬，老熟时果肉变成柔软多汁，呈橙红色或大红色等，有种子数颗。种子褐色，椭圆状，侧扁，在栽培品种中通常无种子或有少数种子。宿存萼在花后增大增厚，4 裂，方形或近圆形，近平扁，厚革质或干时近木质，外面有伏柔毛，后变无毛，里面密被棕色绢毛，裂片革质，两面无毛，有光泽，果柄粗壮。花期 5～6 月，果 9～10 月。

三、柿蒂抗特应性皮炎药理作用与机制[①]

1. 柿蒂抑制特应性皮炎症状

Ju-Hee Yu等发现柿蒂含有很多成分，如没食子酸、槲皮素、β-谷甾醇和齐墩果酸等，可用于治疗特应性皮炎。用尘螨的提取物以及DNCB诱导小鼠的耳朵建立特应性皮炎模型。特应性皮炎模型建立成功后，小鼠耳朵出现变厚、红肿、溃烂等症状，而给予柿蒂水提物治疗后，可以缓解这些症状。另外，通过病理切片观察，发现柿蒂水提物降低皮肤表皮厚度，还减轻炎性细胞的浸润。此外，与炎症和瘙痒相关的肥大细胞脱颗粒的情况经过柿蒂水提物处理后也减轻了。

---

① Yu J H, Jin L M, Choi Y, et al. Suppressive effect of an aqueous extract of Diospyros kaki calyx on dust mite extract/2, 4-dinitrochlorobenzene-induced atopic dermatitis-like skin lesions[J]. International journal of molecular medicine, 2017, 40(2): 505-511. DOI: 10.3892/ijmm.2017.3017.

2. 柿蒂抑制炎症因子

在皮肤中,很多细胞在特应性皮炎发病过程会大量释放各种炎症因子与趋化因子,如TNF-α、IL-1β、IL-6、CCL17等。柿蒂水提物可以抑制炎症因子的释放。Ju-Hee Yu等利用TNF-α/IFN-γ刺激HaCaT角质形成细胞建立炎症模型进行细胞水平的研究。给予柿蒂水提物处理细胞1小时,再用TNF-α/IFN-γ刺激细胞,结果发现炎症因子和趋化因子TNF-α、IL-1β、IL-6、CCL17显著降低了。

3. 柿蒂抑制 STAT1 和 NF-κB 信号通路

研究报道STAT1和NF-κB信号通路参与炎症因子的合成与释放。也有研究提出STAT1和NF-κB信号通路有助于TNF-α/IFN-γ诱导的HaCaT角质形成细胞促炎细胞因子TNF-α、IL-1β和IL-6和趋化因子CCL17的产生。因此,Ju-Hee Yu等针对柿蒂调节STAT1和NF-κB信号通路展开了研究,发现TNF-α/IFN-γ刺激HaCaT角质形成细胞后,STAT1和NF-κB信号通路的相关蛋白磷酸化水平升高,柿蒂水提物则可降低STAT1和NF-κB信号通路相关蛋白磷酸化水平。

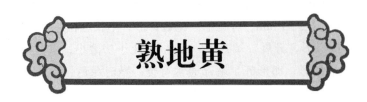

熟地黄

熟地黄又称熟地、地黄,为百合科植物熟地的根茎部分,是一种广泛用于治疗肾虚、肺虚、阴虚的中药材。其主要功效包括补肾益精、滋阴润肺、养血安神等。熟地黄常用于治疗肾虚引起的腰膝酸软、头晕耳鸣、遗精早泄等症状,以及肺阴不足引起的干咳少痰、咳血等症状。另外,熟地黄也可通过抑制炎症细胞因子和趋化因子而用于治疗特应性皮炎。

一、中药熟地黄

1. 中文名:熟地黄(Shú Dì Huáng,见图29)。

2. 别名:熟地。

3. 性味归经:味甘,性温;归肝、肾经。

4. 功能主治:滋阴补血,益精填髓。用于治疗肝肾阴虚、腰膝酸软、骨蒸潮热、盗汗遗精、特应性皮炎、过敏。

5. 医家论述:(1)《本经逢原》:"熟地黄,假火力蒸晒,转苦为甘,为阴中之阳,故能补肾中元气。"

6. 药用部位：玄参科植物地黄*Rehmannia glutinosa*（Gaetn.）Libosch. ex Fisch. et Mey. 的根茎，经加工蒸晒而成。

7. 主要化学成分：益母草苷，桃叶珊瑚苷，梓醇，地黄苷A、B、C、D和地黄素A、D。

二、中药来源：植物地黄

一年生草本，茎高 0.3～1 m，四棱形，多分枝，被灰白色疏短柔毛，茎下部的节及小枝基部通常微红色。叶通常为指状三裂，大小不等，长 1～3.5 cm，宽 1.5～2.5 cm，先端锐尖，基部楔状渐狭并下延至叶柄，裂片披针形，宽 1.5～4 mm，中间的较大，两侧的较小，全缘，草质，上面暗橄榄绿色，被微柔毛，下面带灰绿色，被短柔毛，脉上及边缘较密，有腺点。叶柄长约 2～10 mm；花序为多数轮伞花序组成的顶生穗状花序，长 2～13 cm，通常生于主茎上的较长大而多花，生于侧枝上的较小而疏花，但均为间断的。苞片叶状，下部的较大，与叶同形，上部的渐变小，乃至与花等长，小苞片线形，极小。花萼管状钟形，长约 3 mm，径 1.2 mm，被灰色疏柔毛，具 15 脉，齿 5，三角状披针形或披针形，先端渐尖，长约 0.7 mm，后面的较前面的为长。小坚果长圆状三棱形，长约 1.5 mm，径约 0.7 mm，褐色，有小点。花果期 4～7 月。

三、熟地黄抗特应性皮炎药理作用与机制[①]

1. 熟地黄改善特应性皮炎症状

Yoon-Young Sung等用尘螨提取物诱导建立特应性皮炎模型，给予熟地黄提取物进行外用治疗。在建立模型 11 天后，特应性皮炎模型组出现皮肤干燥、红斑、出血、水肿、瘢痕、糜烂和损伤。熟地黄提取物治疗持续到第 14 天，这些症状明显改善，且评分有明显降低。Yoon-Young Sung等还发现熟地黄提取物给药能显著降低耳朵厚度，通过组织切片观察也证实了测量结果。HE染色显示特应性皮炎模型组皮肤明显增厚，而熟地黄提取物治疗后皮肤厚度则显著下降，这说明熟地黄改善特应性皮炎症状。

2. 熟地黄抑制组胺和炎症细胞因子、趋化因子

研究者检测了血清样本IgE、组胺的浓度变化，结果显示熟地黄提取物可以抑制特应性皮炎模型组的组胺浓度的升高。而用熟地黄提取物治疗后，IgE浓度反而升高，提示地黄提取物抗特应性皮炎作用并不通过IgE起作用。

Yoon-Young Sung等认为熟地黄通过抑制炎症细胞因子和趋化因子影响特应性皮炎。研究者检测了皮肤样本以及培养的角质形成细胞的炎症细胞因子IL-4、TNF-α和Th2

① Sung Y Y, Yoon T, Jang J Y, et al. Topical application of Rehmannia glutinosa extract inhibits mite allergen-induced atopic dermatitis in NC/Nga mice[J]. Journal of Ethnopharmacology, 2011, 134(1): 37-44. DOI: 10. 1016/j.jep.2010. 11.050.

相关的趋化因子TARC、MDC、RANTES以及细胞间黏附分子-1（ICAM-1）、血管黏附分子-1（VCAM-1）等黏附分子的mRNA表达水平，结果显示特应性皮炎模型组中这些因子都显著升高。而给予地黄提取物治疗后则被抑制，这说明地黄提取物抗特应性皮炎作用与这些分子相关。

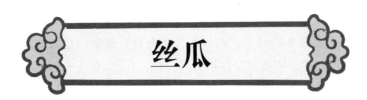

丝瓜是药食两用的中药，能清热解毒，用于治疗痈肿，亦可通过抑制炎症趋化因子而治疗特应性皮炎。

一、中药丝瓜

1. 中文名：丝瓜（Sī Guā）。

2. 别名：天丝瓜、天罗、蛮瓜、绵瓜、布瓜、天罗瓜、鱼鲛、天吊瓜、纯阳瓜、天络丝。

3. 性味归经：味甘，性凉；归胃、大肠经。

4. 功能主治：清热化痰，凉血解毒。主治热病身热烦渴、痰喘咳嗽、肠风下血、痔疮出血、血淋、崩漏、痈疽疮疡、乳汁不通、无名肿毒、水肿、皮炎。

5. 医家论述：（1）《医学入门》："治男妇一切恶疮，小儿痘疹余毒、并乳疽、疔疮。"（2）《本草纲目》："煮食除热利肠。老者烧存性服，去风化痰，凉血解毒，杀虫，通经络，行血脉，下乳汁；治痈疽疮肿，痘疹胎毒。"

6. 药用部位：葫芦科植物丝瓜*Luffa aegyptiaca* Mill. 的鲜嫩果实。

7. 主要化学成分：丝瓜苷。

二、中药来源：植物丝瓜

一年生攀援草本，茎枝粗糙，有棱沟，有微柔毛。茎须粗壮，通常2～4枝。叶互生，叶柄粗糙，长10～12 cm，近无毛；叶片三角形或近圆形，长宽均为10～12 cm，通常掌状5～7裂，裂片三角形，中间较长，长8～12 cm，先端尖，边缘有锯齿，基部深心形，上面深绿色，有疣点，下面浅绿以，有短柔毛，脉掌状，具白色长柔毛。花单性，雌雄同株。雄花通常10～20朵生于总状花序的顶端，花序梗粗壮，长12～14 cm，花梗长2 cm。花萼筒钟形，被短柔毛。花冠黄色，幅状，开后直径5～9 cm，裂片5，长圆形，长0.8～1.3 cm，宽0.4～0.7 cm，里面被黄白色长柔毛，外面具3～5条突起的脉，雄蕊 5，稀 3，花丝 6～8 mm，花初开放时稍靠合，最后完全分离。雌花单生，花梗长 2～10 cm；花被与雄花同，退化雄蕊 3，子房长圆柱状，有柔毛，柱头 3，膨大。果实圆柱状，直或稍弯，长 15～30 cm，直径 5～8 cm，表面平滑，通常有深色纵条纹，未成熟时肉质，成熟后干燥，里面有网状纤维，由先端盖裂。种子多数，黑色，卵形，扁，平滑，边界狭翼状。花、果期夏秋季。

三、丝瓜抗特应性皮炎药理作用与机制[1]

1. 丝瓜改善特应性皮炎症状

Hyekyung Ha以屋尘螨提取物刺激NC/Nga小鼠背部和耳朵 4 周建立特应性皮炎模型，实验分为正常组、模型组、阳性对照组，以及丝瓜提取物组（70%乙醇提取）。建立特应性皮炎模型后，模型组小鼠皮肤出现红斑、出血、水肿、鳞屑、干燥等特应性皮炎的症状，而丝瓜提取物则可以减轻这些特应性皮炎症状。模型组的皮肤临床评分在第 4 周平均接近 8 分，丝瓜提取物治疗组的评分则降低至平均 6 分，上述表明丝瓜提取物具有缓解特应性皮炎症状的作用。

2. 丝瓜减轻特应性皮炎病理表现

丝瓜提取物对特应性皮炎病理表现有改善作用。研究发现，特应性皮炎模型组表皮增生和炎症细胞（肥大细胞）的浸润增加，丝瓜提取物治疗后，表皮厚度则减小，肥大细胞数量也显著下降。因此，丝瓜提取物具有改善特应性皮炎病理表现的作用。

3. 丝瓜抑制 IgE 和组胺

IgE和组胺与特应性皮炎的发病密切相关，研究认为特应性皮炎的IgE和组胺浓度会升高。模型组小鼠IgE浓度超过了 200 ng/mL，丝瓜提取物则可以显著降低IgE浓度，IgE浓度降低到 150 ng/mL以下。此外，特应性皮炎模型组小鼠组胺浓度接近 40 ng/mL，丝瓜提取物治疗后，小鼠血清的组胺浓度与模型组比较，有显著性的下降，组胺浓度降低到 25 ng/mL以下。Hyekyung Ha还利用PMA和A23187 诱导HMC-1 细胞释放组胺，丝瓜提取物可以剂量依赖性地抑制组胺的释放。

4. 丝瓜抗炎症

研究利用脂多糖诱导巨噬细胞RAW246.7 合成释放PGE2，观察丝瓜提取物对PGE2具有抑制作用，结果发现，50 μg/mL丝瓜提取物对PGE2 的抑制率达到 76.4%。这表明

[1] Ha H, Lim H S, Lee MY, et al. Luffa cylindrica suppresses development of Dermatophagoides farinae-induced atopic dermatitis-like skin lesions in Nc/Nga mice[J]. Pharmaceutical Biology, 2015, 53(4): 555-562. DOI: 10.3109/13880209.2014.932392

丝瓜可抗炎症。

5. 丝瓜抑制趋化因子

丝瓜提取物对趋化因子TARC、RANTES具有抑制作用，尤其对RANTES具有剂量性依赖的作用。TNF-α和IFN-γ刺激后RANTES浓度超过了 2000 ng/mL，高浓度丝瓜提取物组的RANTES浓度降低到 1500 ng/mL以下。但是，丝瓜提取物对MDC没有抑制作用，结果表明丝瓜提取物会选择性抑制趋化因子。

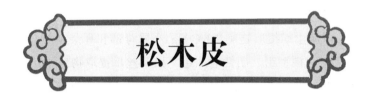

松木皮也叫赤松皮，是一味中药，具有治疗湿疹的作用。松木皮提取物具有减轻皮肤损伤症状、抑制瘙痒行为、减少肥大细胞脱颗粒、抑制IgE以及炎症因子释放、恢复皮肤屏障等作用。

一、中药松木皮

1. 中文名：松木皮（Sōng Mù Pí）。
2. 别名：赤松皮、赤龙鳞、松皮、松树皮、赤龙皮。
3. 性味归经：味苦，性温；归肺经、大肠经。
4. 功能主治：祛风除湿，活血止血，敛疮生肌。主治风湿骨痛、跌打损伤、金刃伤、肠风下血、久痢、湿疹、烧烫伤、特应性皮炎。
5. 医家论述：（1）《浙江民间常用草药》："治皮肤瘙痒症、漆疮、湿疹：松树皮煎汤熏洗。"（2）《经验良方》："治小儿头疮浸湿（名胎风疮）：古松皮入豆豉少许，瓦上炒存性，研末，入轻粉、香油调涂之。"
6. 药用部位：松科植物赤松 *Pinus densiflora* Sieb. et Zucc. 以及同属植物的树皮。
7. 主要化学成分：左旋海松酸、紫杉叶素。

二、中药来源：植物赤松

乔木，高达 30 m，胸径达 1.5 m。树皮桔红色，裂成不规则的鳞片状块片脱落，树干上部树皮红褐色，枝平展形成伞状树冠。一年生枝淡黄色或红黄色，微被白粉，无毛。冬芽矩圆状卵圆形，暗红褐色，微具树脂，芽鳞条状披针形，先端微反卷，边缘丝状。针叶 2 针一束，长 5～12 cm，径约 1 mm，先端微尖，两面有气孔线，边缘有细锯齿。横切面半圆形，皮下层细胞一层，稀角上二至三层，树脂道约 4~6 个，边生。雄球花淡红黄色，圆筒形，长 5~12 mm，聚生于新枝下部呈短穗状，长 4~7 cm。雌球花淡红紫色，单生或 2~3 个聚生，一年生小球果的种鳞先端有短刺。球果成熟时暗黄褐色或淡褐黄色，种鳞张开，不久即脱落，卵圆形或卵状圆锥形，长 3~5.5 cm，径 2.5~4.5 cm，有短梗。种鳞薄，鳞盾扁菱形，通常扁平，稀具微隆起的横脊，鳞脐平或微凸起有短刺，稀无刺。种子倒卵状椭圆形或卵圆形，长 4~7 mm。连翅长 1.5~2 cm，种翅宽 5~7 mm；子叶 5~8 枚，长 2.5~4 cm，初生叶窄条形，中脉两面隆起，长 2~3 cm，边缘有细锯齿。花期 4 月，球果第二年 9 月下旬至 10 月成熟。

三、松木皮抗特应性皮炎药理作用与机制①

1. 松木皮改善特应性皮炎皮炎症状

Jun Woo Lee利用DNCB诱导NC/Nga小鼠建立特应性皮炎模型。与对照组相比，在背侧皮肤上重复应用DNCB刺激会出现特应性皮炎样皮肤损伤，包括严重的红斑、干燥、损伤和苔藓化等。给予不同浓度松木皮提取物治疗后，显著降低了皮炎评分，红斑、干燥等症状也减轻。松木皮提取物高剂量组的临床评分小于 4，与模型组超过 8 分相比，显著下降。这表明松木皮提取物抑制瘙痒行为。松木皮可剂量依赖性抑制慢性瘙痒行为，高浓度的松木皮提取物将瘙痒行为从平均 80 次降低到平均 20 次。

2. 松木皮改善特应性皮炎皮肤病理表现

HE染色显示，与对照组相比，特应性皮炎模型组表皮明显增厚，嗜酸性粒细胞浸润增加。松木皮提取物可以显著减轻皮肤角化过度和增厚，以及细胞浸润。甲苯胺蓝染色结果显示松木皮提取物抑制了DNCB诱导的皮肤肥大细胞的脱颗粒。

3. 松木皮抑制炎症介质

特应性皮炎模型组血清中的IgE、IgG1、IgG2a都明显升高，但是松木皮提取物只降低Th2 介导的IgE、IgG1，对IgG2a没有明显的作用。松木皮提取物抑制脾细胞释放细胞因子，用Con A诱导脾细胞释放Th2 细胞因子IL-4、IL-5、L-13、Th1 细胞因子IFN-γ和IL-12。松木皮提取物抑制Th2 细胞因子IL-4、IL-5、IL-13。松木皮提取物抑制皮肤释放促炎症细胞因子。Jun Woo Lee还观察了特应性皮炎动物模型皮肤的促炎症因子的表达情况，发现模型组的TSLP、IL-4、IL-17A、TNF-α以及IL-31都明显升高，而给予松木皮提取物则可以显著降低上述促炎症因子的浓度。

---

① Lee J W, Wu Q, Jang Y P, et al. Pinus densiflora bark extract ameliorates 2, 4 - dinitrochlorobenzene - induced atopic dermatitis in NC/Nga mice by regulating Th1/Th2 balance and skin barrier function[J]. Phytotherapy research, 2018, 32(6): 1135-1143.DOI: 10. 1002/ptr.6061.

4. 松木皮上调皮肤屏障蛋白的表达

聚丝蛋白、兜甲蛋白以及内披蛋白是皮肤屏障的重要蛋白。特应性皮炎小鼠皮肤的这三种蛋白表达量明显下降，给予松木皮提取物治疗后则可以提高这三种蛋白的表达，结果表明松木皮提取物有恢复皮肤屏障的作用。

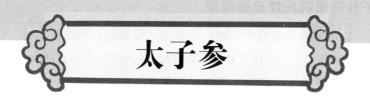

太子参

太子参是石竹科假繁缕属植物孩儿参的块根。太子参提取物通过调节Th1与Th2细胞因子，可改善特应性皮炎症状。

一、中药太子参

1. 中文名：太子参（Tài Zǐ Shēn，见图31）。

2. 别名：孩儿参、双批七、异叶假繁缕。

3. 性味归经：味甘、苦，性寒；归脾、肺经。

4. 功能主治：补气生津，健脾益肺。主治脾气虚弱、胃阴不足、热病后期、气阴两伤、阴虚肺燥、干咳少痰、皮炎。

5. 医家论述：（1）《本草从新》："大补元气。"（2）《本草再新》："治气虚肺燥，补脾土，消水肿，化痰止渴。"

6. 药用部位：石竹科假繁缕属植物孩儿参*Pseudostellaria heterohylla*（Miq.）pax.的块根。

7. 主要化学成分：皂苷、太子参环肽A及B。

二、中药来源：植物孩儿参

多年生草本，高7～20 cm。地下有肉质直生纺锤形块根，四周疏生须根。茎单一，不分枝，下部带紫色，近方形，上部绿色，圆柱形，有明显膨大的节，光滑无毛。单叶对生；茎下部的叶最小，倒披针形，先端尖，基部渐窄成柄，全缘，向上渐大，在茎顶的叶最大，通常两对密接成4叶轮生状，长卵形或卵状披针形，长4～9 cm，宽2～4.5 cm，先端渐尖，基部狭窄成柄，叶背脉上有疏毛，边缘略呈波状。花二型：近地面的花小，为闭锁花，花梗紫色有短柔毛，萼片4，背面紫色，边缘白色而呈薄膜质，无花瓣。茎顶上的花较大而开放，花梗细，长1～2（4）cm，有短柔毛，花时直立，花后下垂，萼片5，披针形，绿色，背面及边缘有长毛。花瓣5，白色，先端呈浅齿状2裂或钝，雄蕊10，子房卵形，花柱3。蒴果近球形，有少数种子，种子褐色，扁圆形或长圆状肾形，有疣状突起。花期4月，果期5～6月。

三、太子参抗特应性皮炎药理作用与机制[①]

1. 太子参降低特应性皮肤厚度

Choi You Yeon等将实验分为5组：正常组，模型组，阳性对照组，以及太子参提取物低剂量和高剂量组。利用DNCB背部刺激雌性BALB/c小鼠背部和耳朵19天建立特应性皮炎模型，模型组小鼠皮肤出现表皮和真皮增生增厚的症状。外涂100 mg/mL太子参可抑制表皮增生和皮肤增厚，用100 mg/mL太子参处理后，表皮厚度减少47.2%。真皮厚度减少27.1%。

2. 太子参减少肥大细胞浸润

特应性皮炎模型组真皮层出现肥大细胞增加，太子参提取物能降低肥大细胞数量。特应性皮炎模型组单位视野内肥大细胞数量接近150个，而高浓度太子参组肥大细胞数降低到100个以下。Choi You Yeon还利用免疫组化的方法研究了CD4T细胞的数量。特应性皮炎模型组CD4T细胞增加，太子参提取物能降低CD4T细胞数量。

3. 太子参降低特应性皮炎 IgE

正常小鼠IgE的浓度不到300 ng/ml，特应性皮炎模型组小鼠IgE浓度超过4000 ng/mL。用太子参提取物治疗后，小鼠IgE浓度降低到2000 ng/mL以下。

4. 太子参抑制特应性皮炎 Th1/Th2 细胞因子

特应性皮炎模型组的IFN-γ、IL-4、IL6、IL8、TNFα和IL-1β的基因表达都比正常组显著升高，太子参则可降低IFN-γ、IL-4、IL6、IL8、TNFα和IL-1β的基因表达。高浓度太子参对IFNγ基因抑制率达到51%，TNFα抑制率为36.2%，IL-1β的抑制率则是29.8%。

5. 太子参抑制 NF-κB 以及 MAPK 信号通路

炎症细胞因子的表达受到NF-κB转录因子信号通路的调控。太子参能够抑制NF-κB向核内移位，降低它的表达，抑制率为56.0%。太子参也减少了p-IκBα蛋白的表达。同样，还下调p-ERK1/2、p-p38和p-JNK蛋白的表达水平。这表明太子参具有抑制NF-κB信号通路以及MAPK信号通路的作用。

[①] Choi Y Y, Kim M H, Ahn K S, et al. Immunomodulatory effects of Pseudostellaria heterophylla (Miquel) Pax on regulation of Th1/Th2 levels in mice with atopic dermatitis[J]. Molecular Medicine Reports, 2017, 15(2): 649-656. DOI: 10.3892/mmr. 2016.6093

土茯苓

土茯苓是百合科菝葜属植物光叶菝葜的干燥块茎，与茯苓不同，能够利湿。土茯苓水提物可通过抑制Th1、Th2、Th17细胞因子而改善特应性皮炎症状。

一、中药土茯苓

1. 中文名：土茯苓（Tǔ Fú Líng）。

2. 别名：冷饭团、红土苓、山猪粪、毛尾薯、山遗粮、山奇良。

3. 性味归经：味甘，性平；归肝、胃、脾经。

4. 功能主治：具有解毒、除湿、通利关节的功效。主治杨梅毒疮、肢体拘挛、淋浊带下、湿疹瘙痒、痈肿疮毒。

5. 医家论述：（1）《生草药性备要》："消毒疮、疔疮，炙汁涂敷之，煲酒亦可。"（2）《本草图经》："敷疮毒。"

6. 药用部位：百合科菝葜属植物光叶菝葜 *Smilax corbularia* var. woodii（Merr.）T. Koyama. 的干燥块茎。

7. 主要化学成分：儿茶素、薯蓣皂苷。

二、中药来源：植物土茯苓

攀缘灌木，长 1～4 m茎光滑，无刺。根状茎粗厚、块状，常由匍匐茎相连接，粗 2～5 cm。叶互生。叶柄长 5～15（20）mm具狭鞘，常有纤细的卷须 2 条。叶片薄革质，狭椭圆状披针形至狭卵状披针形，长 6～12（15）cm，宽 1～4（7）cm，先端渐尖，基部圆形或钝，下面通常淡绿色。伞形花序单生于叶腋，通常具 10 余朵花。雄花序总花梗长 2～5 mm，花序托膨大，连同多数宿存的小苞片多少呈莲座状，花绿白色，六棱状球形，雄花外花被片近扁圆形，兜状，背面中央具纵槽，内花被片近圆形，边缘有不规则的齿，雄蕊靠合，花丝极短。雌花序的总梗长约 1 cm，雌花外形与雄花相似，但内花被片边缘无齿，有 3 枚退化雄蕊。浆果熟时黑色。花期 5～11 月，果期 11 月至次年 4 月。

三、土茯苓抗特应性皮炎药理作用与机制[①]

1. 土茯苓降低特应性皮炎皮肤厚度

Nam Yong Ki等用水煮提取土茯苓有效成分进行研究，实验分为对照组、特应性皮炎模型组、阳性药物组以及土茯苓水提物组（3、10、30 mg/kg）。利用屋尘螨提取物以及DNCB联合刺激小鼠耳朵持续5周，建立特应性皮炎模型，土茯苓水提物给药3周或者4周。发现给予土茯苓3周或者4周都能降低特应性皮炎后耳朵厚度，高浓度的土茯苓给予4周可以减少耳朵增厚的80%。

2. 土茯苓改善特应性皮炎病理表现

特应性皮炎模型组出现表皮和真皮层明显增厚，角化过度，炎症细胞浸润，溃烂以及出血等症状，土茯苓提取物则能降低表皮厚度，减少炎症细胞浸润。特应性皮炎模型组表皮增厚达到平均140 μm左右，高浓度土茯苓组的表厚度则降低至90 μm左右。

3. 土茯苓降低特应性皮炎血清 IgE

分别在特应性皮炎模型的第14天、28天尾静脉采血样检测了血清IgE的浓度。如果只给予三周的土茯苓治疗，在第14天，土茯苓不能降低IgE浓度，但是在第28天，土茯苓能降低IgE浓度。若是给予4周治疗，不管是在第14天或者28天，土茯苓都能显著降低IgE浓度。IgG2a反映的是Th1水平。特应性皮炎模型组的IgG2a水平显著升高，给予土茯苓治疗后，IgG2a显著下降，表明土茯苓抑制Th1反应。

4. 土茯苓降低特应性皮炎细胞因子

Th1、Th2、Th17细胞因子都参与了特应性皮炎的发生。研究发现，特应性皮炎模型组耳朵皮肤的IL-4、IL-13、IFN-γ、IL-17、IL-18以及TSLP的基因都显著上调，土茯苓能够抑制IL-4、IL-13、IFN-γ、IL-17、IL-18以及TSLP的基因表达。上述表明，土茯苓抑制特应性皮炎Th1、Th2、Th17细胞因子。

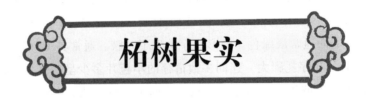

柘树果实

柘树果实是一味中药，具有清热凉血、舒筋活络的作用，也用于治疗肺炎、肺结

① Ki N Y, Park E J, Sung I S, et al. The Hot‐Water Extract of Smilacis Chinae Rhizome Suppresses 2, 4‐Dinitrochlorobenzene and House Dust Mite‐Induced Atopic Dermatitis‐Like Skin Lesions in Mice[J]. Phytotherapy Research, 2016, 30(4): 636-645. DOI: 10. 1002/ptr.5573

核、流感、过敏症等疾病。柘树的各部位均有一定的药用价值，其树皮被用于治疗严重皮疹和瘫痪，柘树根中提取的化合物有保护肝脏的作用等。柘树果实通过抑制组胺和炎症细胞因子浓度而改善特应性皮炎症状。

一、中药柘树果实

1. 中文名：柘树果实（Zhè Shù Guǒ Shí）。
2. 别名：佳子、山荔枝、水荔枝、野梅子、野荔枝。
3. 性味归经：味苦，性平；入心、肝经。
4. 功能主治：清热凉血，舒筋活络。主治跌打损伤。
5. 医家论述：（1）《浙江民间常用草药》："清热凉血，舒筋活络。"
6. 药用部位：桑科柘属植物柘树 *Maclura tricuspidata* Carrière[*Cudrania tricuspidata*（Carr.）Bur. ex Lavallee.]的果实。
7. 主要化学成分：芦丁碱。

二、中药来源：植物柘树

柘是桑科柘属植物。落叶灌木或小乔木，高可达 7 m。树皮灰褐色，小枝无毛，略具棱，有棘刺，冬芽赤褐色。叶片卵形或菱状卵形，偶为三裂，先端渐尖，基部楔形至圆形，表面深绿色，背面绿白色，无毛或被柔毛，叶柄被微柔毛。雌雄异株，雌雄花序均为球形头状花序，单生或成对腋生，具短总花梗；雄花有苞片，附着于花被片上，花被片肉质，先端肥厚，内卷，雄蕊与花被片对生，花丝在花芽时直立，聚花果近球形，肉质，成熟时橘红色。5～6 月开花，6～7 月结果。

三、柘树果实抗特应性皮炎药理作用与机制[①]

1. 柘树果实减轻特应性皮炎症状

Ho Young Lee 等人利用粉尘螨提取物刺激建立特应性皮炎模型，观察特应性皮炎模型小鼠建立模型后 50 天背部皮肤的情况。空白对照组的皮肤没有明显损伤，而特应性皮炎模型组的小鼠皮肤损伤最为严重，泼尼松龙治疗组次之，柘树果实提取物治疗组的皮肤损伤恢复。临床评分显示，特应性皮炎模型组小鼠的评分一直在增加，柘树果实提取物治疗的小鼠在 28 天至 49 天内有显著减轻。模型组背部和耳朵表皮层出现了糜烂、增厚和细胞浸润，而泼尼松龙和柘树果实提取物减轻了表皮层的糜烂和厚度，减少了肥大细胞的浸润。

① Lee H, Ha H, Lee J K, et al. The fruits of Cudrania tricuspidata suppress development of atopic dermatitis in NC/Nga mice[J]. Phytotherapy Research, 2012, 26(4): 594-599. DOI: 10. 1002/ptr.3577

2. 柘树果实抑制特应性皮炎的机制

特应性皮炎模型组血浆中的mTARC、组胺和IgE浓度明显增高，用柘树果实治疗后，mTARC、组胺和IgE浓度显著下降。IgE合成受到细胞因子的调节，包括Th2 细胞因子IL-4 和IL-13 以及Th1 细胞因子IFN-γ。柘树果实通过调节IL-4、IL-13 等Th2 细胞因子，抑制IgE和TARC的合成，从而减少抓挠和瘙痒，降低组胺浓度。

乌梅

乌梅是蔷薇科落叶乔木，其花、叶、枝、种子和果在亚洲国家作为传统药物和保健食品补充剂。有研究发现，乌梅具有抗癌细胞增殖、抑制幽门螺杆菌移动、改善血液流动等生物活性。乌梅还是脂基清除剂，可抑制脂多糖刺激的巨噬细胞中的促炎介质。乌梅也具有抗特应性皮炎作用，它通过抑制炎症细胞因子而改善特应性皮炎症状。

一、中药乌梅

1. 中文名：乌梅（Wū Méi，见图 32）。

2. 别名：酸梅、梅实、熏梅、桔梅肉、春梅。

3. 性味归经：味酸、涩，性平，归肝、脾、肺、大肠经。

4. 功能主治：敛肺，涩肠，生津，安蛔。用于治疗肺虚久咳、久痢滑肠、虚热消渴、蛔厥呕吐腹痛、胆道蛔虫症、特应性皮炎。

5. 医家论述：（1）《本经》："主下气，除热烦满，安心，肢体痛，偏枯不仁，死肌，去青黑痣、恶肉。"（2）《中药大辞典》："治疗牛皮癣，取乌梅 5 斤水煎，去核浓缩成膏约 1 斤，每服半汤匙（约 3 钱）。"

6. 药用部位：蔷薇科植物梅*Prunus mume* Sieb .et Zucc. 的干燥近成熟果实经熏焙加工而成。

7. 主要化学成分：枸橼酸、苹果酸、草酸、琥珀酸和延胡索酸。

二、中药来源：植物乌梅

小乔木，稀灌木。株高达 10 m。小枝绿色，无毛。叶卵形或椭圆形，长 4 ~ 8 cm，先端尾尖，基部宽楔形或圆，具细小锐锯齿，幼时两面被柔毛，老时下面脉腋具柔毛。叶柄长 1 ~ 2 cm，幼时具毛，常有腺体。花单生或 2 朵生于 1 芽内，径 2 ~ 2.5 cm，香味浓，先叶开放。花梗长 1 ~ 3 mm，常无毛。花萼常红褐色，有些品种花萼为绿或绿紫色，萼筒宽钟形，无毛或被柔毛，萼片卵形或近圆形。花瓣倒卵形，白或粉红色，果近球形，径 2 ~ 3 cm，熟时黄或绿白色，被柔毛，味酸。果肉黏核，核椭圆形，顶端圆，有小突尖头，基部窄楔形，腹面和背棱均有纵沟，具蜂窝状孔穴。花期冬春，果期 5～6 月。

三、乌梅抗特应性皮炎药理作用与机制[①]

1. 乌梅缓解特应性皮炎及其症状

发酵乌梅可以缓解特应性皮炎皮肤损伤的发展，呈剂量依赖性。Bock-Gie Jung利用DNCB诱导特应性皮炎模型，皮肤损伤严重程度随着DNCB使用次数的增多而增加。给予特应性皮炎小鼠 1%发酵乌梅治疗，皮肤评分比特应性皮炎模型小鼠低，而 2%发酵乌梅治疗组小鼠，皮肤评分显著下降更早，说明乌梅能缓解特应性皮炎症状，并呈剂量依赖性。

2. 乌梅改善特应性皮炎病理表现

特应性皮炎模型小鼠背部、耳朵皮肤的表皮、真皮厚度显著增加，且肥大细胞数量明显增多，发酵乌梅则可恢复表皮、真皮厚度，减少肥大细胞数量。这说明发酵乌梅可以抑制特应性皮炎皮肤表皮增生和炎症细胞浸润，恢复表皮厚度。金黄色葡萄球菌是特应性皮炎样皮肤损伤的重要标志之一。发酵乌梅实验组小鼠耳朵皮肤上金黄色葡萄球菌相比于特应性皮炎模型组呈剂量依赖性减少，表明乌梅可改善特应性皮炎病理表现。

3. 乌梅减少嗜酸性粒细胞比例和 IgE 浓度

Bock-Gie Jung等人还测量特应性皮炎外周血的嗜酸性粒细胞比例和血清中IgE浓度。结果显示，乌梅治疗组外周血中白细胞嗜酸性粒细胞的百分比和IgE浓度显著降低，呈剂量依赖性。

4. 乌梅抑制特应性皮炎炎症介质

炎症因子IL-4、IL-10、IFN-γ和IgE参与特应性皮炎的发生与进展，其中IL-4 介导B细胞中IgE同型转换，而IgE是特应性皮炎等过敏性疾病的标志性抗体。由Th1 细胞产生的IFN-γ在特应性皮炎慢性期高表达参与发病机制。另外，IL-10 是一种抗炎性因子，发挥下调炎症反应，拮抗炎症介质的作用。研究结果显示，发酵乌梅实验组血清中IL-4 相较于特应性皮炎模型组下降，IL-10 的浓度明显增加，但IFN-γ浓度与特应性皮炎模型组之间没有显著差异。这说明发酵乌梅可能通过上调IL-10，抑制IL-4，减少IgE，减轻特应性皮炎。另外，Bock-Gie Jung等人还检测了实验动物脾脏中IL-4、IFN-γ、TNF-α的

---

① Jung B G, Cho S J, Koh H B, et al. Fermented Maesil (Prunus mume) with probiotics inhibits development of atopic dermatitis‐like skin lesions in NC/Nga mice[J]. Veterinary Dermatology, 2010, 21(2): 184-191. DOI: info: doi/10. 1111/j.1365-3164.2009.00796.x.

mRNA相对表达量。结果显示，实验动物脾脏中IL-4、IFN-γ、TNF-α的mRNA相对特应性皮炎模型组表达量显著减少。这证明发酵乌梅抑制了IL-4、IFN-γ、TNF-α的基因表达。

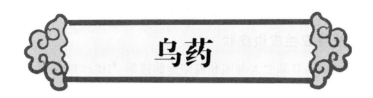

乌药

乌药是一味药性温，能够行气止痛、温肾散寒的中药，能用于寒郁气滞所致的胸闷胁痛、脘腹胀痛、寒疝腹痛以及痛经等症状。配伍薤白、瓜蒌皮、郁金、延胡索等可以治疗胸闷、胁痛。也可配伍木香、吴茱萸、枳壳等可治疗脘腹胀痛。乌药也具有抗特应性皮炎作用，它通过抑制炎症细胞因子释放而缓解特应性皮炎症状。

一、中药乌药

1. 中文名：乌药（Wū Yào）。

2. 别名：天台乌、台乌、矮樟、香桂樟、铜钱柴、班皮柴。

3. 性味归经：味辛，性温；归肺、脾、肾、膀胱经。

4. 功能主治：顺气止痛，温肾散寒。用于治疗胸腹胀痛、气逆喘急、膀胱虚冷、遗尿尿频、疝气、痛经、特应性皮炎。

5. 医家论述：（1）《日华子本草》："治一切气，除一切冷，霍乱及反胃吐食，泻痢，痈疖疥癞，并解冷热。"（2）《本草纲目》："治中气，脚气，疝气，气厥头痛，肿胀喘息，止小便数及白浊。"

6. 药用部位：樟科植物乌药*Lindera aggregata*（Sims）Kosterm. 的干燥块根。

7. 主要化学成分：香樟烯、香樟内酯、羟基香樟内酯、乌药醇、乌药醚、异乌药醚、乌药酮。

二、中药来源：植物乌药

常绿灌木或小乔木，高达4～5 m。根木质，膨大粗壮，略成念珠状。树皮灰绿色。小枝幼时密被锈色短柔毛，老时平滑无毛。茎枝坚韧，不易断。叶互生，革质，椭圆形至广倒卵形，长3～8 cm，宽1.5～5 cm，先端渐尖或尾状渐尖，基部圆形或广楔形，全缘，上面绿色，有光泽，除中脉外，均光滑无毛，下面灰白色，被淡褐色长柔毛，后变光滑，叶脉3条，基出，极明显。叶柄短，有短柔毛。伞形花序腋生，几无总梗。小花梗长1.5～3 mm，被毛，簇生多数小花。花单性，雌雄异株，黄绿色。花被6片，大小几相等，广椭圆形，雄花有雄蕊9枚，排成3轮，最内一轮的基部有腺体，花药2

室。雌花有退化雄蕊多枚，子房上位，球形，1室，胚珠1枚。核果近球形，初绿色，成熟后变黑色。花期3~4月。果期10~11月。

三、乌药抗特应性皮炎药理作用与机制①

1. 乌药缓解特应性皮炎症状

乌药提取物可减轻耳部肥大细胞和粒细胞的浸润。HE和TB染色显示，特应性皮炎模型组与正常组相比，特应性皮炎模型组表皮增厚、真皮纤维化，以及特应性皮炎耳组织中淋巴细胞、嗜酸性粒细胞和中性粒细胞等炎症细胞积聚。给予乌药提取物治疗后，表皮厚度降低和炎症细胞数量减少，肥大细胞的数量也显著减少。

2. 乌药对 IgE 和组胺的影响

模型组小鼠的IgE显著升高，而给予乌药提取物治疗后，IgE下降明显。组胺是诱导特应性皮炎瘙痒的重要物质。特应性皮炎模型组的血清中以及皮肤中组胺的表达显著升高，给予乌药提取物治疗后则显著降低了组胺浓度。肥大细胞特应性皮炎的重要效应细胞和组胺的来源。特应性皮炎模型组肥大细胞浸润，用乌药提取物治疗后，显著抑制了肥大细胞的浸润。这表明乌药抑制了炎症因子IgE和组胺，改善了特应性皮炎。

3. 乌药对细胞因子的影响

研究发现，特应性皮炎模型组IL-4、IL-13、IL-31 和TNF-α表达明显增加，在给予乌药水提物处理后，抑制了这些细胞因子的表达。这些结果表明，乌药提取物降低了特应性皮炎细胞因子的水平，抑制了炎症细胞浸润介导的皮肤炎症。

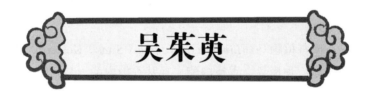

吴茱萸

吴茱萸是芸香科吴茱萸属植物吴茱萸的干燥接近成熟的果实，药性属热，具有御寒辟秽的功效。中医常用它来止痛，治疗胃脘痛等。《中药大辞典》记载它还可以治疗湿疹，具有抗过敏的药理作用。

一、中药吴茱萸

1. 中文名：吴茱萸（Wú Zhū Yú）。

---

① Choi, Eun-Ju et al. "Suppression of dust mite extract and 2,4-dinitrochlorobenzene-induced atopic dermatitis by the water extract of Lindera obtusiloba." Journal of ethnopharmacology vol. 137, 1 (2011): 802-7. DOI: 10. 1016/j.jep.2011.06.043

2. 别名：食茱、黄吴萸、茶辣、漆辣子、优辣子、曲药子、气辣子。

3. 性味归经：味辛、苦，性热；归肝、脾经。

4. 功能主治：散寒止痛，降逆止呕，助阳止泻。主治脘腹冷痛、厥阴头痛、疝痛、脚气肿痛、呕吐吞酸、寒湿泄泻、湿疹、黄水疮、皮炎。

5. 医家论述：（1）《神农本草经》："主温中下气，止痛，咳逆寒热，除湿血痹，逐风邪，开腠理。"（2）《全展选编·皮肤科》："治湿疹：炒吴茱萸一两，乌贼骨七钱，硫黄二钱。共研细末备用。湿疹患处渗出液多者撒干粉；无渗出液者用蓖麻油或猪板油化开调抹，隔日一次，上药后用纱布包扎。"

6. 药用部位：芸香科吴茱萸属植物吴茱萸 *Tetradium ruticarpum*（A. Juss.）T. G. Hartley. 的干燥近成熟果实。

7. 主要化学成分：吴茱萸碱、吴茱萸次碱、去氢吴茱萸碱。

二、中药来源：植物吴茱萸

常绿木或小乔木，高 3～10 m。树皮青灰褐色，幼枝紫褐色，有细小圆形的皮孔；幼枝、叶轴及花轴均被锈色绒毛。奇数羽状复叶对生，连叶柄长 20～40 m。叶柄长 4～8 cm，小叶柄长 2～5 mm；小叶 5～9，椭圆形至卵形，长 5.5～15 cm，宽 3～7 cm，先端骤狭成短尖，基部楔形至广楔形或圆形，全缘或有不明显的钝锯齿，侧脉不明显，两面均被淡黄褐色长柔毛，脉上尤多，有明显的油点，厚纸质或纸质。雌雄异株，聚伞圆锥花序，顶生。花轴粗壮，被黄褐色长柔毛，花轴基部有小叶片状的狭小对生苞片 2 枚。萼片 5，广卵形，长约 1～2 mm，被短柔毛。花瓣 5，白色，长圆形，长 4～6 mm；雄花具 5 雄蕊，插生在极小的花盘上，花药基着，椭圆形，花丝粗短，被毛，退化子房先端 4～5 裂。雌花的花瓣较雄花瓣大，退化雄蕊鳞片状，子房上位，长圆形，心皮 5，花后增宽成扁圆形，有粗大的腺点，花柱粗短，柱头先端 4～5 浅裂。果实扁球形，成熟时裂开成 5 个果瓣，呈蓇葖果状，紫红色，表面有粗大油腺点，每分果有种子 1 个，黑色，有光泽。花期 6～8 月，果期 9～10 月。

三、吴茱萸抗特应性皮炎药理作用与机制[1][2]

1. 吴茱萸改善特应性皮炎症状

Seong Eun Jin利用屋尘螨诱导NC/Nga小鼠建立特应性皮炎模型进行吴茱萸抗特应性皮炎研究。研究分为五组：空白组、特应性皮炎模型组、阳性对照组、吴茱萸提取

---

① Shin Y W, Bae E A, Cai X F, et al. In vitro and in vivo antiallergic effect of the fructus of Evodia rutaecarpa and its constituents[J]. Biological and Pharmaceutical Bulletin, 2007, 30(1): 197-199. DOI: 10. 1248/bpb.30.197.

② Jeon Y D, Kee J Y, Kim D S, et al. Effects ofIxeris dentata water extract and caffeic acid on allergic inflammation in vivo and in vitro[J]. BMC Complementary and Alternative Medicine, 2015, 15: 1-11. DOI: 10. 1186/s12906-015-0700-x.

物组（1、3 mg）。建立模型后，小鼠背部出现红斑、出血、瘢痕、干燥、水肿和皮肤侵蚀等特应性皮炎典型症状。给予吴茱萸醇提物进行治疗后，特应性皮炎模型组小鼠临床评分显著下降，从平均接近 10 分降低至 4 分以下，且对体重没有影响。特应性皮炎炎症会导致脾脏肿大，脾脏指数升高，吴茱萸醇提物则能降低脾脏指数。

2. 吴茱萸降低血清组胺、皮质醇浓度

特应性皮炎模型组的IgE、组胺以及皮质醇显著升高，吴茱萸醇提取物则能降低组胺以及皮质醇的浓度，但是不能明显降低IgE浓度。

3. 吴茱萸改善特应性皮炎病理表现

研究利用组化以及免疫组化方法分析了吴茱萸醇提物对特应性皮炎皮肤病理的作用。特应性皮炎模型组小鼠皮肤出现炎症性细胞浸润、角质增生、表皮增厚，吴茱萸醇提物则降低表皮的厚度，减少肥大细胞的数量，皮肤肥大细胞数量从 130 个统计单位降低至 70 个。TSLP、IL-4、ICAM-1 和CD4+T细胞都参与了特应性皮炎。研究发现，特应性皮炎中TSLP、IL-4、I、CAM-1 浓度升高，CD4+T细胞数量增多，而吴茱萸醇提物能降低TSLP、IL-4、ICAM-1 浓度，减少CD4+T细胞数量。

4. 吴茱萸抑制角质形成细胞释放趋化因子

研究利用诱导剂TNF-α/IFN-γ刺激人HaCaT细胞建立特应性皮炎细胞模型，并观察吴茱萸醇提物对趋化因子的作用。研究发现，TNF-α/IFN-γ刺激后，趋化因子RANTES、TARC、MDC浓度升高，吴茱萸醇提物以及其脱氢吴茱萸碱、吴茱萸碱、羟基吴茱萸碱、柠檬苦素、吴茱萸次碱五个化学成分都能降低RANTES、TARC、MDC浓度。

5. 吴茱萸抑制 JAK/STAT 以及 MAPK 信号通路

Seong Eun Jin等利用组学研究方法分析TNF-α/IFN-γ刺激人角质形成细胞系HaCaT以及吴茱萸醇提物作用后的基因变化。TNF-α/IFN-γ作用后，共鉴定出 1264 个差异表达基因，其中上调基因 871 个，下调基因 393 个。吴茱萸醇提物主要参与IFN-γ信号通路、免疫系统中的细胞因子信号通路和Th1/Th2 细胞分化相关的通路。吴茱萸醇提物下调与特应性皮炎相关基因，包括CCL5、CCL17、CCL22、JAK1、JAK2、STAT1 和STAT5A。研究利用角质形成细胞进一步去验证组学的研究结果，发现吴茱萸醇提物处理后显著降低了JAK1、STAT1、STAT3、STAT5 和STAT6 等STATs通路相关蛋白以及p38、ERK和JNK等MAPKs通路相关蛋白磷酸化水平。吴茱萸醇提物化学成分吴茱萸碱、吴茱萸次碱也能显著抑制JAK1、p-p38 蛋白表达，表明吴茱萸可抑制JAK/STAT、MAPK信号通路。

五谷虫

五谷虫，通常是指蛆虫，尤其是苍蝇的幼虫。因五谷虫具有清除坏死组织和促进愈合的特性，在传统医学和民间疗法中，有时被用于治疗创伤和各种皮肤疾病。有研究发现，五谷虫多糖具有抗特应性皮炎炎症及免疫调节作用。

一、中药五谷虫

1. 中文名：五谷虫（Wu Gu Chong）。

2. 别名：蛆、谷虫、水仙子。

3. 性味归经：味咸，性寒；归脾、肺经。

4. 功能主治：化坚消石，清热，消滞。主治疳积、腹胀、疳疮。

5. 医家论述：（1）《本草求原》："治臁烂。"（2）《本草纲目》："治小儿诸疳积、疳疮，热病谵妄，毒痢作吐。"（3）《医林纂要》："健脾化食，去热消疳。"

6. 药用部位：丽蝇科大头金蝇Chrysomya megacephala或其他近缘昆虫的干燥幼虫。

7. 主要化学成分：氨基酸、胰蛋白酶、肠肽酶、脂肪酶、淀粉酶。

二、中药来源：动物大头丽蝇

大头金蝇别名红头蝇、绿虫蝇，成虫体长 8～11 mm，绿蓝色、有明显光泽，头部宽，顶部黑色，复眼大，深红色，额中条褐红色，颜和颊部橙黄色。触角和小颚须呈褐色，胸腹部绿色偏蓝，有紫色光泽，幼早成熟时，身体蛆形，为黄白色，前端尖细，末端截平。体分 14 节，头部 1 节，胸部 3 节，腹部 10 节，体表有小棘形成的环。蛹呈桶状，为围蛹，即蛹壳为第 3 龄幼虫皮收缩而成。蛹的颜色由白逐渐变深，最后为栗褐色。

三、五谷虫抗特应性皮炎药理作用与机制[①]

1. 五谷虫改善特应性皮炎症状

研究利用DNCB诱导BALB/c小鼠建立特应性皮炎模型，分别灌胃给予小鼠1000 mg/kg和 2000 mg/kg五谷虫多糖治疗，发现五谷虫多糖明显改善了小鼠的皮肤损

---

① Peng F, Zong J, Zhao T, et al. Anti-inflammatory and immunomodulatory effects of polysaccharide extracted from Wuguchong (maggot) on 2, 4-dinitrochlorobenzene-induced atopic dermatitis in mice[J]. Frontiers in Pharmacology, 2023, 14: 1119103. DOI: 10.3389/FPHAR.2023.1119103

伤，剂量依赖地降低了DNCB诱导的耳部皮肤增厚和肿胀，以及背部的表皮、真皮增厚，并减轻了肥大细胞浸润。

2. 五谷虫降低小鼠血清 IgE、组胺浓度

研究者检测了小鼠血清中IgE和组胺的浓度，发现低、高剂量的五谷虫多糖均能够降低DNCB诱导的IgE、组胺浓度升高。

3. 五谷虫降低 Th1 和 Th17 细胞的百分比

CD4+T细胞是特应性皮炎的主要浸润细胞之一，能够分化为Th1、Th2、Th17、Th22和调节细胞（Tregs）等亚群。在特应性皮炎的发病机制中，Th2 细胞的作用尤为重要，它们通过分泌特定的炎症细胞因子，如IL-4、IL-5 和IL-13 等，在特应性皮炎的进程中起到关键作用。Th1、Th17 和Th22 细胞参与特应性皮炎病程时的作用则较为次要。研究者通过流式细胞术检测了不同CD4+细胞亚群中IFN-γ、IL-4、IL-17A和IL-22 的表达情况，以评估这些细胞因子在CD4+细胞分化过程中参与的程度。结果显示，五谷虫多糖处理组Th1 和Th17 细胞亚群的百分比明显低于模型组，而Th2 和Th22 细胞亚群的百分比在五谷虫多糖处理组和模型组之间没有显著差异。

4. 五谷虫下调 T-bet、IFN-γ、ROR-rt 和 IL-17A 的 mRNA 表达

研究采用RT-qPCR检测了小鼠皮肤组织中Th1 因子T-bet、IFN-γ，Th2 因子GATA-3、IL-4，Th17 因子ROR-rt、IL-17A和Th22 因子Ahr、IL-22 的mRNA表达。与特应性皮炎模型组相比，五谷虫多糖处理组Th1 和Th17 的核转录因子和细胞因子的mRNA水平均有所下降，而Th2 和Th22 的核转录因子和细胞因子的mRNA水平无显著差异。

5. 五谷虫抑制 NF-κB 和 MAPK 信号通路激活

研究通过WesternBlot法检测了五谷虫多糖对小鼠背部皮肤组织中NF-κB和MAPK关键蛋白磷酸化的作用。五谷虫多糖下调了蛋白NF-κB、p-IκBα、p-P38/P38、p-JNK/JNK和p-ERK/ERK的表达量，抑制了NF-κB和MAPK两条信号通路的激活，发挥抗炎作用。

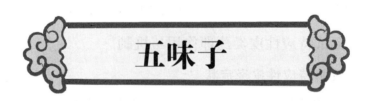

五味子是木兰科植物五味子的干燥成熟果实，产于辽宁、吉林的五味子称为"北五味子"，产于西南及长江流域以南各省的，称"南五味子"。有研究报道，五味子提取物通过抑制组胺以及炎症细胞因子而改善特应性皮炎症状。

一、中药五味子

1. 中文名：五味子（wǔ wèi zǐ）。

2. 别名：北五味子、辽五味子。

3. 性味归经：味酸、甘，性温；归肺、心、肾经。

4. 功能主治：收敛固涩，益气生津，补肾宁心。主治久嗽虚喘、梦遗滑精、遗尿尿频、久泻不止、自汗盗汗、津伤口渴、内热消渴、心悸失眠。

5. 医家论述：（1）《本草纲目》："五味子，入补药熟用，入嗽药生用。五味子酸咸入肝而补肾，辛苦入心而补肺，甘入中宫益脾胃。"（2）《丹溪心法》："黄昏嗽者，是火气浮于肺，不宜用凉药，宜五味子、五倍子敛而降之。"

6. 药用部位：干燥成熟果实，晒干或蒸后晒干，除去果梗及杂质。

a. 北五味子：木兰科植物五味子 *Schisandra chinensis*（Turcz.）Baill. 的干燥成熟果实。

b. 南五味子：木兰科植物华中五味子 *Schisandra sphenanthera* Rehder. et E. H. Wilson. 的干燥成熟果实。

7. 主要化学成分：五味子素、脱氧五味子素、新一味子素、五味子醇、五味子酯。

二、中药来源：植物五味子

落叶木质藤本，除幼叶下面被柔毛及芽鳞具缘毛外余无毛。叶膜质，宽椭圆形、卵形、倒卵形、宽倒卵形或近圆形，长（3）5～10（14）cm，先端骤尖，基部楔形，上部疏生胼胝质浅齿，近基部全缘，基部下延成极窄翅。花被片粉白或粉红色，长圆形或椭圆状长圆形，长 0.6～1.1 cm，雄花花梗长 0.5～2.5 cm，雄蕊 5（6），长约 2 mm，离生，直立排列，花托长约 0.5 mm，无花丝或外 3 枚花丝极短。雌花花梗长 1.7～3.8 cm，雌蕊群近卵圆形，长 2～4 mm，单雌蕊 17～40。聚合果长 1.5～8.5 cm，小浆果红色，近球形或倒卵圆形，径 6～8 mm，果皮具不明显腺点。种子 1-2，肾形，种皮光滑。

三、五味子抗特应性皮炎药理作用与机制[①]

1. 五味子改善特应性皮炎症状

Yun Hwan Kang和Heung Mook Shin利用DNCB建立特应性皮炎模型。实验前 4 周给予DNCB进行诱导，第 5-6 周再分别给予五味子提取物和地塞米松进行治疗。DNCB诱导了小鼠背部皮肤的增厚、红斑、出血、糜烂等特应性皮炎样病变，并且在第 4 周时，小鼠的皮肤损伤评分达到了峰值。在经五味子提取物处理后 1 周后，小鼠背部皮肤炎

---

① Kang Y H, Shin H M. Inhibitory effects of Schizandra chinensis extract on atopic dermatitis in NC/Nga mice[J]. Immunopharmacology and Immunotoxicology, 2012, 34(2): 292-298. DOI: 10.3109/08923973.2011.602689.

症情况明显改善，皮损评分降低。此外，小鼠搔抓次数从每30分钟100次以上降到每30分钟50次左右，说明其瘙痒行为也被抑制。

2. 五味子改善特应性皮炎皮肤病理表现

Yun Hwan Kang分别用HE和甲苯胺蓝对切片进行染色，观察了五味子提取物对特应性皮炎小鼠背部皮肤组织表皮厚度与肥大细胞浸润的影响。结果显示，五味子提取物给药后第15天，小鼠表皮厚度下降，肥大细胞浸润减轻，炎症皮肤组织的特征较特应性皮炎模型组明显减少。

3. 五味子降低血清 IgE、IgM、组胺的浓度，下调组胺及其受体的 mRNA 表达

Yun Hwan Kang测定了小鼠血清中的IgE浓度，发现空白组、模型组、五味子提取物给药组的IgE浓度分别为 146～861 ng/mL、779～1568 ng/mL 和 306～786 ng/mL，这表明五味子提取物显著抑制了特应性皮炎小鼠的血清IgE浓度。此外，由于IgM在慢性荨麻疹、免疫复合物相关性脉管炎等炎症疾病，以及接触敏感性炎症的调节中都起重要作用，研究发现IgM的水平与血清IgE的检测结果相似：特应性皮炎小鼠的血清IgM浓度被五味子提取物显著降低，空白组、模型组、五味子提取物给药组的IgM浓度分别为 66～139 μg/mL、134～241 μg/mL、72～161 μg/mL。

研究者检测了小鼠血清中的组胺浓度和小鼠皮肤上四种组胺受体的mRNA水平，发现给予五味子提取物治疗两周后，给药组血清中的组胺浓度 12.7 ng/mL 明显低于模型组 21.4 ng/mL。此外，五味子提取物能够下调组胺受体H1、H3 和 H4 的mRNA表达。

4. 五味子抑制特应性皮炎小鼠脾脏中 IL-4、IL-5 和 FcεRIβ 的表达

特应性皮炎的异常免疫反应涉及多个环节，如Th2 为主的异常免疫反应和IgE的过度产生。采用点印迹法对NC/Nga小鼠脾脏中的总蛋白进行分析，发现五味子提取物显著降低了特应性皮炎小鼠脾脏中IL-4 和IL-5 的蛋白表达量，这验证了五味子提取物能够在蛋白水平上影响Th2 细胞因子的表达。FcεRIβ是IgE的高亲和力受体，其密度与血清IgE水平相关。DNCB诱导的IgE水平升高刺激了FcεRIβ的表达，而五味子提取物则显著降低了FcεRIβ的表达。

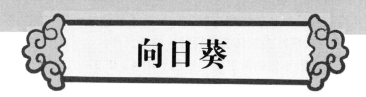

向日葵

向日葵的种子和花朵为主要药用部位，而叶子被用于药用目的并不常见。有研究发现，向日葵叶提取物通过调节T细胞活化可抑制特应性皮炎。

一、中药向日葵叶

1. 中文名：向日葵叶（Xiàng Rì Kuí Yè）。

2. 别名：丈菊、西番菊、迎阳花、一丈菊，草天葵、向阳花、太阳花、葵花、望日葵。

3. 性味归经：味苦，性凉。

4. 功能主治：降压；截疟；解毒。主治高血压、疟疾、疔疮。

5. 药用部位：菊科植物向日葵 Helianthus annuus L. 的叶。

6. 主要化学成分：苷、枸橼酸、苹新绿原酸、异绿原酸、绿原酸、3-O-阿魏酰奎宁酸、4-O-咖啡酰奎宁酸、咖啡酸、东莨菪果酸、延胡索酸。

二、中药来源：植物向日葵

一年生草本，茎高达3 m，被白色粗硬毛。叶互生，心状卵圆形或卵圆形，顶端急尖或渐尖，有三基出脉，边缘有粗锯齿，两面被短糙毛，有长柄。花头状花序极大，径10～30 cm，单生于茎端或枝端，常下倾。总苞片多层，叶质，覆瓦状排列，卵形至卵状披针形，顶端尾状渐尖，被长硬毛或纤毛。果舌状花多数，黄色，不结实；管状花极多数，棕或紫色，有披针形裂片，结果。瘦果倒卵圆形或卵状长圆形，长1～1.5 cm，常被白色柔毛，上端有2膜片状早落冠毛。花期7～9月，果期8～9月。

三、向日葵叶抗特应性皮炎药理作用与机制[①]

1. 向日葵叶减轻特应性皮炎症状

Hyun-Su Lee等采用DNCB刺激小鼠耳朵建立特应性小鼠模型，并观察向日葵叶提

---

① Lee H S, Kim E N, Jeong G S. Oral administration of Helianthus annuus leaf extract ameliorates atopic dermatitis by modulation of T cell activity in vivo[J]. Phytomedicine, 2022, 106: 154443. DOI: 10. 1016/j.phymed.2022.154443.

取物对特应性皮炎的作用。研究发现，向日葵叶提取物可减轻特应性皮炎小鼠的耳朵皮肤溃烂，降低耳朵肿胀程度以及下降皮炎评分。另外，研究者通过HE染色和TB染色检查了小鼠皮肤的病理，结果发现特应性皮炎模型小鼠皮肤增厚，肥大细胞数量增多，IgE浓度升高。给予向日葵叶提取物治疗后，皮肤厚度降低，肥大细胞数量减少，IgE浓度降低。这说明向日葵叶提取物能减轻特应性皮炎症状。

Hyun-Su Lee等提取小鼠的淋巴结，检测了IL-4、IL-13、IL-31的基因表达，发现在特应性皮炎小鼠中它们的表达量都显著升高，用向日葵叶提取物治疗后表达量都下降了。另外，研究者还观察淋巴结的大小、长度、重量，衡量T细胞的活化情况。结果显示，向日葵叶提取物能降低淋巴结的大小，抑制T细胞活化。Hyun-Su Lee等在Jurkat T细胞上进行细胞水平的研究。发现向日葵叶提取物抑制T细胞的活化，减少释放IL-2，而且还能抑制CD69和CD25的表达。这进一步证实向日葵叶提取物能抑制T细胞活化。

2. 向日葵叶抑制 TAK1-IKKα-NFκB 以及 MAPK 信号通路

研究者检测了TAK1-IKKα-NF-κB信号通路相关蛋白，结果显示向日葵提取物抑制这条信号通路，减少了TAK1 和IKKα蛋白的表达，抑制IκBα的磷酸化。同时，抑制NF-κB通路的P65蛋白从细胞核向胞质移位。此外，TAK1-IKKα-NF-κB信号通路可能通过MAPK通路参与作用。Hyun-Su Lee等发现向日葵提取物对磷酸化的ERK、p38、JNK都有抑制作用。在动物模型上也得到相似的结果。这表明向日葵叶提取物抑制TAK1-IKKα-NF-κB以及MAPK信号通路。

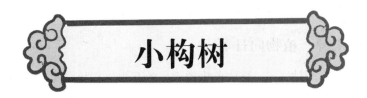

小构树

小构树与构树同属于一个科属，也叫楮构。小构树的心材和叶子具有抗特应性皮炎的功效，可降低血清IgE浓度，抑制与特应性皮炎相关的炎症因子以及趋化因子的表达。

一、中药小构树

1. 中文名：小构树（Xiǎo Gòu Shù）。

2. 别名：日本楮树、楮、楮构。

3. 性味归经：味淡，性凉。

4. 功能主治：清热解毒，祛风止痒，敛疮止血。用于治疗痢疾、神经性皮炎、疥癣、疖肿、刀伤出血。

5. 医家论述：（1）《浙江药用植物志》："治疥癣：小构树鲜叶捣烂绞汁，擦患处。"（2）《广西本草选编》："治刀伤出血：鲜叶捣烂外敷。"

6. 药用部位：桑科植物小构树 *Broussonetia kazinoki* Sieb. et Zucc. 的叶。

7. 主要化学成分：构树碱。

二、中药来源：植物小构树

灌木，高 2 ~ 4 m；小枝斜上，幼时被毛，成长脱落。叶卵形至斜卵形，长 3 ~ 7 cm，宽 3 ~ 4.5 cm，先端渐尖至尾尖，基部近圆形或斜圆形，边缘具三角形锯齿，不裂或 3 裂，表面粗糙，背面近无毛。叶柄长约 1 cm。托叶小，线状披针形，渐尖，长 3 ~ 5 mm，宽 0.5 ~ 1 mm。花雌雄同株。雄花序球形头状，直径 8 ~ 10 mm，雄花花被 4 ~ 3 裂，裂片三角形，外面被毛，雄蕊 4 ~ 3，花药椭圆形。雌花序球形，被柔毛，花被管状，顶端齿裂，或近全缘，花柱单生，仅在近中部有小突起。聚花果球形，直径 8 ~ 10 mm。瘦果扁球形，外果皮壳质，表面具瘤体。花期为 4 ~ 5 月，果期为 5 ~ 6 月。

三、小构树抗特应性皮炎药理作用与机制[1][2]

1. 小构树缓解特应性皮炎症状

研究利用屋尘螨提取物刺激Nc/Nga小鼠耳朵和背部皮肤 10 周，建立特应性皮炎模型。刺激 1 周后，小鼠皮肤逐渐出现红斑、干燥、结痂，溃烂和苔藓化等特应性皮炎症状。给予小构树提取物皮治疗后，症状得到改善，表皮与真皮厚度降低。临床评分在第 4 周从平均接近 5 分降低至 2 分以下。

2. 小构树减轻肥大细胞浸润

用屋尘螨刺激一段时间后，小鼠出现肥大细胞浸润的状况。在单位面积下，肥大细胞数量平均接近 100 个，给予小构树提取治疗后，肥大细胞数量降低至 60 个以下，表明小构树可以减轻特应性皮炎肥大细胞浸润。

3. 小构树抑制细胞因子

研究发现，特应性皮炎模型小鼠血清的IgE升高，接近 300 ng/mL，给予小构树提取物治疗后，IgE降低至 170 ng/mL以下。Th2 细胞因子IL-4 参与特应性皮炎炎症，研究发现，特应性皮炎模型组血清中IL-4 浓度也升高，小构树提取物则可以降低IL-4 的浓度。

① Lee H, Ha H, Lee J K, et al. The leaves of Broussonetia kazinoki siebold inhibit atopic dermatitis-like response on mite allergen-treated Nc/Nga mice[J]. Biomolecules & Therapeutics, 2014, 22(5): 438. DOI: 10.4062/biomolther.2014.023

② Lee J K, Ha H, Lee H Y, et al. Inhibitory effects of heartwood extracts of Broussonetia kazinoki Sieb on the development of atopic dermatitis in NC/Nga mice[J]. Bioscience, biotechnology, and biochemistry, 2010, 74(9): 1802-1806. DOI: 10. 1271/bbb.100138.

4. 小构树抑制趋化因子

利用TNF-α/IFN-γ刺激HaCaT细胞模拟特应性皮炎，研究发现，TNF-α/IFN-γ刺激HaCaT细胞后，TARC浓度从 12.78±0.80 ng/mL增加到 63.10±4.64 ng/mL，TARC释放增加了约 5 倍，而小构树提取物则能显著降低TARC的浓度。此外，小构树提取物能够抑制趋化因子TARC、MDC以及RANTES的基因表达。这些研究证实，小构树提取物抑制了趋化因子。

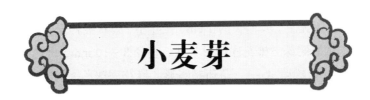

小麦芽比成熟的谷类植物含有更为丰富的营养物质，如维生素、矿物质和蛋白质等，具有抗癌、抗炎、抗氧化、抗肥胖、抗过敏等多重功效。由于其有抗炎抗过敏作用，小麦芽提取物能够缓解小鼠的特应性皮炎样皮损，并减少人角质形成细胞中趋化因子的表达。

一、中药小麦芽

1. 中文名：小麦芽（Xiǎo MàiYá，见图 23）。

2. 别名：麦蘖（niè）。

3. 性味归经：性凉，味甘；归心、脾、肾经。

4. 功能主治：养心，益肾，除热，止渴。主治脏躁、烦热、消渴、泄利、痈肿、外伤出血、烫伤。

5. 医家论述：（1）《本草纲目》："陈者煎汤饮，止虚汗；烧存性，油调涂诸疮，汤火灼伤。"

6. 药用部位：禾本科植物小麦 *Triticum aestivum* L. 的成熟果实，经发芽干燥的炮制加工品。

7. 主要化学成分：硫胺素、核黄素、烟酸、维生素A、谷甾醇、卵磷脂、尿囊素、精氨酸、淀粉酶、麦芽糖酶、蛋白质酶。

二、中药来源：植物小麦

一年生或二年生草本，高 60～100 cm。秆直立，通常具 6～9 节。叶鞘光滑，常较节间为短；叶舌膜质，短小。叶片扁平，长披针形，长 15～40 cm，宽 8～14 mm，先端渐尖，基部方圆形。穗状花序直立，长 3 ~ 10 cm。小穗两侧扁平，长约 12 mm，在穗轴上平行排列或近于平行，每小穗具 3 ~ 9 花，仅下部的花结实。小穗节间约 1 mm。颖短，革质，第 1 颖较第 2 颖为宽，两者背面均具有锐利的脊，有时延伸成芒，具 6 ~ 9 纵脉，外稃膜质，微裂成 3 齿状，中央的齿常延伸成芒，背面 5 ~ 9 脉，内稃与外稃等长或略短，脊上具鳞毛状的窄翼，翼缘被细毛。颖果矩圆形或近卵形，长约 6 mm，浅褐色。花期 4 ~ 5 月。果期 5 ~ 6 月。

三、小麦芽抗特应性皮炎药理作用与机制[1][2]

1. 小麦芽改善特应性皮炎病理表现

研究者利用DNCB诱导BALB/c小鼠特应性皮炎样皮肤损伤，并通过灌胃分别给予 100 mg/kg 和 200 mg/kg 小麦芽提取物进行治疗。经DNCB处理的模型组小鼠背部皮肤厚度明显增加，皮肤组织发生真皮纤维化，肥大细胞浸润增多；而经小麦芽提取物处理后的小鼠皮肤厚度降低，肥大细胞数量也呈剂量依赖性减少。

2. 小麦芽减少特应性皮炎皮肤经皮失水

特应性皮炎发生时，皮肤水分流失加剧，屏障功能受到损害。应用DNCB构建的特应性皮炎小鼠模型的皮肤水分含量显著下降至 40.77%，而经小麦芽提取物干预 10 天后，其水平呈剂量依赖性增加，200 mg/kg 小麦芽提取物可使皮肤水分含量回升至 55.61%，恢复了皮肤的部分屏障功能。

3. 小麦芽降低血清 IgE 浓度

IgE能够与肥大细胞的表面受体结合，导致过敏反应发生，这一过程在特应性皮炎的发生和发展过程中起到了重要作用。研究发现，特应性皮炎模型组血清IgE水平显著升高，与特应性皮炎模型组相比，小麦芽提取物给药组血清IgE水平显著降低，并呈剂量依赖性。

4. 小麦芽下调炎症趋化因子的表达

研究检测了小鼠皮肤中CCL5、CCL22 和CXCL10 的基因表达水平，发现小麦芽提取物以剂量依赖的方式降低模型组小鼠CCL5、CCL22 和CXCL10 的mRNA水平，200 mg/kg的小麦芽提取物下调趋化因子mRNA表达的效果更为显著。研究者采用TNF-α

① Lee J H, Ki H H, Kim D K, et al. Triticum aestivum sprout extract attenuates 2, 4-dinitrochlorobenzene-induced atopic dermatitis-like skin lesions in mice and the expression of chemokines in human keratinocytes[J]. Molecular Medicine Reports, 2018, 18(3): 3461-3468. DOI: 10.3892/mmr.2018.9339.

② Park J H, Kim M S, Jeong G S, et al. Xanthii fructus extract inhibits TNF-α/IFN-γ-induced Th2-chemokines production via blockade of NF-κB, STAT1 and p38-MAPK activation in human epidermal keratinocytes[J]. Journal of ethnopharmacology, 2015, 171: 85-93. DOI: 10. 1016/j.jep.2015.05.039.

与IFN-γ（TI）刺激HaCaT细胞，构建了炎症细胞模型，结果发现，模型组的CCL5、CCL22和CXCL10的mRNA表达水平升高，经小麦芽提取物处理后，三者的mRNA水平明显降低。

5. 小麦芽抑制STAT1蛋白

与特应性皮炎模型细胞相比，经小麦芽提取物处理 1 小时后的HaCaT细胞，其STAT1磷酸化水平明显降低。活化的STAT可启动负性调节分子SOCS的表达，SOCS1能够抑制STAT1的活性。JI-HYUN LEE发现与对照组相比，小麦芽提取物显著增强了SOCS1的基因表达，这也表明小麦芽可抑制STAT1蛋白活性。

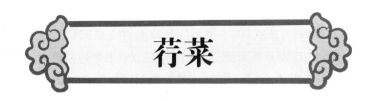

荇菜也叫莕菜。《唐本草》记载荇菜主消渴，去热淋，利小便。有研究发现，荇菜根提取物通过抑制炎症因子IL-4、激活Nrf2/HO-1通路抗氧化，可缓解特应性皮炎。

一、中药荇菜

1. 中文名：荇菜（Xìng Cài）。

2. 别名：凫葵、水荷叶、杏菜，水葵、水镜草、水荷叶、莕菜。

3. 性味归经：味辛、甘，性寒；归膀胱经。

4. 功能主治：发汗透疹，利尿通淋，清热解毒。主治热淋、诸疮肿毒、特应性皮炎。

5. 医家论述：（1）《本草纲目》："捣敷诸肿毒，火丹游肿。"

6. 药用部位：龙胆科莕菜属植物荇菜（莕菜）Nymphoides peltatum（S. G. Gmel.）Kuntze.，以全草入药。

7. 主要化学成分：芸香苷、槲皮素-35-巢菜糖苷、绿原酸、齐墩果酸。

二、中药来源：植物荇菜

多年生水生草本，茎沉水，圆柱形，长而多分枝，节上生不定根。上部叶对生，下部叶互生，叶浮于水面，近革质。柄长 3～30 cm，基部扩大抱茎，叶片卵状圆形，直径 2.5～7 cm，基部心形，上面亮绿色，下面带紫色，全缘或边缘呈波状。有不明显的掌状脉。花 1～6 朵簇生于节上，花梗长 2～8 cm；花萼 5 深裂，几达基部，裂片披针形。花冠金黄色，辐射状，直径 2～3 cm，分裂几达基部，冠筒短，喉部具 5 束长毛，裂片 5，倒卵形，先端微凹，边缘有毛。雄蕊 5，着生于花冠喉部，花丝扁短。子房卵圆形，蜜腺 5，着生于子房基部，柱头膨大，2 瓣裂。蒴果卵圆形，长约 2 cm。种子褐色，多数，两面扁平，边缘密生睫毛。花期 4～8 月，果期 6～9 月。

三、荇菜抗特应性皮炎药理作用与机制[①]

1. 荇菜抗炎药效部位

荇菜地上部分和根的提取物具有抗炎作用。Tae-Young Kim 用乙醇分别提取了荇菜的全草、地上部分以及根，并利用 RBL-2H3 肥大细胞建立炎症模型，考查不同部位的抗炎作用，结果发现地上部分和根的提取物能够抑制 RBL-2H3 肥大细胞释放 IL-4。

2. 荇菜缓解特应性皮炎症状

Tae-Young Kim 利用噁唑酮建立特应性皮炎模型并比较荇菜地上部分以及根提取物的抗特应性皮炎作用，结果显示，荇菜根的提取物对特应性皮炎效果较好，特应性皮炎小鼠红斑、水肿和干燥的症状得到明显缓解，特应性皮炎模型小鼠耳朵平均增加 0.42 mm。在 HE 染色中，表皮厚度也显著增加 39.48 μm。荇菜根的提取物治疗后耳部厚度降低至 0.32 mm，表皮厚度降低到 29.86 μm。

3. 荇菜改善特应性皮炎病理表现

特应性皮炎模型组小鼠表皮厚度和肥大细胞浸润比正常对照组分别增加了 3.8 倍和 3.2 倍。但是，用荇菜根的提取物处理后，表皮厚度显著降低，减少了肥大细胞浸润。与特应性皮炎模型组比较，表皮厚度降低至正常对照组厚度的 14%，肥大细胞数量降低至对照组的 40%。

4. 荇菜抑制特应性皮炎 IL-4 和 IgE

Tae-Young Kim 检测了荇菜治疗后血清的 IL-4 和 IgE，以及皮肤中 IL-4 的基因的表达情况。特应性皮炎小鼠的 IL-4 和 IgE 显著升高，给予荇菜根的提取物治疗后，IL-4 和 IgE 浓度降低到 34% 与 58%，皮肤的 IL-4 的基因表达也显著下调。

5. 荇菜修复皮肤屏障

Tae-Young Kim 检测了皮肤的经皮失水以及含水量，结果发现特应性皮炎小鼠的经皮失水增加，含水量减少。荇菜根的提取物可逆转这种情况，经皮失水降低了 25%，含水量与特应性皮炎模型组相比提高了 27%。这表明荇菜根的提取通过保水改善了特应性皮炎炎症。FLG 和 KLK5 是表皮和与真皮中皮肤屏障的关键蛋白。免疫荧光与 WB

---

① Kim T Y, Park N J, Jegal H, et al. Nymphoides peltata root extracts improve atopic dermatitis by regulating skin inflammatory and anti-oxidative enzymes in 2, 4-dinitrochlorobenzene (DNCB)-induced SKH-1 hairless mice[J]. Antioxidants, 2023, 12(4): 873. DOI: 10.3390/ANTIOX12040873

实验显示特应性皮炎组的KLK5表达增多而FLG表达下降,荇菜根的提取物处理后,KLK5的升高被抑制,结果表明荇菜通过恢复皮肤含水量及调节皮肤相关蛋白而恢复皮肤屏障。

6. 荇菜激活 Nrf2/HO-1 信号通路

研究发现,特应性皮炎模型皮肤的Nrf2以及HO-1蛋白表达减少,荇菜根的提取物上调Nrf2以及HO-1蛋白的表达,表明荇菜可激活Nrf2/HO-1信号通路,这可能也与皮肤屏障功能有关。

野菊花

野菊花清热解毒，主治痈疽疔疖、咽喉肿痛、目赤肿痛，头痛眩晕，还可以治疗湿疹与瘙痒。野菊花通过降低血清 IgE、抑制炎症细胞因子，而治疗特应性皮炎。

一、中药野菊花

1. 中文名：野菊花（Yě Jú Huā）。

2. 别名：山菊花、千层菊、黄菊花、野菊、野黄菊、苦薏。

3. 性味归经：味苦、辛，性微寒；归肝、心经。

4. 功能主治：清热解毒，疏风平肝。主治疔疮、痈疽、丹毒、湿疹、皮炎、风热感冒、咽喉肿痛。

5. 医家论述：（1）《浙江中药手册》："排脓解毒，消肿止痛。治痈肿疔毒，天疱湿疮。"（2）《山西中药志》："疏风热，清头目，降火解毒。治诸风眩晕，头痛，目赤，肿毒。"

6. 药用部位：菊科菊属植物野菊 *Chrysanthemum indicum* L. 的干燥头状花序。

7. 主要化学成分：野菊花内酯、野菊花醇、野菊花酮、刺槐苷、木犀草素、豚草素、刺槐素、熊果酸。

二、中药来源：植物野菊花

多年生草本，高 60～150 cm。茎直立，分枝或不分枝，被柔毛。叶互生，有短柄，叶片卵形至披针形，长 5～15 cm，羽状浅裂或半裂，基部楔形，下面被白色短柔毛。头状花序直径 2.5～20 cm，大小不一，单个或数个集生于茎枝顶端。总苞片多层，外层绿色，条形，边缘膜质，外面被柔毛。舌状花白色、红色、紫色或黄色。瘦果不发育，花期 9～11 月。

三、野菊花抗特应性皮炎药理作用与机制[1][2]

1. 野菊花改善特应性皮炎症状

Sunmin Park以及Gabsik Yang分别研究了两种野菊花，用DNCB刺激NC/Nga小鼠耳朵与背部建立特应性皮炎模型。模型建立成功后，皮肤出现红斑、肿胀、鳞屑等症状，野菊花可以减轻皮肤症状。5周后，特应性皮炎模型组的皮肤临床评分接近平均8分，野菊花提取物治疗组的评分降低到平均5分以下。野菊花提取物可降低耳朵的肿胀。正常组小鼠耳朵厚度低于0.2 mm，模型组耳朵厚度最厚超过0.4 mm，给予野菊花提取物之后则可以降低到0.3 mm以下。

2. 野菊花抑制特应性皮炎瘙痒

野菊花提取物可抑制特应性皮炎瘙痒。研究发现，正常小鼠单位时间内搔抓的次数平均32次，而特应性皮炎模型组小鼠单位时间内的搔抓次数达到平均63次，与正常组有显著性差异。不论口服还是外涂野菊花提取物都能显著降低瘙痒，口服400 mg/kg野菊花提取物瘙痒次数降低到21次。

3. 野菊花减轻特应性皮炎病理表现

Sunmin Park以及Gabsik Yang利用HE以及甲苯胺蓝染色法观察了野菊花提取物对特应性皮炎病理的改变。建立特应性皮炎模型后，表皮和真皮细胞肿大，增生和角化过度，嗜酸性粒细胞以及肥大细胞浸润。野菊花提取物则能降低皮肤是厚度，减少增生与水肿，减少嗜酸性粒细胞以及肥大细胞数量。模型组小鼠单位面积内肥大细胞数量平均接近50个，而野菊花提取物治疗后肥大细胞降低至30个以下。上述表明，野菊花可以改善特应性皮炎的病理表现。

4. 野菊花提取物降低炎症细胞因子

Sunmin Park以及Gabsik Yang检测皮肤中的IL-4、IL-13、INF-γ的基因。特应性皮炎模型组的IL-4、IL-13、INF-γ基因表达与正常对照组比较显著表达上调，给予野菊花提取物治疗则可以显著降低IL-4、IL-13的基因表达，对INF-γ的基因表达只有高浓度才显示显著抑制作用。野菊花也能降低血清中IL-4、IL-13、INF-γ的浓度，这与基因检测的结果一致。

[1] Park S, Lee J B, Kang S. Topical application of Chrysanthemum indicum L. Attenuates the development of atopic dermatitis-like skin lesions by suppressing serum IgE levels, IFN-γ, and IL-4 in Nc/Nga mice[J]. Evidence-Based Complementary and Alternative Medicine, 2012. DOI: 10. 1155/2012/821967.

[2] Yang G, Lee K, An D G, et al. Effect of Chrysanthemi borealis flos on atopic dermatitis induced by 1-chloro 2, 4-dinitrobenzene in NC/Nga mouse[J]. Immunopharmacology and Immunotoxicology, 2012, 34(3): 413-418. DOI: 10.3109/08923973.2011.613401.

5. 野菊花提取物降低血清 IgE

Sunmin Park以及Gabsik Yang指出特应性皮炎模型组小鼠IgG1、IgE与正常组比较有显著性差异。IgG1、IgE的浓度超过了 4500 μg/mL以及 2500 μg/mL，野菊花提取物则可以将IgG1、IgE降低到 3000 μg/mL以及 2000 μg/mL以下，这表明野菊花可降低IgE、IgG1 而缓解特应性皮炎症状。

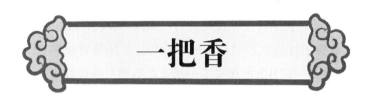

一把香是瑞香科植物，与狼毒同科，具有一定的毒性，可通过抑制炎症细胞因子、减少经皮失水而缓解特应性皮炎症状。

一、中药一把香

1. 中文名：一把香（Yì Bǎ Xiāng）。

2. 别名：长花荛花、黄狗头、藤构、构构麻、糯叶叶、香构。

3. 性味归经：味甘、辛、微苦，性平。

4. 功效：宽中理气，活血化瘀，补脾益胃。用于治疗脘腹胀痛、食少便溏、虚肿不消、皮炎。

5. 医家论述：《滇南本草》："治妇人气胀，肚腹疼痛，并止面寒梗硬胀痛：一把香 30 g（微焙），猪牙皂 3 g，酒大黄 1.5 g。共为细末。每服 6 g，热烧酒服。"

6. 药用部位：瑞香科荛花属植物长花荛花*Wikstroemia dolichantha* Diels. 的根。

7. 主要化学成分：狼毒素、花旗松素、香橙素、二氢黄酮醇。

二、中药来源：一把香

灌木，高 0.5 ~ 1 m，多分枝。老枝渐变为紫红色，幼枝被灰色绢状毛。叶互生，纸质，长圆形至倒披针状长圆形，长 1.5 ~ 3 cm，宽 0.4 ~ 1 cm，先端短渐尖，基部宽楔形，上面灰绿色，下面较苍白，略被疏柔毛，侧脉每边 3 ~ 4 对，极倾斜，在两面均明显，具极短的柄。穗状花序具花序梗，被绢状疏柔毛，组成纤弱的圆锥花序。花近无梗，黄色，花萼窄圆柱形，外面被绢状柔毛，长 10 ~ 11 mm，顶端 5 裂，裂片长圆形，端钝，长 1.5 ~ 2 mm，外面被绢状柔毛。雄蕊 10 枚，2 列，上列 5 枚着生于花萼筒喉部，下列 5 枚着生于花萼筒中部以上，与上列较靠近。花盘鳞片 1 枚，线状披针形，边缘缺刻状，或在上部成 2～3 阶梯状缺刻；子房棒状，长 3～4 mm，上端被疏柔毛，花柱短，柱头球形。果长纺锤形，为残存花萼所包被。花期夏秋，果期秋末。

三、一把香抗特应性皮炎药理作用与机制[①]

1. 一把香抑制噁唑酮特应性皮炎模型

研究分为三组：对照组、模型组以及一把香提取物组。研究组者利用噁唑酮刺激 BALB/c 小鼠耳朵 5 周，诱导特应性皮炎，1%一把香提取物外涂耳朵治疗三周，每天 2 次。用一把香提取物治疗后，模型组红肿、损伤、干燥等特应性皮炎临床症状明显缓解。研究继续利用 HE 以及 TB 染色观察了一把香提取物对特应性皮炎皮肤病理变化的作用。特应性皮炎模型小鼠呈现耳朵肿胀，表皮增厚，肥大细胞数量增多。给予一把香提取物治疗后，耳朵肿胀缓解，从平均超过 0.3 mm 降低至 0.3 mm 以下，表皮厚度从平均超过 35 μm 降低至 30 μm 以下，肥大细胞数量从单位面积接近 60 个降低至 40 个以下。结果表明，一把香提取物减轻了特应性皮炎皮肤病理表现。

2. 一把香抑制 DNCB 特应性皮炎模型

研究分为四组：对照组、模型组、阳性对照组以及一把香提取物组。研究者利用 DNCB 刺激 SKH-1 无毛小鼠耳朵 4 周，诱导特应性皮炎，1%一把香提取物外涂耳朵治疗 2 周，每天 2 次。与噁唑酮模型结果相似，一把香提取物能够改善 DNCB 特应性皮炎模型临床症状。结果显示，一把香提取物能够降低表皮厚度，减少肥大细胞数量。

3. 一把香抑制炎症相关因子

研究探索了一把香提取物对 SKH-1 小鼠 DNCB 模型血清中炎症相关因子 IL-4 和 IgE 表达的影响。结果显示，与正常对照组比较，DNCB 模型小鼠血清中的 IgE 和 IL-4 浓度显著升高，但 1%一把香提取物治疗后能轻微降低 IL-4 和 IgE 的浓度，表明一把香提取物对 IgE 和 IL-4 有一定的抑制作用。

4. 一把香抑制特应性皮炎经皮失水

皮肤含水量与皮肤屏障功能密切相关。研究还观察了一把香提取物的保水作用。特应性皮炎造模给药第 2 周后，模型组的经皮失水达到峰值，水合比例下降，但用一把香提取物治疗 3 周后，减轻了经皮失水，同时提高了皮肤水合能力。

---

① Jegal J, Park N J, Kim T Y, et al. Effect of topically applied Wikstroemia dolichantha Diels on the development of atopic dermatitis-like skin symptoms in mice[J]. Nutrients, 2019, 11(4): 914. DOI: 10.3390/nu11040914.

一叶萩

中药一叶萩来自大戟科白饭树属的植物叶底珠，主治风湿腰痛。有研究报道，一叶萩可通过抑制JAK/STAT信号通路、减少炎症因子的释放而改善特应性皮炎症状。

一、中药一叶萩

1. 中文名：一叶萩（Yí Yè Qiū）。

2. 别名：白几木、山嵩树、狗梢条，叶屈珠、小粒蒿、花扫条、马扫帚牙、叶下珠。

3. 性味归经：味辛、苦，性微温；归肝、肾、脾经。

4. 功能主治：祛风活血，益肾强筋。主治风湿腰痛、四肢麻木、阳痿、小儿疳积、面神经麻痹、小儿麻痹症后遗症、皮炎。

5. 医家论述：（1）《广西药植名录》："治妇女白带。"（2）《湖南药物志》："补肾壮阳，强筋骨，通血脉。"

6. 药用部位：大戟科植物叶底珠 *Flueggea suffruticosa*（Pall.）Baill. 的嫩枝叶或根。

7. 主要化学成分：一叶萩碱、叶底珠碱、二氢一叶萩碱、一叶萩醇A、一叶萩醇B、一叶萩醇C、苦味酸盐。

二、中药来源：植物叶底珠

灌木，高 1～3 m。根浅红棕色，具点状突起及横长的皮孔。树皮浅灰棕色，多不规则的纵裂。茎多分枝，当年新枝淡黄绿色，略具棱角。叶互生，椭圆形、矩圆形或卵状矩圆形，长 1.5～5 cm，宽 1～2 cm，先端短尖或钝头，基部楔形，全缘或有不整齐披状齿或细钝齿，两面无毛。叶柄短。花小，单性，雌雄异株，无花瓣，雄花每3～12 朵簇生于叶腋。萼片5，卵形。雄花花盘腺体5，分离，2裂，与萼片互生。退化子房小，圆柱状，2裂；雌花单生，或2～3朵簇生，花盘全缘，子房3室，花柱3裂。蒴果三棱状扁球形，径约5 mm，红褐色，无毛，3瓣裂。花期7～8月。果期9～10月。

三、一叶萩抗特应性皮炎药理作用与机制[①]

1. 一叶萩抗特应性皮炎的作用

Misun Kim利用尘螨提取物刺激NC/Nga小鼠背部皮肤和耳朵建立特应性皮炎模型，实验分为 4 组：正常组，模型组，地塞米松阳性对照组，一叶萩提取物低、中、高剂量组（30、100、200 mg/kg）。经过 4 周建立模型后，特应性皮炎模型组小鼠背部皮肤增厚明显，出现红肿溃烂，一叶萩可以剂量依赖性减轻皮肤增厚溃烂的症状。在第 24 天，特应性皮炎模型组小鼠的临床评分平均达到了 6 分，100、200 mg/kg一叶萩治疗后临床评分降低至平均约 2 分，但是 30 mg/kg一叶萩的作用不明显。一叶萩改善了特应性耳朵明显的肿胀。特应性皮炎模型组耳朵的平均达到 0.45 mm以上，一叶萩提取物剂量依赖性降低耳朵的厚度，200 mg/kg一叶萩可将耳朵的肿胀厚度降低至 0.3 mm以下。一叶萩减少经皮失水以及瘙痒行为。特应性皮炎模型组耳朵经皮失水超过 8 g/m² · h，用一叶萩处理后降低到 2 g/m² · h以下。特应性皮炎模型组小鼠 20 分钟的瘙痒次数达到 60 次以上，用一叶萩处理后瘙痒次数不到 20 次。

2. 一叶萩改善特应性皮炎病理

Misun Kim利用HE、TB、刚果红染色法观察了皮肤厚度、肥大细胞、嗜酸性粒细胞的浸润情况。一叶萩可以降低皮肤厚度、减少肥大细胞浸润以及嗜酸性粒细胞数量。皮肤的厚度从平均 80 μm以上降低至平均 50 μm以下。皮肤肥大细胞数量从一个视野单位平均 35 个以上降低至平均 30 个以下。皮肤嗜酸性细胞数量从一个视野单位平均 3 个以上降低至平均 1 个以下。

3. 一叶萩降低炎症因子与趋化因子

Misun Kim发现特应性皮炎模型组小鼠IgE、TSLP与正常组比较有显著性差异，浓度超过了 45 000 ng/mL以及 55 pg/mL，高浓度一叶萩提取物对IgE以及TSLP有显著抑制作用，IgE浓度降低至 20 000 ng/mL以及TSLP浓度降低至 5 pg/mL以下。Misun Kim还观察了一叶萩对特应性皮炎相关的炎症因子与趋化因子IL-6、MDC、RANTES、TARC，以及皮肤屏障丝聚蛋白的作用。检测小鼠皮肤以及角质形成细胞模型的结果显示，一叶萩提取物对IL-6、MDC、RANTES、TARC的基因表达具有抑制作用，低浓度的一叶萩提取物可以提高丝聚蛋白基因以及蛋白的表达。

4. 一叶萩抑制 JAK/STAT 信号通路

JAK/STAT信号通路参与炎症以及细胞因子的作用，Misun Kim利用免疫印迹方法

① Kim M, Yuk H J, Min Y, et al. Securinega suffruticosa extract alleviates atopy-like lesions in NC/Nga mice via inhibition of the JAK1-STAT1/3 pathway[J]. Biomedicine & Pharmacotherapy, 2023, 169: 115903. DOI: 10. 1016/J.BIOPHA.2023.115903

观察了一叶萩对JAK/STAT信号通路蛋白的作用。模型组小鼠JAK、STAT1、STAT3 磷酸化蛋白水平都显著升高，给予一叶萩治疗后，JAK、STAT1、STAT3 磷酸化蛋白显著下降，表明一叶萩提取物抑制了JAK/STAT信号通路。

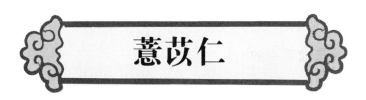

薏苡仁

薏苡仁，又称薏米，是一种药食两用的中药，具有除湿功效。有研究表明，薏苡仁不仅具有抗过敏的作用，也对特应性皮炎具有抑制作用。

一、中药薏苡仁

1. 中文名：薏苡仁（Yì Yǐ Rén）。

2. 别名：解蠡、起英、赣米、感米、薏珠子、回回米、草珠儿、赣珠、薏米、米仁、薏仁、苡仁、玉秫、六谷米、珠珠米、药玉米、水玉米、沟子米、裕米、益米。

3. 性味归经：味甘、淡，性凉；归脾、肺、肾经。

4. 功能主治：利水渗透湿，健脾止泻，除痹，排脓，解毒散结。主治水肿、脚气、小便不利、脾虚泄泻、湿痹拘挛、肺痈、肠痈、赘疣、癌肿、皮炎。

5. 医家论述：（1）《本草纲目》："薏苡仁阳明药也，能健脾，益胃。虚则补其母，故肺痿肺痈用之。筋骨之病，以治阳明为本，故拘挛筋急，风痹者用之。土能生水除湿，故泄痢水肿用之。"（2）《本草经疏》："性燥能除湿，味甘能入脾补脾，兼淡能渗湿，故主筋急拘挛不可屈伸及风湿痹，除筋骨邪气不仁，利肠胃，消水肿令人能食。"

6. 药用部位：禾本科薏苡属植物薏苡 *Coix lacrymajobi* L. 的干燥成熟种仁。

7. 主要化学成分：薏苡仁酯。

二、中药来源：植物薏苡仁

一年或多年生草本，高 1～1.5 m。须根较粗，直径可达 3 mm。秆直立，约具 10 节。叶片线状披针形，长可达 30 cm，宽 15～3 cm，边缘粗糙，中脉粗厚，于背面凸起。叶鞘光滑，上部者短于节间。叶舌质硬，长约 1 mm。总状花序腋生成束，雌小穗位于花序之下部，外面包以骨质念珠状的总苞，总苞约与小穗等长。能育小穗第一颖下部膜质，上部厚纸质，先端钝，第二颖舟形，被包于第一颖中。第二外稃短于第一外稃，内稃与外稃相似而较小。雄蕊3，退化，雌蕊具长花柱。不育小穗，退化成筒状的颖，雄小穗常2~3枚生于第一节，无柄小穗第一颖扁平，两侧内折成脊而具不等宽之翼，第二颖舟形，内稃与外稃皆为薄膜质。雄蕊3。有柄小穗与无柄小穗相似，但较小或有更退化者。颖果外包坚硬的总苞，卵形或卵状球形。花期7~9月，果期9~10月。

三、薏苡仁抗特应性皮炎药理作用与机制[1][2]

1. 薏苡仁降低血清中的IgE

研究利用卵清蛋白刺激小鼠，每2周刺激1次，共刺激3次，建立特应性皮炎过敏模型。给予薏苡仁乙酸乙酯提取物进行治疗后，能降低血清中的IgE浓度，降低了10%。此外，薏苡仁乙酸乙酯提取物对IgG亚类抗体IgG1和IgG2a也有调节作用。薏苡仁乙酸乙酯提取物降低IgG1水平，提高IgG2a水平，提示薏苡仁乙酸乙酯提取物下调血清IgE水平，可能与调节Th1/Th2平衡有关。研究发现去皮薏苡仁只能升高IgG2a水平，不能影响IgG1。研究继续检测卵清蛋白特异性IgE和IgG，与上述结果类似。

2. 薏苡仁抑制Th1、Th2细胞因子

研究发现，卵清蛋白对Th1细胞因子没有影响，但是能显著升高Th2细胞因子，而薏苡仁乙酸乙酯提取物治疗后，升高IL-2和IFN-γ浓度，降低IL-4和IL-5浓度。但是，薏苡仁乙酸乙酯提取物对固有免疫细胞NK细胞没有任何影响。

3. 薏苡仁抑制炎症因子

研究获取了动物腹膜巨噬细胞进行培养，给予脂多糖或者卵清蛋白刺激诱导释放IL-6、TNF-α，薏苡仁显著降低IL-6、TNF-α浓度，表明薏苡仁具有抗炎症作用。

茵陈

茵陈是一味常用来治疗黄疸、肝纤维化等肝病的药物，中医认为茵陈清利湿热，利胆退黄，也有研究认为它具有抗炎、治疗特应性皮炎瘙痒的作用。

① Hsu H Y, Lin B F, Lin J Y, et al. Suppression of allergic reactions by dehulled adlay in association with the balance of TH1/TH2 cell responses[J]. Journal of Agricultural and Food Chemistry, 2003, 51(13): 3763-3769. DOI: 10. 1021/jf021154w.
② Chen H J, Hsu H Y, Chiang W. Allergic immune-regulatory effects of adlay bran on an OVA-immunized mice allergic model[J]. Food and chemical toxicology, 2012, 50(10): 3808-3813. DOI: 10. 1016/j.fct.2012.07.011.

一、中药茵陈

1. 中文名：茵陈（Yīn Chén）。

2. 别名：因尘、因陈、茵陈、绵茵陈、白茵陈、日本茵陈、家茵陈、绒蒿、安吕草。

3. 性味归经：味苦、辛，性寒；归脾、胃、膀胱经。

4. 功能主治：清利湿热，利胆退黄。主治黄疸尿少、湿温暑湿、湿疮瘙痒、皮炎。

5. 医家论述：（1）《医学入门》："消遍身疮疥。"（2）《千金方》："治遍身风痒生疥疮：茵陈不计多少，煮浓汁洗之。"

6. 药用部位：菊科艾属植物滨蒿*Artemisia scoparza* Waldst. et Kit. 或茵陈蒿*Artemisia capillaris* Thunb. 的干燥地上部分。

7. 主要化学成分：茵陈二炔烃、茵陈炔酮。

二、中药来源：植物茵陈

半灌木状草木，高 40～100 cm。主根明显木性。茎直立，基部木质化，有纵条纹，紫色，多分枝，幼嫩枝被有灰白色细柔毛，老则脱落。基生叶披散地上，有柄，较宽，二至三回羽状全裂，或掌状裂，小裂片线形或卵形，两面密被绢毛。下部叶花时凋落，茎生叶无柄，裂片细线形或毛管状，基部抱茎，叶脉宽，被淡褐色毛，枝端叶渐短小，常无毛秋、冬间开花，头状花序球形，径达 2 mm，多数集成圆锥状。总苞片外列较小，内列中央绿色较厚，围以膜质较宽边缘。花淡绿色，外层雌花 4～12 朵，常为 7 左右，能育，柱头 2 裂叉状；中部两性花 2～7 朵，不育，柱头头状不分裂。瘦果长圆形，无毛。

三、茵陈抗特应性皮炎药理作用与机制[①]

1. 茵陈改善特应性皮炎症状

Hyekyung Ha等对茵陈抗特应性皮炎进行了研究，实验分为正常组、模型组、阳性对照组以及茵陈提取物组（70%乙醇提取）。利用屋尘螨提取物刺激NC/Nga小鼠背部和耳朵 4 周建立模型。屋尘螨提取物刺激 4 周后，皮肤出现红斑、出血、皮肤干燥等特应性皮炎的症状，而茵陈提取物则可以减轻特应性皮炎症状。模型组的皮肤临床评分在第 4 周接近 7 分，茵陈提取物治疗组的评分与模型组有显著性差异，降低到 6 分以下。

2. 茵陈减轻特应性皮炎病理

Hyekyung Ha利用HE以及甲苯胺蓝染色法对特应性皮炎皮肤病理进行了观察。特

---

① Ha H, Lee H, Seo C S, et al. Artemisia capillaris inhibits atopic dermatitis-like skin lesions in Dermatophagoides farinae-sensitized Nc/Nga mice[J]. BMC Complementary and Alternative Medicine, 2014, 14: 1-10. DOI: 10. 1186/1472-6882-14-100.

应性皮炎模型组真皮层出现表皮增生、肥大细胞增加的现象，茵陈提取物能减少表皮厚度，降低肥大细胞数量。

3. 茵陈减轻特应性皮炎的机制

茵陈降低特应性皮炎小鼠血清的IgE和组胺浓度。正常小鼠组胺的浓度不到 30 ng/mL，特应性皮炎模型组小鼠组胺浓度接近 40 ng/mL。用茵陈提取物治疗后，组胺浓度降低到 25 ng/mL以下。研究也观察了茵陈提取物对肥大细胞MC/9 释放组胺的作用，PMA和A23187 作为组胺诱导剂刺激细胞后组胺浓度超过 2000 ng/mL，茵陈提取物治疗的组胺浓度降低到 1000 ng/mL以下。Hyekyung Ha还利用脂多糖刺激巨噬细胞RAW246.7 合成释放NO，茵陈提取物对NO具有抑制作用。模型组小鼠NO浓度接近 40 ng/mL，茵陈提取物治疗的NO浓度降低到 25 ng/mL以下。

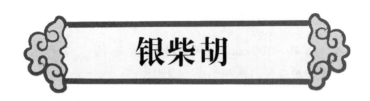

银柴胡

银柴胡，是叉歧繁缕的变种，具有清虚热的作用。药理学研究表明，它具有抗炎、抗过敏、抗癌症的作用。银柴胡通过抑制AMPK信号通路，调节NLRP3，抑制炎症因子改善特应性皮炎症状。

一、中药银柴胡

1. 中文名：银柴胡（Yín Chái Hú，见图 33 ）。

2. 别名：银夏柴胡、银胡、牛肚根、沙参儿、白根子、土参、山菜根、山马踏菜根。

3. 性味归经：味甘，性微寒；归肝、胃经。

4. 功能主治：清虚热，除疳热。主治阴虚发热、骨蒸劳热、小儿疳积发热、皮炎。

5. 医家论述：（1）《本草求原》："清肺、胃、脾、肾热，兼能凉血。治五脏虚损，肌肤劳热，骨蒸烦痛；湿痹拘挛。"（2）《本草从新》："治虚劳肌热骨蒸，劳疟热从髓出，小儿五疳羸热。"

6. 药用部位：石竹科繁缕属植物银柴胡*Stellaria dichotoma var. lanceolata* Bunge. 的干燥根。

7. 主要化学成分：菠菜甾醇、7-豆甾烯醇、银柴胡环肽Ⅰ、豆甾醇、β-谷甾醇。

二、中药来源：植物银柴胡

多年生草本，高 20 ~ 40 cm。主根圆柱形，直径 1 ~ 3 cm，外皮淡黄色，根头处有许多疣状的茎部残基。茎直立而纤细，上部二叉状分枝，密被短毛或腺毛。节略膨大。单叶对生。无柄。叶片披针形，长 4～30 mm，宽 1.5～4 mm，先端锐尖，基部圆形，全缘，上面疏被短毛或几无毛，下面被短毛。花单生于叶腋，直径约 3mm，花梗长约 2 cm，萼片 5，披针形，长约 4 mm，绿色，边缘白色膜质。花瓣 5，较萼片为短，白色，先端 2 深裂。雄蕊 10，2 轮，花丝基部合生，黄色。子房上位，花柱 3，细长。蒴果近球形，外被宿萼，成熟时先端 6 齿裂。种子通常 1 粒，椭圆形，深棕色，种皮有多数小突起。花期 6～7 月，果期 8～9 月。

三、银柴胡抗特应性皮炎药理作用与机制[①]

1. 银柴胡缓解特应性皮炎症状

利用 DNCB 刺激 ICR 小鼠背部皮肤 3 周建立特应性皮炎模型，特应性皮炎小鼠皮肤出现红斑、结痂、溃烂和损伤等症状，瘙痒行为显著增加，皮肤增厚，炎症细胞以及肥大细胞浸润。给予银柴胡提取物（15，30，60，120，240 mg/g）治疗后，症状得到改善，红斑减少，瘙痒行为下降，皮肤厚度下降，肥大细胞数量减少。特应性皮炎模型组小鼠肥大细胞数量在单位面积下接近 45 个，银柴胡治疗后肥大细胞数量降低至不到 20 个。

2. 银柴胡抑制炎症因子

特应性皮炎模型小鼠的 IL-1β、TNF-α 和 CXC10、IL-12 的 mRNA 水平显著升高。然而，用银柴胡提取物治疗后，这些炎症因子的 mRNA 水平显著降低。另外，特应性皮炎模型小鼠血清的 INF-γ 和 IgE 升高，而银柴胡治疗组小鼠的 INF-γ 和 IgE 水平显著下降。此外，免疫印迹实验结果显示，特应性皮炎模型小鼠皮肤组织中 IL-1β、TNF-α、NLRP3 的蛋白表达水平也显著升高，银柴胡提取物治疗后明显下降。上述结果显示，银柴胡具有抑制炎症因子的作用。

3. 银柴胡抑制 M1 巨噬细胞极化

巨噬细胞的招募和浸润参与特应性皮炎的发生与加重。研究利用免疫组化方法发现，特应性皮炎模型组小鼠 F4/80 阳性细胞（巨噬细胞）增多，银柴胡对总巨噬细胞数量没有影响。但是，银柴胡可减少 CD86 阳性细胞（M1 巨噬细胞极化）的数量。于是，研究者继续在骨髓源性巨噬细胞（BMDM）上研究银柴胡对 M1 巨噬细胞极化的作用。研究发现，银柴胡提取物显著下调了骨髓源性巨噬细胞中与 M1 巨噬细胞相关的 IL-1β、TNF-α、CXC10、IL-12 基因的表达，以及 IL-1β、TNF-α、NLRP3 蛋白的表达。

---

① Wu W, Song L, Wang H, et al. Supercritical CO2 fluid extract from Stellariae Radix ameliorates 2,4 - dinitrochlorobenzene - induced atopic dermatitis by inhibit M1 macrophages polarization via AMPK activation[J]. Environmental Toxicology, 2024. DOI: 10. 1002/ tox.24145.

4. 银柴胡抑制炎症因子机制

银柴胡通过AMPK通路抑制NLRP3 炎症小体。研究发现无论是M1 巨噬细胞还是特应性皮炎小鼠，p-AMPK蛋白都会显著上调，但银柴胡可以抑制p-AMPK蛋白表达。同时，银柴胡也抑制与M1 巨噬细胞相关的IL-1β、TNF-α、NLRP3 蛋白表达。AMPK抑制剂可以逆转银柴胡的作用。这表明，银柴胡可抑制AMPK通路，调节NLRP3，抑制炎症因子。

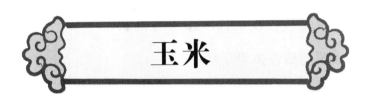

玉米是我们常见的食物之一，也具有药用价值，紫玉米的提取物能够抑制特应性皮炎。玉米提取物通过抑制NF-κB与MAPK信号通路、减少炎症因子释放而缓解特应性皮炎症状。

一、中药玉米

1. 中文名：玉米（yù Mǐ）。
2. 别名：苞米、苞芦、珍珠米、包谷、麻蜀棒子。
3. 性味归经：味甘，性平；归胃、大肠经。
4. 功能主治：调中开胃，利尿消肿。主治食欲不振、小便不利、水肿、尿路结石、皮炎。
5. 医家论述：《滇南本草图说》："调胃和中，祛湿，散火清热。"
6. 药用部位：禾本科玉蜀黍属植物玉蜀黍 Zea mays L. 的种子。
7. 主要化学成分：槲皮素、异槲皮素、含玉蜀黍嘌呤、吲哚-3-乙酸等。

二、中药来源：植物玉米

一年生高大草本，秆直立，通常不分枝，高 1 ~ 4 m，基部各节具气生支柱根。叶鞘具横脉；叶舌膜质，长约 2 mm。叶片扁平宽大，线状披针形，基部圆形呈耳状，无毛或具疵柔毛，中脉粗壮，边缘微粗糙。顶生雄性圆锥花序大型，主轴与总状花序轴及其腋间均被细柔毛。雄性小穗孪生，长达 1 cm，小穗柄一长一短，分别长 1 ~ 2 mm 及 2 ~ 4 mm，被细柔毛。两颖近等长，膜质，约具 10 脉，被纤毛。外稃及内稃透明膜质，稍短于颖。花药橙黄色，长约 5 mm。雌花序被多数宽大的鞘状苞片所包藏。雌小穗孪生，成 16～30 纵行排列于粗壮之序轴上，两颖等长，宽大，无脉，具纤毛。外稃及内稃透明膜质，雌蕊具极长而细弱的线形花柱。颖果球形或扁球形，成熟后露出颖片和稃片之外，其大小随生长条件不同产生差异，一般长 5～10 mm，宽略过于其长，胚长为颖果的 1/2～2/3。花果期秋季。

三、玉米抗特应性皮炎药理作用与机制[①]

1. 玉米抑制特应性皮炎症状

Huiwon No采用DNCB背部和耳朵刺激小鼠 28 天，建立特应性皮炎模型，小鼠背部皮肤出现明显浸润性红斑、水肿、瘙痒和出血，随后出现糜烂、抓伤和干燥等症状，皮肤评分在第 2 周达到了 10 分以上，到了第 4 周，尽管有轻微的自愈，但是评分平均也达到 9 分以上。给予玉米提取物治疗处理后，小鼠皮肤炎症症状减轻，皮肤的评分在第 2 周降低到了 3 分左右。瘙痒行为也得到缓解，从模型的每 10 分钟 60 次以上降低到不到 20 次。耳朵的厚度从 0.3 mm降低到 0.2 mm。

2. 玉米改善特应性皮炎模型小鼠皮肤病理表现

研究利用HE以及甲苯胺蓝染色，观察到模型组小鼠皮肤嗜酸性粒细胞的数量每统计单位超过了 200 个，肥大细胞数量接近 125 个，皮肤表皮厚度显著增加。给予玉米提取物治疗后，嗜酸性粒细胞的数量降低至每统计单位平均 100 个，肥大细胞数量每统计单位平均接近 75 个，皮肤表皮厚度也显著下降，结果表明玉米提取物可以改善特应性皮炎的病理表现。

3. 玉米抑制特应性皮炎炎症细胞因子

特应性皮炎模型小鼠血清中的炎症因子IgE、IL-4、IL-10 都比正常小鼠显著升高，而玉米提取物则能降低上述炎症的因子的浓度。此外，模型小鼠血清中的干扰素IFN-γ则比正常小鼠的浓度低，而玉米提取物可以升高IFN-γ。研究还利用HaCAT细胞继续验证上述结果，发现与动物模型的结果类似，玉米提取物可降低HaCAT细胞模型的肿瘤坏死因子TNF-α以及IL-4。

4. 玉米抑制 NF-κB 与 MAPK 信号通路

研究利用肿瘤坏死因子诱导剂刺激细胞建立细胞模型，IκB-α的表达下调，JNK、ERK、P38 蛋白的表达升高。给予玉米提取物治疗后，则能逆转上述蛋白的表达情况。这说明，玉米提取抑制了NF-κB与MAPK信号通路。

---

① No H, Nam S H, Seo H W, et al. Purple corn extract alleviates 2,4-dinitrochlorobenzene-induced atopic dermatitis-like phenotypes in BALB/c mice[J]. Animal Cells and Systems, 2021, 25(5): 272-282. DOI: 10. 1080/19768354.2021.1974938.

圆柏果

圆柏具有抗炎的作用，圆柏的果实可用来治疗惊厥、肝炎等疾病。圆柏果的乙醇提取物具有抗特应性皮炎的作用，可降低皮肤厚度，减少嗜酸性细胞浸润，抑制血清IgE以及IL-4。

一、中药圆柏果

1. 中文名：圆柏果（Yuán Bǎi Guǒ）。
2. 别名：桧柏果。
3. 性味归经：味酸苦，性微寒。
4. 功能主治：祛风清热，利小便。主治头痛、眼目迎风流泪、视物不清、小便不利、特应性皮炎。
5. 药用部位：柏科植物圆柏*Juniperus chinensis* L. 的球果。
6. 主要化学成分：山奈酚、芹菜素、穗花杉双黄酮。

二、中药来源：植物圆柏

乔木，高达 20 m，胸径达 3.5 m。树皮深灰色，纵裂，成条片开裂。幼树的枝条通常斜上伸展，形成尖塔形树冠，老则下部大枝平展，形成广圆形的树冠。树皮灰褐色，纵裂，裂成不规则的薄片脱落。小枝通常直或稍成弧状弯曲，生鳞叶的小枝近圆柱形或近四棱形，径 1～1.2 mm。叶二型，即刺叶及鳞叶。刺叶生于幼树之上，老龄树则全为鳞叶，壮龄树兼有刺叶与鳞叶。生于一年生小枝的一回分枝的鳞叶三叶轮生，直伸而紧密，近披针形，先端微渐尖，长 2.5～5 mm，背面近中部有椭圆形微凹的腺体。刺叶三叶交互轮生，斜展，疏松，披针形，先端渐尖，长 6～12 mm，上面微凹，有两条白粉带。雌雄异株，稀同株，雄球花黄色，椭圆形，长 2.5～3.5 mm，雄蕊 5～7 对，常有 3～4 花药。球果近圆球形，径 6～8 mm，两年成熟，熟时暗褐色，被白粉或白粉脱落，有 1～4 粒种子。种子卵圆形，扁，顶端钝，有棱脊及少数树脂槽。子叶 2 枚，出土，条形，长 1.3～1.5cm，宽约 1 mm，先端锐尖，下面有两条白色气孔带，上面则不明显。

三、圆柏果抗特应性皮炎药理作用与机制[①]

1. 圆柏果减轻特应性皮炎症状

Jonghwan Jegal利用1%的噁唑酮连续4周给予小鼠耳朵，建立特应性皮炎模型，小鼠的耳朵出现明显肿胀，红斑。给予1%的圆柏果提取物治疗后，可以减轻肿胀和红斑。圆柏果降低皮肤厚度。病理学切片显示模型组小鼠的皮肤明显增厚，淋巴细胞浸润。用1%的圆柏果提取物治疗后，可降低皮肤增厚和浸润淋巴细胞数量，与模型组相比，耳朵和表皮厚度也分别减少了50%和79%。

2. 圆柏果减少皮肤经皮失水

特应性皮炎模型小鼠的皮肤经皮失水明显升高，皮肤含水量也下降。给予圆柏果提取物治疗后，经皮失水从44.7 J[g/(m² · h)]，降低到19.8 J[g/(m² · h)]，含水量也明显升高。

3. 圆柏果降低血清IgE以及IL-4

建立特应性皮炎21天后，DNCB诱导特应性皮炎模型组总IgE升高了2.7倍，IL-4浓度升高了2.4倍。用圆柏果治疗后，血清IgE水平从223 ng/mL降低到了141 ng/mL。特应性皮炎小鼠IL-4达到42 pg/mL，给予圆柏果治疗，小鼠IL-4水平降低到了30 pg/mL。

---

① Jegal J, Park N J, Park S, et al. Juniperus chinensis fruits attenuate oxazolone-and 2, 4-dinitrochlorobenzene-induced atopic dermatitis symptoms in mice[J]. Biological and Pharmaceutical Bulletin, 2018, 41(2): 259-265. DOI: 10. 1248/bpb.b17-00818.

Z

泽兰

泽兰也叫地瓜儿苗，植物的地上部分叫泽兰，根部叫地笋。泽兰能活血行水，也有治疗痈肿的作用，还能治疗特应性皮炎。

一、中药泽兰

1. 中文名：泽兰（Zé Lán）。

2. 别名：地瓜儿苗、地笋、甘露子、方梗泽兰。

3. 性味归经：味苦、辛，性温；归肝、脾经。

4. 功能主治：活血调经，祛瘀消痈，利水消肿。主治月经不调、经闭、痛经、产后瘀血腹痛、疮痈肿毒、水肿腹水、特应性皮炎。

5. 医家论述：（1）《岭南采药录》："治蛇伤，散毒疮。"（2）《神农本草经》："主乳妇内衄，中风余疾，大腹水肿，身面四肢浮肿，骨节中水，金疮，痈肿疮脓。"

6. 药用部位：唇形科植物毛叶地瓜儿苗*Lycopus lucidus* Turcz. Vat. hirtus Regel. 的干燥地上部分。

7. 主要化学成分：熊果酸、咖啡酸。

二、中药来源：植物地瓜儿苗

多年生草本，高 0.6～1.7 m，根茎横走，具节，节上密生须根，先端肥大呈圆柱形，此时于节上具鳞叶及少数须根，或侧生有肥大的具鳞叶的地下枝。茎直立，通常不分枝，四棱形，具槽，绿色，常于节上多少带紫红色，无毛，或在节上疏生小硬毛。叶具极短柄或近无柄，长圆状披针形，多少弧弯，通常长 4～8 cm，宽 1.2～2.5 cm，先端渐尖，基部渐狭，边缘具锐尖粗牙齿状锯齿，两面或上面具光泽，亮绿色，两面均无毛，下面具凹陷的腺点，侧脉 6～7 对，与中脉在上面不显著下面突出。轮伞花序无梗，轮廓圆球形，花时径 1.2～1.5 cm，多花密集，其下承以小苞片。小苞片卵圆形至披针形，先端刺尖，位于外方者超过花萼，长达 5 mm，具 3 脉，位于内方者，长 2～3 mm，短于或等于花萼，具 1 脉，边缘均具小纤毛。花萼钟形，长 3 mm，两面无毛，外面具腺点，萼齿 5，披针状三角形，长 2 mm，具刺尖头，边缘具小缘毛。花冠白色，长 5 mm，外面在冠檐上具腺点，内面在喉部具白色短柔毛，冠筒长约 3 mm，冠檐不明显二唇形，上唇近圆形，下唇 3 裂，中裂片较大。雄蕊仅前对能育，超出于花冠，先端略下弯，花丝丝状，无毛，花药卵圆形，2 室，室略叉开，后对雄蕊退化，丝状，先端棍棒状。花柱伸出花冠，先端相等 2 浅裂，裂片线形。花盘平顶。小坚果倒卵圆状四边形，基部略狭，长 1.6 mm，宽 1.2 mm，褐色，边缘加厚，背面平，腹面具棱，有腺点。花期 6～9 月，果期 8～11 月。

三、泽兰抗特应性皮炎药理作用与机制[①]

1. 泽兰提取物改善特应性皮炎症状

研究利用 200 μL DNCB 刺激 BALB/c 小鼠 3 天，间隔 10 天后，100 μL DNCB 连续再刺激建立特应性皮炎模型。造模组小鼠背部皮肤出现皮肤炎症症状，如红斑、溃烂、增厚和苔藓化等。给予不同浓度泽兰提取物治疗后，显著降低了表皮以及真皮的厚度，表皮厚度从接近 100 μm 降低到 75 μm 以下。

2. 泽兰提取物改善皮肤病理表现

泽兰可以减少模型组的嗜酸性粒细胞以及肥大细胞的数量。泽兰对 CD4 细胞作用不明显，而对 CD8 则能够明显降低它的数量。

3. 泽兰抑制促炎症因子与趋化因子

模型组的 IgE 和 IL-6 都明显升高，给予泽兰后，IgE 和 IL-6 都显著下降，表明泽兰降低了特应性皮炎炎症相关因子。泽兰提取物也抑制了角质形成细胞释放细胞因子与趋化因子。Gagul Min 给予肿瘤坏死因子（TNF-α）以及 γ-干扰素（INF-γ）建立炎症细胞模型，模型组细胞上清液 GM-CSF、MCP-1、TNF-α 以及 IL-1β 以及细胞 TARC 都显著升高。用泽兰处理后则降低了上述促炎症的细胞因子以及趋化因子。泽兰提取物抑制了巨噬细胞释放 TNF-α 以及 INF-γ。研究利用脂多糖刺激巨噬细胞系 RAW 264.7 释放 TNF-α 以及 INF-γ。用泽兰处理后 TNF-α 以及 INF-γ 基因的表达降低。

4. 泽兰抑制 NF-κB 与 MAPK 信号通路

研究发现，无论是角质形成细胞、巨噬细胞还是特应性皮炎动物的皮肤，泽兰都可以减少 NF-κB 磷酸化以及核转位，抑制 IκB 的降解。MAPK 信号通路是另一条与炎症相关的重要通路，激活 MAPK 通路相关蛋白可能参与 NF-κB 的调节。无论是动物皮肤还是巨噬细胞，与正常组比较，模型组的磷酸化 ERK 以及 JNK 蛋白会显著升高，但是，泽

---

① Min G Y, Kim E Y, Hong S, et al. Lycopus lucidus Turcz ameliorates DNCB-induced atopic dermatitis in BALB/c mice[J]. Molecular Medicine Reports, 2021, 24(6): 1-14. DOI: 10.3892/MMR.2021.12467

兰治疗组的磷酸化ERK、磷酸化JNK表达则显著下降，这表明泽兰可抑制NF-κB与MAPK信号通路。

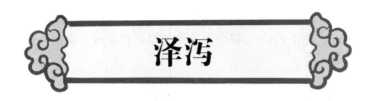

泽泻是一味治疗小便不利、水肿胀满、泄泻尿少、痰饮眩晕、热淋涩痛、高脂血症的中药。它具有抗炎症、抗过敏、抗特应性皮炎的作用。

一、中药泽泻

1. 中文名：泽泻（Zé Xiè）。

2. 别名：水泽、如意花、车苦菜、天鹅蛋、天秃、一枝花。

3. 性味归经：味甘，性寒；归肾、膀胱经。

4. 功能主治：利小便，清湿热。用于治疗小便不利、水肿胀满、泄泻尿少、痰饮眩晕、热淋涩痛、高血脂、皮炎。

5. 医家论述：（1）《本草纲目》："泽泻，气平，味甘而淡，淡能渗泄，气味俱薄，所以利水而泄下。"（2）《神农本草经》："主风寒湿痹，乳难，消水。"（3）《药品化义》："除湿热，通淋浊，分消痞满，透三焦蓄热停水，此为利水第一良品。"

6. 药用部位：泽泻科泽泻属植物泽泻*Alisma plantago-aquatica* L. 的干燥块茎。

7. 主要化学成分：泽泻醇。

二、中药来源：植物泽泻[6]

多年生沼生植物，高 50～100 cm。地下有块茎，球形，外皮褐色，密生多数须根。叶根生；叶柄长达 50 cm，基部扩延成叶鞘状；叶片宽椭圆形至卵形，长 5～18 cm，宽 2～10 cm，先端急尖或短尖，基部广楔形、圆形或稍心形，全缘，两面光滑。花茎由叶丛中抽出，花序通常有 3～5 轮分枝，分枝下有披针形或线形苞片，轮生的分枝常再分枝，组成圆锥状复伞形花序，小花梗长短不等；小苞片披针形至线形，尖锐。萼片 3，广卵形，绿色或稍带紫色，宿存。花瓣倒卵形，膜质，较萼片小，白色，脱落。雄蕊 6，雌蕊多数，离生，子房倒卵形，侧扁，花柱侧生。瘦果多数，扁平，倒卵形，背部有两浅沟，褐色，花柱宿存。花期 6～8 月，果期 7～9 月。

三、泽泻抗特应性皮炎药理作用与机制[①]

1. 泽泻抑制过敏反应

研究利用 1%的氯吡啶刺激小鼠耳朵，观察泽泻对小鼠延迟型过敏反应的作用。1周后，1%的氯吡啶刺激的小鼠耳朵厚度达到了 0.368 mm，给予 400 mg/kg泽泻提取物治疗后，耳朵厚度降低到 0.325 mm，抑制性达到 59.1%。此外，泽泻的三种化学成分也同样具有抑制作用。

2. 泽泻改善特应性皮炎症状与病理表现

用DNCB刺激NC/Nga小鼠 5 周，建立特应性皮炎模型。研究分为四组：空白组、模型组、泽泻提取物组、氯倍他索（阳性对照）组。5 周后，特应性皮炎模型组小鼠出现皮肤干燥、苔藓化、红肿等症状，临床评分比对照组明显升高，但是给予泽泻提取物处理则能改善特应性皮炎皮肤症状，评分也显著下降，降低了 37.5%。泽泻提取物也能抑制瘙痒。空白组搔抓次数小于 5 次，模型组搔抓次数超过了 14 次，泽泻提取物组的瘙痒次数降低到 11 次左右，与模型组有显著性差异，降低了 32.1%。病理学观察显示，表皮和真皮增生明显，泽泻提取物抑制能够抑制表皮增生。

3. 泽泻抑制肥大细胞释放白三烯

泽泻提取抑制肥大细胞释放白三烯。Je Hyeong Lee发现正常肥大细胞的白三烯仅有 39.3 ± 1.5 pg/mL，用A23187 刺激RBL-1 细胞上调白三烯，浓度达到 1574.6 ± 138.4 pg/mL。200 μg/mL的泽泻提取物抑制白三烯的合成，抑制率达到 89.7%。泽泻的醇提物效果较好，但水提物几乎没有效果。研究者还观察泽泻对肥大细胞脱颗粒的作用。β-氨基己糖苷酶是反映肥大细胞脱颗粒的重要指标。泽泻醇提物可以显著抑制β-氨基己糖苷酶的释放。研究还发现，泽泻醇B有较好的抑制作用。

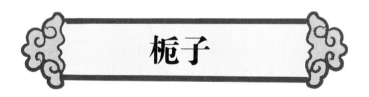

栀子

栀子是一种清热泻火的中药，具有泻火除烦、清热利湿的功效。主要用于治疗炎

① Lee J H, Kwon O S, Jin H G, et al. The rhizomes of Alisma orientale and alisol derivatives inhibit allergic response and experimental atopic dermatitis[J]. Biological and Pharmaceutical Bulletin, 2012, 35(9): 1581-1587. DOI: 10.2146/ajhp110384.

症、头痛等。有研究表明，其能调节特应性皮炎动物的肠道微生物，抑制肥大细胞和特应性皮炎小鼠中组胺、Th2 细胞因子释放，抑制特应性皮炎，改善特应性皮炎症状。

一、中药栀子

1. 中文名：栀子（Zhī Zi，见图 35）。

2. 别名：黄栀子、栀子花、小叶栀子、山栀子。

3. 性味归经：味苦，性寒；归心、肝、肺、胃、三焦经。

4. 功能主治：泻火除烦，清热利湿，凉血解毒。主治热病心烦、肝火目赤、头痛、湿热黄疸、淋证、吐血衄血、血痢尿血、口舌生疮、疮疡肿毒、扭伤肿痛。

5. 医家论述：（1）《本草经疏》："栀子，清少阴之热，则五内邪气自去，胃中热气亦除。"（2）《本草正义》："栀子，若用佐使，治有不同：加茵陈除湿热疸黄，加豆豉除心火烦躁，加厚补、积实可除烦满，加生姜、陈皮可除呕哕，同元胡破热滞瘀血腹痛。"

6. 药用部位：茜草科植物栀子 *Gardenia jasminoides* J. Ellis 的干燥成熟果实。

7. 主要化学成分：去羟栀子苷、京尼平苷、栀子苷、黄酮类栀子素、山栀苷。

二、中药来源：植物栀子

灌木，高 0.3～3 m，嫩枝常被短毛，枝圆柱形，灰色。叶对生，革质，稀为纸质，少为 3 枚轮生，叶形多样，通常为长圆状披针形、倒卵状长圆形、倒卵形或椭圆形，长 3～25 cm，宽 1.5～8 cm，顶端渐尖、骤然长渐尖或短尖而钝，基部楔形或短尖，两面常无毛，上面亮绿，下面色较暗。侧脉 8～15 对，在下面凸起，在上面平。叶柄长 0.2～1 cm；托叶膜质。花芳香，通常单朵生于枝顶，花梗长 3～5 mm。萼管倒圆锥形或卵形，长 8～25 mm，有纵棱，萼檐管形，膨大，顶部 5～8 裂，通常 6 裂，裂片披针形或线状披针形，长 10～30 mm，宽 1～4 mm，结果时增长，宿存。花冠白色或乳黄色，高脚碟状，喉部有疏柔毛，冠管狭圆

筒形，长 3～5 cm，宽 4～6 mm，顶部 5 至 8 裂，通常 6 裂，裂片广展，倒卵形或倒卵状长圆形，长 1.5～4 cm，宽 0.6～2.8 cm。花丝极短，花药线形，长 1.5～2.2 cm，伸出。花柱粗厚，长约 4.5 cm，柱头纺锤形，伸出，长 1～1.5 cm，宽 3～7 mm，子房直径约 3 mm，黄色，平滑。果卵形、近球形、椭圆形或长圆形，黄色或橙红色，长 1.5～7 cm，直径 1.2～2 cm，有翅状纵棱 5～9 条，顶部的宿存萼片长达 4 cm，宽达 6 mm。种子多数，扁，近圆形而稍有棱角，长约 3.5 mm，宽约 3 mm。花期 3～7 月，果期 5 月至翌年 2 月。

三、栀子抗特应性皮炎药理作用与机制[①②③④⑤]

1. 栀子改善特应性皮炎症状

Yoon-Young Sung等利用化合物48/80刺激MC/9肥大细胞释放组胺，给予栀子提取物治疗，结果发现栀子提取物抑制组胺释放。随后，用尘螨提取物诱导NC/Nga小鼠建立特应性皮炎模型，给予栀子提取物治疗。研究发现尘螨提取物引起小鼠耳朵、背部皮肤增厚，小鼠炎症程度评分增加，而栀子提取物治疗则能抑制这些症状，降低评分，减少瘙痒行为。同样，Sun Haeng Park等也利用尘螨诱导建立特应性皮炎模型研究栀子对特应性皮炎的作用。研究表明，局部应用栀子提取物可抑制或降低尘螨提取物引起的NC/Nga小鼠特应性皮炎样皮肤病变的严重程度评分、抓挠频率和耳肿胀。此外，Hyo In Kim等则利用DNCB诱导特应性皮炎样皮肤炎症反应，评估抗生素鸡尾酒诱导的肠道微生物组耗竭对特应性皮炎症状的加重，验证栀子花对特应性皮炎的影响，结果发现栀子花能缓解特应性皮炎症状。

2. 栀子抑制特应性皮炎的 Th2 细胞因子

研究检测了IL-4、IL-6、IL-13的表达，发现栀子提取物抑制了这些因子的表达。Sun Haeng Park等的研究也得到相似的结果，说明栀子提取物通过抑制Th2细胞因子来抑制特应性皮炎。

3. 栀子抑制 IgE，恢复皮肤屏障

在特应性皮炎中，IgE与过敏原结合，激活肥大细胞和嗜碱性粒细胞，释放炎性介质，是特应性皮炎的重要指标。Yoon-Young Sung等的研究显示栀子提取物降低IgE，抑制炎症细胞浸润。此外，皮肤屏障破坏是特应性皮炎加重的重要原因。Sun Haeng Park等检测了小鼠的皮肤屏障蛋白表达。结果显示特应性皮炎模型组的皮肤屏障蛋白减少，

① Sung Y Y, Lee A Y , Kim H K .The Gardenia jasminoides extract and its constituent, geniposide, elicit anti-allergic effects on atopic dermatitis by inhibiting histamine in vitro and in vivo[J].Journal of Ethnopharmacology, 2014, 156: 33-40.DOI: 10. 1016/j.jep. 2014.07.060.

② Yoon-Young, Sung, Kyoung H , et al.Crocin Ameliorates Atopic Dermatitis Symptoms by down Regulation of Th2 Response via Blocking of NF-κB/STAT6 Signaling Pathways in Mice.[J].Nutrients, 2018.DOI: 10.3390/nu10111625.

③ Park S H, An J E, Jang S, et al. Gardenia jasminoides extract without crocin improved atopic dermatitis-like skin lesions via suppression of Th2-related cytokines in Dfe-induced NC/Nga mice[J]. Journal of ethnopharmacology, 2019, 241: 112015.DOI: 10. 1016/j.jep. 2019.112015.

④ Park S , Jang S , Kim H .Gardenia jasminoides extract ameliorates DfE-induced atopic dermatitis in mice through restoration of barrier function and T-helper 2-mediated immune response.[J].Biomedicine & pharmacotherapy = Biomedecine & pharmacotherapie, 2021, 145: 112344.DOI: 10. 1016/j.biopha.2021.112344.

⑤ Kim H I, Hong S H, Lee S Y , et al.Gardenia Jasminoides Ameliorates Antibiotic-Associated Aggravation of DNCB-Induced Atopic Dermatitis by Restoring the Intestinal Microbiome Profile[J].Nutrients, 13(4): 1349[2024-04-26].DOI: 10.3390/ nu13041349.

而栀子提取物能增加这些屏障蛋白的表达。这说明栀子能抑制IgE，减少炎性细胞浸润，恢复皮肤屏障。

4. 栀子抑制 NF-κB/STAT6 信号通路

Yoon-Young Sung等认为栀子通过NF-κB/STAT6信号通路抑制Th2细胞因子、趋化因子等炎症因子。研究检测IκBα、P-IκBα、STAT6、P-STAT6的蛋白表达，发现栀子可抑制NF-κB/STAT6信号通路。

5. 栀子能恢复特应性皮炎肠道微生物组

肠道微生物与特应性皮炎之间的联系研究较少，Hyo In Kim等认为特应性皮炎的肠道微生物发生改变，恢复肠道微生物能治疗特应性皮炎。研究利用DNCB诱导建立特应性皮炎，用抗生素鸡尾引起肠道微生物组耗竭加重特应性皮炎，给予栀子提取物治疗，观察免疫细胞和血清因子表达，发现栀子提取物改善抗生素鸡尾酒引起的肠道微生物组耗竭加重特应性皮炎症状的情况。

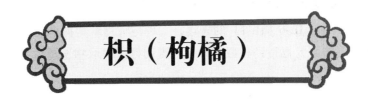

枳（枸橘）

枳实又名枳壳，是一种常用的中药材，为芸香科植物枳壳的果实。枳实味苦、辛，性温，具有祛风湿、化痰止咳、理气止痛、杀虫解毒等功效，主要用于治疗风寒湿痹、风湿关节痛、胸腹胀满、咳嗽痰多、痢疾等症，枳实也具有抗特应性皮炎作用。

一、中药枳实

1. 中文名：枳实（Zhǐ Shí）。

2. 别名：鹅眼枳实、铁篱寨、雀不站、臭杞、臭橘、枸橘。

3. 性味归经：味苦、辛、酸，性温；归脾、胃经。

4. 功能主治：破气消积，化痰散痞。用于治疗积滞内停、痞满胀痛、泻痢后重、大便不通、痰滞气阻胸痹、结胸、胃下垂、脱肛、子宫脱垂。

5. 医家论述：（1）《神农本草经》："主大风在皮肤中，如麻豆苦痒，除寒热结，止痢，长肌肉，利五脏。"（2）《用药心法》："枳实，洁古用去脾经积血，故能去心下痞，脾无积血，则心下不痞。"（3）《药品化义》："枳实专泄胃实，开导坚结，故主中脘以治血分，疗脐腹间实满，消痰癖，祛停水，逐宿食，破结胸，通便闭，非此不能也。若皮肤作痒，因积血滞于中，不能营养肌表，若饮食不思，因脾郁结不能运化，皆取其辛散苦泻之力也，为血分中之气药，惟此称最。"

6. 药用部位：芸香科植物酸橙 *Citrus aurantium* L. 及其栽培变种或甜橙 *Citrus sinensis*（L.）Osbeck. 的干燥幼果。

7. 主要化学成分：检皮苷、新橙皮苷、油皮苷、辛弗林、N-甲基酪胺。

二、中药来源：植物枳

小乔木，高 1~5 m，树冠伞形或圆头形。枝绿色，嫩枝扁，有纵棱，刺长达 4 cm，刺尖干枯状，红褐色，基部扁平。叶柄有狭长的翼叶，通常指状 3 出叶，杂交种的则除 3 小叶外尚有 2 小叶或单小叶同时存在。小叶等长或中间的一片较大，长 2~5 cm，宽 1~3 cm，对称或两侧不对称，叶缘有细钝裂齿或全缘，嫩叶中脉上有细毛，花单朵或成对腋生，先叶开放，也有先叶后花的，有完全花及不完全花，后者雄蕊发育，雌蕊萎缩，花有大、小型，花径 3.5~8 cm。萼片长 5~7 mm。花瓣白色，匙形，长 1.5~3 cm。雄蕊通常 20 枚，花丝不等长。果近圆球形或梨形，大小差异较大，通常纵径 3~4.5 cm，横径 3.5~6 cm，果顶微凹，有环圈，果皮暗黄色，粗糙，也有无环圈，果皮平滑的，油胞小而密。果心充实，瓤囊 6~8 瓣，汁胞有短柄，果肉含黏液，微有香橼气味，甚酸且苦，带涩味，有种子 20~50 粒。种子阔卵形，乳白或乳黄色，有黏液，平滑或间有不明显的细脉纹，长 9~12 mm。花期 5~6 月，果期 10~11 月。

三、枳抗特应性皮炎药理作用与机制[①]

1. 枳改善特应性皮炎症状

Kyung-Jae Cha等利用DNCB诱导建立特应性皮炎模型，从临床评分、组织切片以及血清三个角度研究枳提取物对特应性皮炎小鼠的作用。研究发现，枳对特应性皮炎症状有改善症状。口服浓度分别为 100、200 和 500 μg/kg的枳提取物可降低皮肤的特应性皮炎评分，减轻表皮肥大、角化过度、炎症细胞浸润的症状。此外，枳提取物能降低血清中IgE浓度。

2. 枳改善特应性皮炎皮肤屏障

Kyung-Jae Cha等检测了与屏障相关的丝聚蛋白、兜甲蛋白、外皮蛋白。研究发现，在特应性皮炎模型小鼠中，这三种蛋白的表达量都下降，而枳提高了这三种蛋白的表达。

3. 枳抑制炎症因子

Kyung-Jae Cha等认为枳改善特应性皮炎的另一个机制是抑制炎症因子。研究用伴刀豆球蛋白诱导脾脏细胞释放炎症因子，发现炎症因子IL-4、IL-5、IL-13 和嗜酸性粒细胞活化趋化因子释放增多。给予枳治疗后，这些炎症因子释放减少，表明枳可以抑

---

① Cha K J, Kashif A, Hong M H, et al. Poncirus trifoliata (L.) raf. extract inhibits the development of atopic dermatitis-like lesions in human keratinocytes and NC/Nga mice[J]. International Journal of Medical Sciences, 2019, 16(8): 1116-1122. DOI: 10.7150/ijms. 34323.

制炎症因子的释放。研究利用IFN-γ/TNF-α刺激角质形成细胞建立炎症细胞模型，角质形成细胞细胞释放TARC、MCP-1、IL-6 和IL-8 增多，枳抑制了这炎症细胞因子的释放。

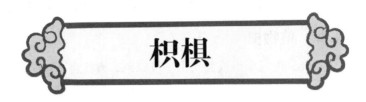

枳椇是一味舒筋活血的中药，它的根、果实的籽、皮、叶、梗都能入药，可用于解渴、补胃、减轻酒精中毒、促进消化等，也具有抗炎症、抗特应性皮炎的作用。

一、中药枳椇

1. 中文名：枳椇（Zhǐ Jǔ）。

2. 别名：拐枣、鸡爪树。

3. 性味归经：味苦，性温；归肝、脾、肾经。

4. 功能主治：活血，舒筋，消食，疗痔。主治盘脉拘挛、食积、痔疮、皮炎。

5. 医家论述：（1）《唐本草》："主头风，小腹拘急。"（2）《滇南本草》："治一切左瘫右痪，风湿麻木，能解酒毒；或泡酒服之，亦能舒筋络。小儿服之，化虫，养脾。"

6. 药用部位：鼠李科枳椇属植物拐枣 *Hovenia dulcis* Thunb.，以树皮与种子入药。

二、中药来源：植物枳椇

落叶乔木，高达 10 m。幼枝红褐色，无毛或幼时有微毛。单叶互生，叶柄红褐色，长 2.5～5.5 cm；叶片卵形或宽卵形，长 8～16 cm，宽 6～11 cm，先端渐细尖，基部圆形或心形，边缘有钝锯齿，基出 3 脉，上面无毛，下面沿脉和脉腋有细毛。夏季开淡黄绿色花，复聚伞花序顶生或腋生；花直径约 7 mm，5 数。子房上位，花柱 3，3 室，每室 1 胚珠。果实近球形，灰褐色，果梗肥厚扭曲，肉质，红褐色，味甜。种子扁圆形，暗褐色，有光泽。

三、枳椇抗特应性皮炎药理作用与机制[①]

1. 枳椇抑制角质形成细胞释放趋化因子

角质形成细胞释放的胸腺激活调节趋化因子（TARC/CCL17）和巨噬细胞趋化因子

---

① Lim S J, Kim M, Randy A, et al. Effects of Hovenia dulcis Thunb. extract and methyl vanillate on atopic dermatitis-like skin lesions and TNF-α/IFN-γ-induced chemokines production in HaCaT cells[J]. Journal of Pharmacy and Pharmacology, 2016, 68(11): 1465-1479. DOI: 10. 1111/jphp.12640.

（MDC/CCL22）参与特应性皮炎的发病。研究利用TNF-α与IFN-γ刺激角质形成细胞（HaCaT）建立特应性皮炎细胞模型，TNF-α与IFN-γ刺激促进TARC和MDC的释放，枳椇提取物剂量依赖地抑制HaCaT细胞释放TARC和MDC。10 ng/mL的TNF-α与IFN-γ刺激细胞后，上清液的TARC的浓度达到平均 250 pg/mL，10 μg/mL枳椇提取物可使TARC的浓度降低至 150 pg/mL以下。

2. 枳椇抑制角质形成细胞炎症因子

研究发现TNF-α与IFN-γ刺激后，细胞的TNF-α以及IL-6 基因上调，但是枳椇提取物能降低TNF-α以及IL-6 基因表达。MAPK信号通路参与炎症。TNF-α与IFN-γ刺激导致角质形成细胞MAPK信号通路ERK、JNK和p38 蛋白的磷酸化水平升高，但是枳椇提取物抑制ERK、JNK和p38 蛋白的磷酸化。结果显示枳椇提取物通过抑制MAPK信号通路，抑制HaCaT形成细胞的炎症因子的基因表达。

3. 枳椇抗趋化因子的成分

研究者筛选了枳椇提取物中的阿魏酸、香草酸、香草酸甲酯、杉木素、3,5-二氢山奈酚、5-二羟苯乙烯苯、2、3、4-三羟基苯甲酸，其中，阿魏酸、香草酸、香草酸甲酯、杉木素、3,5-二氢山奈酚都具有抗趋化因子的作用。香草酸甲酯的效果最好，与枳椇提取物的作用类似。

4. 枳椇抑制特应性皮炎症状

研究利用DNCB诱导NC/Nga小鼠建立特应性皮炎模型。特应性皮炎模型小鼠皮肤出现皮肤干燥、出血、水肿、红斑、瘙痒和增厚等症状，肥大细胞浸润。经过 200 mg/kg枳椇提取物治疗 6 周后，上述的特应性皮炎症状得到改善，肥大细胞数量减少。

5. 枳椇抑制特应性皮炎细胞因子

免疫球蛋白IgE和IgG2a在特应性皮炎的进展中起着关键作用。研究探索了枳椇提取物对NC/Nga小鼠血清样本中IgE和IgG2a水平的影响。与对照组相比，DNCB处理组的IgE水平升高，IgG2a水平下降。口服枳椇提取物可以降低IgE水平，提高IgG2a水平。Th1、Th2 细胞因子、趋化因子、炎症因子都参与特应性皮炎。研究发现，枳椇提取物降低Th1 细胞因子IFN-γ、IL-12，Th2 细胞因子IL-4、IL-5，趋化因子CCL5、CCL11、CCL17，炎症因子IL-10、IL-1β的基因表达。T-bet、GATA-3 和Foxp3 是Th1/Th2/T调控（Treg）细胞相关转录因子。研究也考查了枳椇提取物对它们的作用，特应性皮炎模型组的T-bet、GATA-3 和Foxp3 相对对照组基因上调，但枳椇提取物则可以抑制这些转录因子的基因上调。

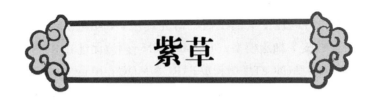

紫草

　　紫草，又称紫草根，是一味清热凉血中药，具有清热解毒、活血散瘀、消肿止痛的功效，常用于治疗疮疡肿毒、痈疽疮疡、湿疹瘙痒等症状。紫草含有多种活性成分，主要成分为紫草素和紫草醇，具有抗菌、抗炎、抗氧化等作用。另外，紫草还含有多种维生素和矿物质，具有滋养皮肤、促进伤口愈合的作用。紫草还具有抗特应性皮炎作用。

一、中药紫草

　　1. 中文名：紫草（Zǐ Cǎo）。

　　2. 别名：藐、茈草、紫丹、紫芺、地血、紫草茸、鸦衔草、紫草根、山紫草、红石根、野紫草、野麻灯、大紫草、红紫草、紫根、紫草根子、红条紫草。

　　3. 性味归经：味苦，性寒；归肝、心经。

　　4. 功能主治：凉血，活血，清热，解毒。主治温热斑疹、湿热黄疸、紫癜、尿血、淋浊、热结便秘、烧伤、湿疹、丹毒、痈疡。

　　5. 医家论述：《本草崇原集说》："时法每以紫草配为凉剂，解痘毒，率多寒中变证。惟士宗先用桂枝汤化太阳之气，气化则毒不留。又有桂枝汤加金银花、紫草等法。"

　　6. 药用部位：紫草科植物新疆紫草 *Arnebia euchroma*（Royle）Johnst. 紫草 *Lithospermum erythrorhizon* Sieb. et Zucc. 或内蒙紫草 *Arnebia guttata* Bunge. 的干燥根。

　　7. 主要化学成分：乙酰紫草素、β-羟基异戊酰紫草素、紫草素、β，β'-二甲基丙烯酰紫草素。

二、中药来源：植物紫草

　　多年生草本，高达 90 cm，根富含紫色素，茎常 1-2，直立，被短糙伏毛，上部分枝。叶卵状披针形或宽披针形，长 2～8 cm，先端渐尖，基部渐窄，两面被毛，无柄。花序生于茎枝上部，长 2～6 cm。花萼裂片线形，长 4～9 mm，被短链伏毛。花冠白色，长 7～9 mm，稍被毛，冠檐与冠筒近等长，裂片宽卵形，长 2～3 mm，开展，全缘或微波状，喉部附属物半球形，无毛。雄蕊生于花冠筒中部，花丝长约 0.4 mm，花药长 1～1.2 mm。花柱长 2.2～2.5 mm。小坚果卵球形，乳白色，或带淡黄褐色，长约 3.5 mm，平滑，有光泽，腹面具纵沟。花果期为 6～9 月。

三、紫草抗特应性皮炎药理作用与机制[①②③④]

1. 紫草抑制特应性皮炎症状

Yunhi Cho等利用NC/Nga小鼠通过饲料喂养的方式研究了紫草提取物的止痒作用，发现紫草可抑制瘙痒行为。另外，Se-Young Choung等利用DNCB诱导建立特应性皮炎小鼠模型，结果也显示紫草提取物可抑制特应性皮炎的瘙痒行为。经过14周给药后，瘙痒抑制率超过70%。观察特应性皮炎小鼠的炎症细胞浸润、表皮厚度、耳朵厚度等情况，结果显示炎症细胞浸润、表皮厚度增加、耳朵厚度增加等特应性皮炎症状均被紫草提取物抑制。

2. 紫草抑制组胺、IgE 及细胞因子

紫草提取物抑制化合物48/80诱导的肥大细胞脱颗粒，抑制肥大细胞释放组胺以及其它瘙痒介质。Se-Young Choung等对特应性皮炎小鼠模型的研究结果显示，紫草提取物降低了血清IgE和组胺水平。另外，研究还检测了特应性皮炎相关细胞因子和趋化因子IL-1β、IL-4、IL-6、TNF-α、TSLP、CCL17 等的浓度变化，这些因子在特应性皮炎模型组都显著升高，紫草提取物则能降低这些细胞因子与趋化因子，这显示紫草通过抑制组胺、IgE等缓解瘙痒，调节Th1/Th2 平衡来缓解特应性皮炎。

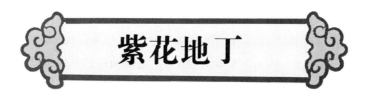

紫花地丁又名紫花地黄，在中医药中被广泛应用，并且具有较好的药用价值，主

① Kim J, Kim Y, Seo D, Kim S, Lee S, Cho Y. Oral supplementation of Lithospermum erythrorhizon prevents the development of atopic dermatitis with reducing ceramide degr 特应性皮炎 ation in the epidermis of NC/Nga mice. Phytother Res. 2009 Sep; 23(9): 1250-6.DOI: 10. 1002/ptr.2573.

② Oh J S, Lee S J, Choung S Y. Lithospermum erythrorhizon alleviates atopic dermatitis -like skin lesions by restoring immune balance and skin barrier function in 2.4-dinitrochlor obenzene-induced NC/Nga mice[J]. Nutrients, 2021, 13(9): 3209.DOI: 10.3390/nu13093209.

③ Kim E K, Kim E Y, Moon P D, et al. Lithospermi radix extract inhibits histamine re lease and production of inflammatory cytokine in mast cells[J]. Bioscience, biotechnology, and biochemistry, 2007, 71(12): 2886-2892. DOI: 10. 1271/bbb.70208.

④ Lee J H, Jung K M, Bae I H, et al. Anti-inflammatory and barrier protecting effect o f Lithospermum erythrorhizon extracts in chronic oxazolone-induced murine atopic dermatiti s[J]. Journal of dermatological science, 2009, 56(1): 64-66. DOI: 10. 1016/j.jdermsci. 2009.07.001.

要用于治疗高热不退、热毒痈肿、咽喉肿痛、吐血衄血、肾炎水肿等症状。紫花地丁还可抑制特应性皮炎。

一、中药紫花地丁

1. 中文名：紫花地丁（Zǐ Huā Dì Dīng）。

2. 别名：野堇菜、光瓣堇菜、兔耳草、堇堇菜、箭头草、地丁、角子、独行虎、地丁草、宝剑草、犁头草、紫地丁、金前刀、小角子花。

3. 性味归经：味苦、辛，性寒；归心、肝经。

4. 功能主治：清热解毒，凉血消肿。主治疗疮肿毒、痈疽发背、丹毒、毒蛇咬伤、特应性皮炎、皮肤瘙痒。

5. 医家论述：（1）《本草纲目》："疗疮肿毒。用紫花地丁草捣汁服。痈疽恶疮。用紫花地丁（连根）、苍耳叶等分，捣烂，加酒一杯，搅汁服下。"（2）《得配本草》："治有名痈疽，无名肿毒，兼治乳疖痘疔。"

6. 药用部位：堇菜科植物紫花地丁 *Viola philippica* Cav. 的干燥全草。

7. 主要化学成分：棕榈酸、琥珀酸、双羟基苯甲酸。

二、中药来源：植物紫花地丁

多年生草本，无地上茎，株高达 14（20）cm，根状茎短，垂直，节密生，淡褐色。基生叶莲座状，下部叶较小，三角状卵形或窄卵形，上部者较大，圆形、窄卵状披针形或长圆状卵形，长 1.5～4 cm，宽 0.5～1 cm，先端圆钝，基部平截或楔形，具圆齿，两面无毛或被细毛，果期叶长达 10 cm。叶柄果期上部具宽翅，托叶膜质，离生部分线状披针形，疏生流苏状细齿或近全缘。花紫堇色或淡紫色，稀白色或侧方花瓣粉红色，喉部有紫色条纹。花梗与叶等长或高于叶，中部有 2 线形小苞片。萼片卵状披针形或披针形，长 5～7 mm，基部附属物短。花瓣倒卵形或长圆状倒形，侧瓣长 1～1.2 cm，内面无毛或有须毛，下瓣连管状距长 1.3～2 cm，有紫色脉纹。距细管状，末端部向上弯。柱头三角形，两侧及后方具微隆起的缘边，顶部略平，前方具短喙。基生叶莲座状，下部叶较小，三角状卵形或窄卵形，上部者较大，圆形、窄卵状披针形或长圆状卵形，长 1.5～4 cm，宽 0.5～1 cm，先端圆钝，基部平截或楔形，具圆齿，两面无毛或被细毛，果期叶长达 10 cm。叶柄果期上部具宽翅，托叶膜质，离生部分线状披针形，疏生流苏状细齿或近全缘；蒴果长圆形，无毛。花果期 4～9 月。

三、紫花地丁抗特应性皮炎药理作用与机制[1][2][3][4][5]

1. 紫花地丁缓解特应性皮炎症状

Pinglong Fan等建立特应性皮炎小鼠模型，小鼠皮肤增厚、巨噬细胞增加。给予紫花地丁治疗可缓解炎症，减轻皮肤厚度。特应性皮炎模型组皮肤厚度达到 $252.89\pm7.41\ \mu m$，而 10 mg紫花地丁治疗后皮肤厚度降低至 $123.24\pm5.86\ \mu m$。紫花地丁治疗后巨噬细胞数量减少，从 171.63 ± 6.07 个降低至 90.63 ± 4.50 个。另外，研究还发现特应性皮炎模型组脾脏指数达 0.31 ± 0.02，而紫花地丁治疗可降低至 0.26 ± 0.03，这些结果表明紫花地丁能抑制特应性皮炎。

2. 紫花地丁抑制炎症因子

Pinglong Fan等检测了特应性皮炎模型组、对照组以及紫花地丁组小鼠血清促炎症因子IL-1β、IL-6、TNF-α及促炎症酶COX-2 以及iNOS。结果显示，与对照组比较，特应性皮炎模型组IL-1β、IL-6、TNF-α浓度升高，COX-2 以及iNOS表达增多，紫花地丁抑制上述因子浓度的升高和降低酶表达。另外，观察T细胞比例，发现特应性皮炎模型组的CD4/CD8 比值高达 3.88 ± 0.17，而紫花地丁组可降低至 2.84 ± 0.07，这表明紫花地丁通过抑制T细胞分化，减少炎症介质产生和释放，减轻特应性皮炎症状。Hai-Rong Zeng等的研究也发现紫花地丁复方抑制肥大细胞脱颗粒和炎症因子的释放。

3. 紫花地丁的抗炎机制

jeong等的研究发现紫花地丁主要抑制巨噬细胞iNOS表达而不是COX-2。研究通过脂多糖刺激建立炎症模型，结果显示紫花地丁提取物减少p65 核转位及降低IκBα的磷酸化表达，这表明紫花地丁抑制脂多糖刺激的NF-κB激活。此外，研究还发现紫花地丁提

① Fan P, Yang Y, Liu T, et al. Anti-atopic effect of Viola yedoensis ethanol extract against 2, 4-dinitrochlorobenzene-induced atopic dermatitis-like skin dysfunction[J]. Journal of Ethnopharmacology, 2021, 280: 114474. DOI: 10. 1016/j.jep.2021.114474.

② Jeong Y H, Oh Y C, Cho W K, et al. Anti-inflammatory effects of Viola yedoensis and the application of cell extraction methods for investigating bioactive constituents in macrophages[J]. BMC complementary and alternative medicine, 2016, 16: 1-16. DOI: 10. 1186/s12906-016-1142-9.

③ Zeng H R, Wang B, Zhao Z, et al. Effects of Viola yedoensis Makino anti-itching compound on degranulation and cytokine generation in RBL-2H3 mast cells[J]. Journal of ethnopharmacology, 2016, 189: 132-138. DOI: 10. 1016/j.jep.2016.05.030.

④ Zeng H R, Zhao B, Rui X, et al. A TCM formula VYAC ameliorates DNCB-induced atopic dermatitis via blocking mast cell degranulation and suppressing NF-κB pathway[J]. Journal of Ethnopharmacology, 2021, 280: 114454. DOI: 10. 1016/j.jep.2021.114454.

⑤ Zeng H, Zhao B, Zhang D, et al. Viola yedoensis Makino formula alleviates DNCB-induced atopic dermatitis by activating JAK2/STAT3 signaling pathway and promoting M2 macrophages polarization[J]. Phytomedicine, 2022, 103: 154228. DOI: 10. 1016/j. phymed.2022.154228.

取物也减少MAPK通路的ERK和JNK磷酸化表达，这表明紫花地丁通过NF-κB、MAPK信号通路抑制特应性皮炎。

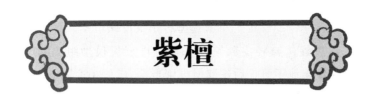

紫檀也叫青龙木，具有止血定痛、祛淤和营、解毒消肿等功效。紫檀也具有抗过敏、抗特应性皮炎的作用。

一、中药紫檀

1. 中文名：紫檀（zǐ tán）。

2. 别名：印度紫檀、羽叶檀、花榈木、蔷薇木、黄柏木、青龙木、赤檀、紫榆。

3. 性味归经：味咸，性平；归肝经。

4. 功能主治：祛瘀和营，止血定痛，解毒消肿。主治头痛、心腹痛、恶露不尽、小便淋痛、风毒痈肿、金疮出血、皮炎。

5. 医家论述：（1）《名医别录》："主恶毒，风毒。"（2）《肘后方》："治金疮，止痛止血生肌：紫檀末敷。"

6. 药用部位：豆科植物紫檀*Pterocarpus indicus* Willd. 的心材。

7. 主要化学成分：安哥拉紫檀素、紫檀素、高紫檀素、刺芒柄花素、α-桉叶醇、β-桉叶醇。

二、中药来源：植物紫檀

乔木，高 15～25 m，胸径达 40 cm。树皮灰色。羽状复叶长 15～30 cm；托叶早落。小叶 3～5 对，卵形，长 6～11 cm，宽 4～5 cm，先端渐尖，基部圆形，两面无毛，叶脉纤细。圆锥花序顶生或腋生，多花，被褐色短柔毛；花梗长 7～10 mm，顶端有 2 枚线形、易脱落的小苞片。花萼钟状，微弯，长约 5 mm，萼齿阔三角形，长约 1 mm，先端圆，被褐色丝毛。花冠黄色，花瓣有长柄，边缘皱波状，旗瓣宽 10～13 mm；雄蕊 10，单体，最后分为 5+5 的二体。子房具短柄，密被柔毛。荚果圆形，扁平，偏斜，宽约 5 cm，对种子部分略被毛且有网纹，周围具宽翅，翅宽可达 2 cm，有种子 1～2 粒。花期春季。

三、紫檀抗特应性皮炎药理作用与机制[1][2]

1. 紫檀抗过敏作用

Hae-Sim Cha以及Baknoon Ham采用RBL-2H3细胞作为研究模型研究紫檀水提物抗过敏作用。研究发现，紫檀水提物抑制β氨基己糖苷酶的释放，10 μg/mL紫檀水提物可抑制80% β-氨基己糖苷酶释放。紫檀水提物可以抑制肥大细胞释放组胺。DNP-IgE刺激肥大细胞后，肥大细胞释放组胺等物质导致小鼠血管通透性增加，伊文思蓝染料扩散到组织，用100 mg/kg紫檀水提物治疗动物后，降低了80%伊文思蓝的扩散，这表明紫檀水提物抑制小鼠被动过敏反应。紫檀水提物对肥大细胞释放的促炎症因子也具有作用。DNP-IgE作用肥大细胞会激活IgE高亲和力受体，促进肥大细胞上调细胞因子IL-4、IL-13基因的表达量以及升高TNF-α、IL-4、PGE2的浓度。紫檀水提物则可以下调细胞因子IL-4、IL-13基因表达，以及降低TNF-α、IL-4、PGE2的浓度。DNP-IgE作用于肥大细胞会激活高亲和力受体FcεRI，随后激活下游的Erk、Akt、JNK、PLC-γ以及产生ROS。紫檀水提物可以抑制ROS的合成以及Erk、Akt、JNK、PLC-γ的磷酸化。Hae-Sim Cha的研究发现，100 mg/kg紫檀处理后，抑制了75% PLC-γ的磷酸化。

2. 紫檀抗特应性皮炎作用

研究利用DNCB建立特应性皮炎模型。从第二周开始，模型组出现皮肤溃烂、渗出、增厚等症状，临床评分超过了10分，紫檀水提物组治疗到第6周后，评分降低至6分。紫檀水提物显著抑制瘙痒行为，特应性皮炎模型组小鼠在第6周瘙痒行为达到每小时500次，紫檀水提物组瘙痒行为则降低至200次。紫檀水提物还可以减少经皮失水。病理检查发现紫檀水提物可以降低特应性皮炎表皮的厚度，减少肥大细胞以及嗜酸性粒细胞的数量。给予紫檀水提物治疗后，表皮厚度从超过40 μm降低至30 μm以下，嗜酸性粒细胞的数量从每单位面积900个减少至600个以下。研究还发现紫檀降低血清IgE、IgG2a浓度。给予10 mg/mL的紫檀提取物治疗，血清IgE浓度从接近600 ng/mL降低至400以下。Th1、Th2细胞因子、趋化因子以及促炎因子升高是特应性皮炎关键因素之一。特应性皮炎小鼠皮肤IL-4、IL-13、TNF-α基因表达都显著升高，紫檀降低这三种细胞因子基因的表达。此外，紫檀水提物降低皮肤Th1细胞因子IL-12、IFN-γ，Th2细胞因子IL-4、IL-5和趋化因子CCL5、CCL11、CCL17的浓度，降低促炎症因子IL-1β，升高抗炎炎症因子IL-10浓度。

① Cha H S, Kim W J, Lee M H, et al. Inhibitory effect of Pterocarpus indicus Willd water extract on IgE/Ag-induced mast cell and atopic dermatitis-like mouse models[J]. Bioscience, Biotechnology, and Biochemistry, 2016, 80(5): 911-919. DOI: 10. 1080/09168451.2015.1135044.

② Ham B, Kim M, Son Y J, et al. Inhibitory effects of Pterocarpus santalinus extract against IgE/antigen-sensitized mast cells and atopic dermatitis-like skin lesions[J]. Planta Medica, 2019, 85(07): 599-607. DOI: 10. 1055/a-0824-1282.

附录　部分中药图片

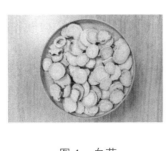

图 1　白芍

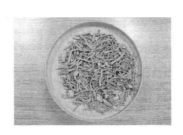

图 2　白薇

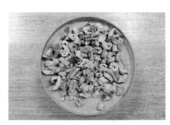

图 3　白鲜皮

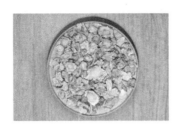

图 4　白芷

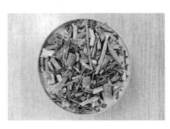

图 5　败酱草

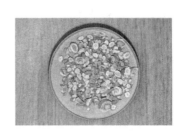

图 6　板蓝根

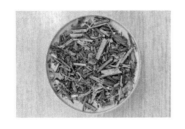

图 7　薄荷

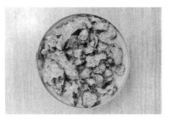

图 8　苍术

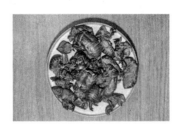

图 9　蝉蜕

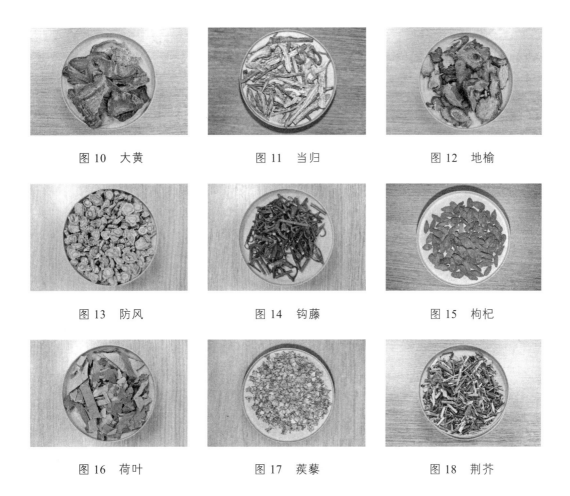

图 10　大黄　　　　　　　图 11　当归　　　　　　　图 12　地榆

图 13　防风　　　　　　　图 14　钩藤　　　　　　　图 15　枸杞

图 16　荷叶　　　　　　　图 17　蒺藜　　　　　　　图 18　荆芥

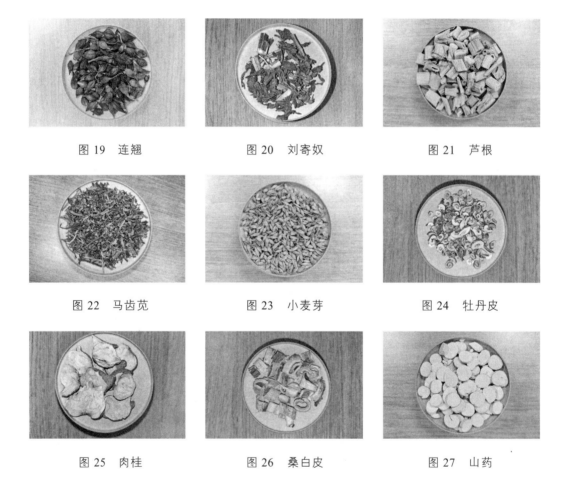

图 19　连翘　　　　　　　图 20　刘寄奴　　　　　　图 21　芦根

图 22　马齿苋　　　　　　图 23　小麦芽　　　　　　图 24　牡丹皮

图 25　肉桂　　　　　　　图 26　桑白皮　　　　　　图 27　山药

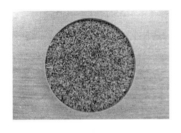

图 28 蛇床子

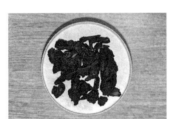

图 29 熟地黄

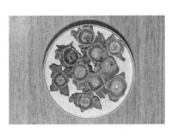

图 30 柿蒂

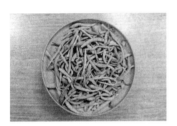

图 31 太子参

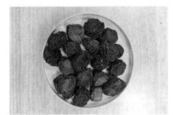

图 32 乌梅

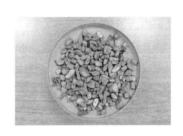

图 33 银柴胡

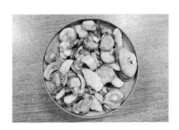

图 34 浙贝母

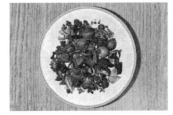

图 35 栀子

239

参考文献

［1］ 南京中医药大学编.《中药大辞典》[M]. 上海：上海科学技术出版社，2006.

［2］ 国家中医药管理局《中华本草》编委会编.《中华本草》[M]. 上海：上海科学技术出版社，1999.

［3］ 中国科学院《中国植物志》编委会编.《中国植物志》[M]. 北京：科学出版社，1979.

［4］ 国家药典委员会编.《中华人民共和国药典》[M]. 北京：中国医药科技出版社，2015.

［5］ 苗晋鑫，郭晓芳，苗明三. 艾叶水煎液外用对瘙痒及皮炎模型的影响[J]. 中药药理与临床，2012，28（5）.

［6］ 陈达灿. 特应性皮炎中西医结合治疗（常见难治病中西医结合治疗丛书）[M]. 人民卫生出版社，2008.

［7］ 李经纬等主编. 中医大词典[M] 2 版. 北京：人民卫生出版社，2004.

［8］ 朱国豪，杜江，张景梅主编.《土家族医药》[M]. 北京：中医古籍出版社，2006.

［9］ 杨德胜等编.《实用土家族药物》[M]. 北京：中国医药科技出版社，2016.

［10］ 朱亚民主编.《内蒙古植物药志（第 1 卷）》[M]. 呼和浩特：内蒙古人民出版社，2000.

［11］《全国中草药汇编》编写组编，《全国中草药汇编》[M]. 北京：人民卫生出版社，1996.

［12］ 中国医药信息查询平台：https://www.dayi.org.cn/

［13］ 植物通：https://www.zhiwutong.com/